U0097498

古典文獻研究輯刊

十一編

潘美月・杜潔祥 主編

第3冊

《遵生八箋》研究

姜萌慧 著

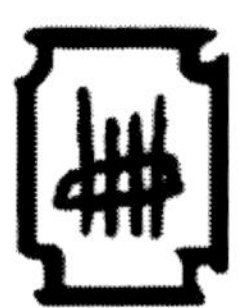

國家圖書館出版品預行編目資料

《遵生八箋》研究／姜萌慧 著 — 初版 — 台北縣永和市：花木蘭文化出版社，2010〔民 99〕

目 6+292 面；19×26 公分

（古典文獻研究輯刊 十一編；第 3 冊）

ISBN：978-986-254-290-3（精裝）

1.（明）高濂 2. 學術思想 3. 養生

411.11 99016380

古典文獻研究輯刊
十一編 第 三 冊 ISBN：978-986-254-290-3

《遵生八箋》研究

作　　者　姜萌慧
主　　編　潘美月　杜潔祥
總 編 輯　杜潔祥
企劃出版　北京大學文化資源研究中心
出　　版　花木蘭文化出版社
發 行 所　花木蘭文化出版社
發 行 人　高小娟
聯絡地址　台北縣永和市中正路五九五號七樓之三
　　　　　電話：02-2923-1455／傳眞：02-2923-1452
網　　址　http://www.huamulan.tw 信箱 sut81518@ms59.hinet.net
印　　刷　普羅文化出版廣告事業
初　　版　2010 年 9 月
定　　價　十一編 20 冊（精裝）新台幣 31,000 元

《遵生八箋》研究

姜萌慧　著

作者簡介

姜萌慧，出身於台南縣一個純樸的小鄉鎮，父親是中學國文教師，從小在耳濡目染之下，對中國文學一直有著濃厚的興趣，父親書架上的各類書籍常陪伴我度過許多假日的閒暇時光。大學時雖然選讀了外文系，但對中國文學的興趣卻未曾稍減。

進入小學執教，工作穩定之後，覺得自己必須再進修，因此，考入中正大學中文所，研究自己最感興趣的中國文學。四年多的研究生生涯是一段辛苦的求學歷程，在這段期間，有賴恩師毛文芳博士不厭其煩的指導，讓駑鈍的我能順利完成碩論；也感謝家人的支持與鼓勵，尤其是外子犧牲假日時間，陪我跑遍各大專院校的圖書館搜尋資料，沒有他們就不能完成這本碩論。這段求學的過程不僅讓我得到許多寶貴的知識，更學習到「不輕言放棄，就有成功的機會。」

最後感謝花木蘭出版社將拙作編入「古典文獻研究輯刊」中，也期望書中的資料能對後起的研究者有所助益。

提　要

晚明是一個物質勝過理性，士人普遍精神苦悶的時代。在這樣的社會背景之下，注重身體與自然和諧，尊重個體生命的養生文化應運而生。高濂所著的《遵生八箋》一書，就是當代同類型養生著作中，一部兼具養生與美學思想的集大成的鉅作。在「遵生」的理念架構下，層層開展出各種養生的理論、功法、美食、居住環境、丹藥……等，堪稱為全方位的日常生活百科全書，其中有關居住、器物賞鑒、飲饌等內容，更融涉了審美的概念。《遵生八箋》傳達出高濂的生活美學、養生之道與悠閒之法，這是一個有趣且值得探討的領域。本論文希望透過對《遵生八箋》文本的整理與分析，汲取前人的生活智慧，反映明代特有閒賞養生文化的特色，為身世背景不彰的作者，勾勒出較清晰的歷史面貌。本論文共分三部：

第一部　導論：在緒論的部分說明研究動機與目的、整理前人研究成果、簡述議題形成、研究方法與步驟。簡述作者的生平事蹟、介紹書籍並探討一些形式上的問題、探討影響書籍編纂的特殊社會生活。

第二部　八箋分論：文本的全面性整理，以八箋分為八章，分別論述其內容。第一章闡述〈清修妙論箋〉的養生之方與進德之法。第二章〈四時調攝箋〉是在順時的原則下，進行各種煉養。第三章、第四章論述丹要與功法。第五章、第六章、第七章是有關飲食、居住環境與器物賞鑒的怡養內容。第八章為高濂所企慕的理想人格典型。

第三部　一部養生的神話：對文本及作者的解析，是論文的總結。以羅蘭巴特《神話學》一書中的某些概念來解析文本，旨在從不同的角度來審視高濂其書其人。

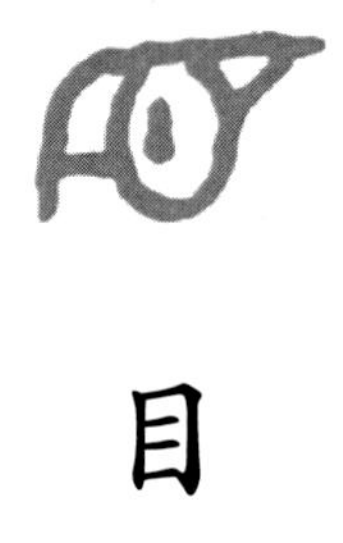

目次

第一部　導　論

第一章　緒　論

第一節　研究動機與目的

二十一世紀是一個科技持續突飛猛進的時代，爲了滿足現代人食、衣、住、行、育、樂……各方面的生活需求，許多兼具功能性與舒適性的產品不斷地被研發出來。人類在不斷地追求物質慾望的同時，煩惱、痛苦、壓力卻沒有因此而減少，而一味追求無止境的物質享受，卻也無知地傷害了生命的本體；物質文明的進步反而扭曲了人類的生活。爲了解決這些困境，人們轉而重視休閒生活的規劃與有效利用、精神性靈的提昇與身體的養護，休閒與養生互相結合下，形成了特殊的養生文化，各種養生餐、養生飲料、養生館、養生風等大行其道，不論其內容爲何，似乎只要冠上「養生」二字，就能獲得廣大消費者的青睞，養生文化如野火燎原般風行了起來且蔚爲風潮，儼然成了一種流行神話，〔註1〕深入社會的每一角落與階層。

筆者向來對養生課題有著高度的興趣，舉凡與養生有關的功法、美食，皆是涉獵的對象，閒時還會照著書中所說依樣畫葫蘆一番。研二下學期，有機會修習毛文芳老師開授的「明清文學專題」這門課，深入了解後，發現晚明後期

〔註1〕「流行神話」一詞，見於《神話學》一書，本書是當代法國思想界的先鋒人物、著名文學理論家和評論家羅蘭·巴特，企圖解讀包含在流行事物和其媒介再現中的訊息，以每月一篇的方式對法國時事所發表的感言。所謂的「神話」，巴特認爲是一種言談，是符號學的體系。「流行神話」，則是一種「意識型態的濫用」；是現實所包裝的一種「自然法則」。其理論，請詳見羅蘭·巴特著，許薔薔·許綺玲譯《神話學》，（臺北：桂冠圖書股份有限公司，1998年2月）

商品經濟高度發達，富商大賈在組織商品生產和經營商業的過程中積聚了大量的財富，過著揮金如土的生活，從而改變了社會風氣，帶動了奢豪風尚。萬曆時，尋常人家請客非得要「數日治具、水陸畢陳」〔註 2〕否則不敢以之待客，怕失了面子；富商巨室則「窮山之珍，竭水之錯，南方之蠣房，北方之熊掌，東海之鰒炙，西域之馬奶，眞昔人所謂富有小四海者。一筵之費，竭中家之產，不能辦也。」〔註 3〕食不再只求溫飽，而是追求品類豐富多彩，花樣別出心裁。住宅的營建也是如此，富有之人不僅多高堂廣廈，且極盡裝飾之巧，滕新才就云：「如河南商邱一帶，『士大夫之家居者，率爲樓臺、園囿、池沼，以相娛樂，近水則爲河亭游舫，蓄歌妓，弄絲竹，花晨月夕，酣燕不絕，風流吟嘯，彷彿晉人，其有樸魯而不爲放達者，則群起而非之，笑之曰傖。』」〔註 4〕；謝肇淛也觀察到徽商所造之屋宇，精工細鏤，宏麗豪華：「吳之新安，閩之福唐，地狹而人眾，四民之業，無遠不屆，即遐陬窮髮，人跡不到之處，往往有之，誠有不可鮮者。蓋地狹則無田以自食，而人眾則射利之途愈廣故也。余在新安，見人家多樓上架樓，未嘗有無樓之屋也。計一室之居，可抵二三室，而獨無尺寸隙地。」〔註 5〕張翰在《松窗夢語》中論及杭州風俗所下「人情以放蕩爲快，世風以侈靡相高，雖逾制犯禁，不知忌也。」〔註 6〕的斷語，實爲晚明世風之眞實寫照。社會貧富差距增加，愈趨不公平，一般世人只能渾渾噩噩的隨波逐流，希冀在紅塵濁世找到容納自身的最佳位置，〔註 7〕兼負社會道義責任的士人階級，則在政治黑暗，科舉制度氾濫，自身價值不能得到肯定，理想無法實

〔註 2〕陶奭齡曰：「人家酒席，尚事華侈，非數日治具、水陸畢陳，不敢輕易速客。湯餌肴蔌，源源而來，非惟口不給嘗，兼亦目不周視。一筵之費，少亦數金。」參見《小柴桑喃喃錄》卷上，（明崇禎間吳寧李爲芝校刊本），頁 62。

〔註 3〕謝肇淛著，《五雜俎》，（台北：新興書局，1988 年），卷 11，〈物部三〉，頁 4037。

〔註 4〕參見滕新才著，《且寄道心與明月——明代人物風俗考論》，（北京：中國社會科學出版社，2003 年 6 月），頁 194。

〔註 5〕謝肇淛著，《五雜俎》，版本同註 3，卷 4，〈地部二〉，頁 3472。

〔註 6〕張翰撰，《松窗夢語》中卷 13 之〈風俗紀〉前四則引文專論杭州風俗，此段完整引文爲：「東坡謂其民老死不識兵革，四時嬉遊，歌舞之聲至今不衰，古稱吳歌，所從來久遠，至今遊惰之人樂爲優俳，二、三十年間，富貴家出錦制服飾、器具、列笙歌鼓吹，招至十餘人爲隊，搬演傳奇，好事者競爲淫麗之詞，轉相唱和，一群城之內，衣食於此者，不知幾千人矣。人情以放蕩爲快，世風以侈靡相高，雖踰制犯禁不知忌也，余遵祖訓不敢爲。」，收入《百部叢書集成三編》之十八，（台北：藝文印書館印行），卷 7，〈風俗紀〉，頁 12～13。

〔註 7〕此說參見趙伯陶著，《明清小品——個性天趣的顯現》，（桂林：廣西師範大學出版社，1999 年 6 月第 1 版），頁 148。

現的情形之下，產生了退離政治的傾向，他們普遍採取閒散的生活態度，將積極用世的熱情轉而寄託於山水花木、文學、繪畫、宗教……等領域中，希望能重建失衡的心理狀態。〔註 8〕耿湘沅就說：「他們喜歡追求閒適的生活情調，尋自我的價值，冀求在個人內心世界裡得到解脫，……」〔註 9〕晚明文人在閒適的生活中，開始了多元取向的生活營造，或自放、或自適、或自賞、或自娛；其行或詭異狂狷、或沉醉麴糵、或流連於歌臺舞榭，或向宗教靠攏、或歸隱山林、或致力於著書立說、或沉緬於古董賞玩。〔註 10〕值得注意的是，注重身體與自然的和諧，尊重個體生命的養生文化，在當時也大行其道，高濂所著《遵生八箋》就是其中集大成的著作。筆者一方面驚異於晚明這樣一個物質慾望勝過理性，士人普遍精神苦悶的年代，與二十一世紀的現代社會，竟有著類似的困境與相同的流行風潮，一方面對高濂其人與著作充滿了好奇，因此，想藉由對《遵生八箋》的文本研究，探討「遵生」概念下，明代的生活文化與美學精神，一窺當代文人在面對理想幻滅與人生孤獨之際，如何轉化心境，藉其他事物來獲得解脫與超越，並且昇華生命意識，實現自我價值；如何在物質生活優裕的環境中，平衡躁動的心，向內心尋求理想中的淨土；如何在休閒的狀態中，超越自我，體現出自我完善的引導作用。〔註 11〕並從本書的矛盾與衝突點來探討養生文化的盲點與如何落實。希望能汲取前人的生活智慧，將高濂的生活美

〔註 8〕〔明〕袁中道自述寄情於文學，其在〈硯北樓記〉一文中對「心有所寄」以悅生的生活態度做了說明：「……然而寂處一室，又未能即效寒灰古木之事，勢不能無所寄，以悅此生。……吾之所寄，惟此數千卷書耳。」，參見朱劍心選注，《晚明小品選注》，（台北：臺灣商務印書館發行，1987 年 3 月），卷 6，頁 180。另外，李流芳在〈跋盆蘭卷〉提及朋友張子薪愛花成癖（同前註，卷 4，頁 119）；張岱在〈五異人傳〉中也提到：「……余家瑞陽之癖於錢、髯張之癖於酒、紫淵之癖於氣、燕客之癖於土木、伯凝之癖於書史，……」，（同前註，卷 7，頁 235），此皆以物寄情以悅心之例。

〔註 9〕耿湘沅，〈眉公《巖棲幽事》所反映之處事態度〉，《中華學苑》，（台北：國立政治大學中國文學系，1996 年 7 月），第 48 期，頁 1。

〔註 10〕王鍾陵主編，張仲謀著，《兼濟與獨善——古代士大夫處世心理剖析》中多次提到此一觀點：「……更多文人因為對社會失望而拋撇了個人的社會責任，或躲在書齋裡賞玩，或流連于秦樓楚館征歌逐舞。」；「出於解脫、超越的心理，他們開始了自放、自適、自賞、自娛的多元取向，於是就有了詭言異行的狂士，沉醉麯糵的酒徒，穴居野處的隱士，出入青樓的蕩子，賞玩古董的名士，以及躲入故紙堆的學者。」，（北京：東方出版社出版，1998 年 2 月），頁 121，150。

〔註 11〕成素梅，馬惠娣，季斌，馮世梅譯，《人類思想中的休閒》，（昆明：雲南人民出版社發行，2002 年 1 月），〈導言〉，頁 1。

學、養生之道與悠閒之法實際運用於日常生活之中，增進心靈成長，豐富生命。

第二節　前人研究成果探討

一、單篇論文

就筆者所見，以《遵生八箋》爲主題的單篇研究論文，有江潤祥、關培生著〈論高濂《遵生八箋》之養生思想與服食修爲〉，〔註12〕文中對《遵生八箋》抱持相當肯定的態度，除了將其與《本草綱目》、《農政全書》、《天工開物》並列爲晚明四大科學著作之外，並認爲此書爲「總結明代以前養生學說之大成」，「可視爲明末士人養生修爲之指南」，不過，此文著重於〈飲饌服食箋〉之內容探討。練正平著〈《遵生八箋》之陶瓷藝術觀初探〉，〔註13〕本文以〈燕閒清賞箋〉中對陶瓷藝術品的品評作爲研究的焦點，認爲高濂美觀與適用相統一的藝術設計觀，對現今的陶瓷創作有借鑒的意義。曾錦坤著〈明儒高濂「遵生八箋」的養生思想〉，〔註14〕推崇高濂不僅是個理論家，也是實踐家：「以一人之力，集各家之長；在理論和實踐方面均有建樹，奠立養生學新的里程碑」。〔註15〕毛文芳著〈閒賞——晚明美學之風格意涵析論〉〔註16〕與〈晚明美學之主體體驗的美感型態〉，〔註17〕從美學的角度來觀察，認爲《遵生八箋》一書爲晚明美學最具代表性的文獻。大陸學者歐貽宏著〈《遵生八箋》與《考槃餘事》〉〔註18〕則著重於二書之間的傳承關係，引證說明屠隆《考槃餘事》實出自高濂《遵生八箋》。王鴻泰著〈閑情雅致——明清間文人的生活經營與品賞文化〉，〔註19〕

〔註12〕本文刊登於《第二屆中國飲食文化學術研討會論文集》，台北：中國飲食文化基金會出版，頁23～37。

〔註13〕本文刊登於《臺灣工藝》No.16，南投：國立臺灣工藝研究所出版，2003年7月，頁38～42。

〔註14〕本文刊登於《中華人文社會學報》，第2期，（新竹：中華大學人文社會學院出版，2005年3月），頁228～251。

〔註15〕參見曾錦坤撰，〈明儒高濂「遵生八箋」的養生思想〉，版本同註14，頁228。

〔註16〕本文刊登於《中正大學中文學術年刊》，第2期，（嘉義：國立中正大學中國文學系出版，1999年3月），頁23～50。

〔註17〕本文刊登於《國文學誌》，第2期，（彰化：國立彰化師範大學國文學系出版，1998年6月），頁335～382。

〔註18〕本文刊登於《圖書館論壇（漢學）》，第1期，（中國大陸：圖書館論壇編輯部出版，1998年2月），頁78～79。

〔註19〕本文刊登於《故宮學術季刊》，第22卷，第1期，（台北：國立故宮博物院出

以高濂〈燕閒清賞箋〉中「論香品」的部分內容，作爲論述的佐證，認爲其說法與《長物志》有相類似之處，但言之更詳，「是文人雅士，輾轉流傳，相沿成習，以至於共同認可、依循的生活指南。」〔註20〕

二、研究專著

毛文芳所著《晚明閒賞美學》〔註21〕一書，視整部《遵生八箋》爲晚明閒賞文化的縮影，是當時同類著作中的翹楚。書中明確地表達了「物」與「生」、「賞鑑」與「遵生」、「美學」與「養生」的關係，使得晚明的美學文化步入一個新的視野。〔註22〕其在遵生的架構下，所要建構的是一個「既安樂又可審美」〔註23〕的現世世界。毛文芳更透過目錄學的爬梳整理，考證了其與《考槃餘事》、《閒情偶寄》等著作的承襲關係，可以說給予《遵生八箋》這部書很高的評價。黃妙慈著《高濂遵生理念及其生活實踐——以「遵生八牋」爲主要範疇》〔註24〕一書，以「生命」爲切入核心，著重於闡述「遵生」與八箋的關聯性，以及在生活上的實踐。推崇《遵生八箋》一書並非重視理論性的書籍，而有其實用的價値性存在。張嘉昕撰《明人的旅遊生活》，〔註25〕將高濂所著《遵生八箋》與文鎭亨《長物志》、屠隆《遊具雅編》三書並列，認爲是記錄明代遊具最爲詳實的三部代表作品。透過文中對各項遊具的形制與功能的介紹，可以了解明代旅遊文化的內涵，並藉以建構完整而充實的明人旅遊生活具體原貌。夏咸淳在《晚明士風與文學》中提到「晚明啓蒙主義的基本精神是遵人貴生。這期間出現了不少關於飲食起居、調攝頤養之類的書，正是尊人貴生啓蒙思想的反映。」〔註26〕他認爲高濂《遵生八箋》即是反應此思想的重要養生著作。龔鵬程在《飲食男女生活美學》中提及高濂的閒居生活可以說是一種「生命層境的美學」的體現，又認爲「遵生是整個儒家或

版），頁69～97。

〔註20〕同註19，頁86。

〔註21〕毛文芳著，《晚明閒賞美學》，（臺北：學生書局，2000年）。

〔註22〕同註21，頁199。

〔註23〕同註21，頁191。

〔註24〕黃妙慈著，《高濂遵生理念及其生活實踐——以「遵生八牋」爲主要範疇》，（台北：台灣大學中國文學研究所碩士論文，2003年）

〔註25〕張嘉昕撰，《明人的旅遊生活》，（台北：中國文化大學史學研究所碩士論文，2000年6月）

〔註26〕夏咸淳著，《晚明士風與文學》，（上海：上海社會科學出版社，1994年），頁98。

中國美學的核心觀念。尊重生命，不但身體髮膚，受之父母，不敢毀傷；而且要讓生命過得有價值、有尊嚴。」〔註 27〕王爾敏在《明清時代庶民文化生活》中論及明代的飲食醫藥及養生益壽法時，認爲《遵生八箋》一書是一部有價值的日用參考書籍：「實爲人人貴生養命之八項途徑，而飲食、醫藥、調攝、延年各佔一項。足可見出所循養生益壽之法，純爲一種日常生活參考。」〔註 28〕另外，費振鐘《墮落時代》〔註 29〕一書，則一反學術論著對高濂的肯定，質疑其所提出的養生養性的說法是山人羽流的行徑。

第三節　議題形成、研究方法與步驟

每一個時代有每一個時代的文化，形成不同的趣味和風尚，文學作品的產生也會受當時的社會生活的影響，而呈現出不同的風格。因此，透過作家與作品的研究，可以勾勒與發掘出更多當代社會生活的面貌。《晚明性靈小品研究》就說：

> 文學活動是一整體有機的活動，它結合著四大要素：創作作品的作者，以文字爲符號的作品，接受傳達以再創造的讀者，作者、讀者所生存的環境。〔註 30〕

作品、作者、讀者、環境是構成文學活動的有機元素，一部文學作品透過這些有機元素的省察，當更能釐清其編纂的價值。《遵生八箋》一書爲晚明閒賞美學的代表文獻，筆者研究此書，也要一一省察這些有機元素，希望從文本的探討與整理功夫來一窺隱藏在文字背後的編纂動機與作者的生命情懷，更進一步探尋形成作家和作品的物質生活和精神活動的材料，感知晚明特殊的時代風尚。

本篇論文所據以論述的文本是《雅尚齋遵生八牋　全十九卷》，此爲萬曆十九年雅尚齋刊本的影印本，一九九五年再版，由北京市書目文獻出版社出版。本論文的研究架構分爲三部，第一部是《遵生八箋》的書籍簡介，旁及

〔註 27〕龔鵬程著，《飲食男女生活美學》，（臺北：立緒文化事業有限公司，1998 年 9 月初版），頁 120。

〔註 28〕王爾敏著，《明清時代庶民文化生活》，（台北：中央研究院近代史研究所，1996 年 3 月），頁 55。

〔註 29〕有關高濂的論述，見於費振鐘著，《墮落時代》，（臺北：立緒文化事業有限公司，2002 年 5 月初版），〈末世之痛〉，「墮落的快意」，頁 101～108。

〔註 30〕曹淑娟著，《晚明性靈小品研究》，（台北：文津出版社印行，1988 年 7 月），頁 7。

晚明的社會生活。在這一部分的寫作中，筆者最感困難的是作者生平資料的缺乏，遍尋不著更多的文獻資料。而在一次與老師討論的過程，老師提及一篇外國人所寫的論文中，曾提及高濂是商人的後代，除了建議我找出這篇論文加以閱讀之外，也可以找一找《明人傳記資料索引》。筆者從《明人傳記資料索引》中輾轉找到汪道昆曾為高濂的父親寫了一篇墓誌銘，〔註 31〕收錄於《太函集》中，透過此篇墓誌銘，筆者方能對作者的生平有了據以論述的資料。而鑒於《遵生八箋》各箋所徵引的書目龐雜，有必要對其引書材料來源做一詳細的了解與分析，因此，以《四庫全書》完備的圖書分類為標準，將各箋中確實可查的引用書目加以歸類，《四庫全書》未編入的道家典籍，則以《正統道藏》的分類為補充。第二部是文本的探討，此部份的寫作方式，本擬以合論的方式行之，但在大綱擬定之後，卻發覺八箋的內容或有重疊，合論導致部分內容無法歸類，並不是最好的論述方式。因此，為了對八箋的內容作更詳盡的論述，採取的是一箋一箋析論的方法。在論述過程中，筆者依論述內容，適時借助宇宙論、生命哲學、美學、道教哲學等概念與理論來對文本作更詳細且深入的研究。而整部《遵生八箋》的體系龐大，牽涉的範圍相當廣泛，筆者大抵根據該箋內容，配合特定的理論來作探討，釐清該理論與各箋的承襲關係，從各箋所記載的內容，來探索晚明的生活文化，找出各箋的價值與時代意義。大體而言，〈清修妙論箋〉、〈塵外暇舉箋〉是屬於宗教哲學與生命哲學的範疇；〈四時調攝箋〉涵攝了傳統「天人合一」的宇宙論與醫藥學知識；〈起居安樂箋〉、〈燕閒清賞箋〉、〈飲饌服食箋〉有美學的概念；〈延年卻病箋〉屬於「宇宙論」、「道教醫學」的範疇；〈靈秘丹藥箋〉則屬於醫藥學、科技學的範疇。

第三部是探討《遵生八箋》一書的定位與價值。《晚明閒賞美學》中提及：「吾人探討晚明人的美學觀念，勢必通過遵養生命的環節加以考察，始能完備」，〔註 32〕高濂在自序中也云：「余八箋之作，無問窮通，貴在自得，所重知足，以生自尊」。〔註 33〕「遵生」的概念無疑是高濂著作的最高意旨，因此，筆者從「遵生」的角度切入，來探討八箋的內容、八箋與「遵生」的關係，

〔註 31〕《明人傳記資料索引》，國立中央圖書館編印，1978 年元月再版。有關高濂父親墓誌銘的資料，載於頁 392。

〔註 32〕毛文芳著，《晚明閒賞美學》，版本同註 21，頁 199。

〔註 33〕高濂，〈遵生八箋序〉，頁 7。

以及「遵生」的大架構下，理想生活的營造過程，希望有助於了解高濂其人的生命觀與美學觀。筆者從作者、作品、遵生課題、生命哲學……等各方面來考察，並試著以羅蘭・巴特所著《神話學》一書中的某些概念，來對本書作全面性的探討，除了肯定該書的實用價值之外，也試圖釐清本書的幾個矛盾與衝突，期盼對作者的著作目的有更多的發現與了解。

而必須特別提出的是，筆者分析第三部所運用的概念，很多是得自羅蘭巴特《神話學》的啓發。羅蘭・巴特在符號學、精神分析批評、解釋學、解構主義等領域都有卓越的建樹。他的《神話學》是用來解讀包含在流行事物其媒體再現中的訊息的。他自己就說：「我要一路追蹤，在每一件『想當然耳』的情節之中，鎖定意識型態的濫用，而他們在我的眼裡，正潛伏在某個角落。」〔註34〕顯然他所謂的「神話」，並不是針對某一個故事的邏輯結構來作分析，也不在探索某一族群之神話體系與文化背景的關係。雖然他也曾說：「神話是一種語言。」〔註35〕但其實正如同《結構主義神話學》一書所言：「結構主義不是什麼流派或學說，他實際上是思想方法上的一場廣義的革命。」；「文化也可被看作是一種巨型的語言，儘管文化包括許許多多的現象，如制度、風俗、信仰、神話等等，但構成語言的要素與構成整個文化的要素具有同一的類型：邏輯關係、對立關係、關聯關係等等。從這一點來看，語言似乎爲那些分別與文化的不同方面相對應的、更爲複雜的結構奠定了基礎。」；「從類似的理由出發，羅蘭巴特在其《神話學》一書中，擴大了『神話』一詞的涵義，用他來指稱『大眾文化語言』。」〔註36〕羅蘭・巴特擴大了神話學的涵義，運用主題分析、實踐策略解析等方式來破除流行文化的迷思。這其中有許多獨特的見解與精闢的理論，只是筆者才疏學淺，無法以他解神話的方式來詮釋論文，只能從其中一、兩篇文章所得的啓發來作爲重新審視《遵生八箋》的基礎。特別是〈脫衣舞〉一篇，提到脫衣舞本身是奠基於一種衝突與矛盾之上，脫衣的過程彷彿性感十足，但在衣服一件一件撥除之後，就失去了性感。因此，羅蘭・巴特認爲：「在某種意義上，我們面對的是一種恐懼的景象，或者恐懼的武裝。彷彿在這裡，色情只不過是一種美

〔註34〕參見羅蘭巴特著，許薔薔，許綺玲譯，《神話學・出版序》，版本同註1。

〔註35〕同上註。

〔註36〕參見葉舒憲編選，《結構主義神話學》，（西安：陝西師範大學出版社，1988年10月），〈編選者序〉，頁4。

味的恐懼，進行他的儀式象徵，只是爲了同時喚起性的概念和他的魔咒。」〔註 37〕這種針對某一種現象來做解析的過程，筆者認爲可以運用在論文當中，因此，所謂以閱讀羅蘭·巴特《神話學》一書所得的概念來分析論文，並不是一種文本語言結構的分析，而是從流行文化的現象與高潔思想與實際生活的矛盾與衝突來解讀文本的。

〔註37〕參見羅蘭巴特著，許薔薔，許綺玲譯，《神話學》，版本同註 1，〈脱衣舞〉，頁 131。

第二章　功名失落的藏書家

《遵生八箋》的作者高濂，其生卒年月與生平事蹟，在史傳上付之闕如，在他的幾部著作中甚至找不出描述自己家世背景的隻字片語，有的只是第三者（朋友）的觀察與自己不經意透露的些許訊息。或因高濂並無官職功名，或因職微言輕而名不見經傳。不管原因爲何？想爲高濂其人勾勒出詳細完整的面貌實非易事，筆者幾經搜羅，也僅能由《明人傳記資料索隱》、明・汪道昆所編纂的《太函集》、〔註1〕丁申《武林藏書錄》、吳辰伯《江浙藏書家史略》、葉昌熾的《藏書紀事詩》、屠隆的序文及高濂自己的自述中得其吉光片羽而已：

高濂，字深甫，號瑞南，錢塘人。工樂府，有南曲《玉簪記》、《雅尚齋詩草》、《遵生八牋》等著作傳世。〔註2〕

高濂，字深甫，號瑞南道人，浙江省杭州人，曾任職鴻臚寺。有《玉簪記》、《節孝記》、《芳芷樓詞》、《雅尚齋詩集》、《雅尚齋遵生八牘》十九卷。〔註3〕

少志博習，得古今書最多，更善集醫方書。〔註4〕

〔註1〕《太函集》爲〔明〕汪道昆撰，共120卷，收於《四庫全書存目叢書》，（台南：莊嚴文化事業有限公司，1997年6月），集部，別集類，第117冊與第118冊。

〔註2〕參見《明人傳記資料索引》，（台北：文史哲出版社，1978年元月再版），頁392。另於《江浙藏書家史略》中，記載高濂爲仁和人。（吳辰伯著，台北：文史哲出版社印行，1989年5月初版），頁64。《十七世紀江南社會生活》中論及兩浙地區的藏書家與藏書樓，也提到高濂爲仁和人。（錢杭，承載著，台北：南天書局出版，1998年6月初版1刷），頁183。《浙江藏書家藏書樓》記載了錢塘人與仁和人兩種說法。（顧志興著，杭州：浙江人民出版社出版，1987年11月第1版），頁116。

〔註3〕參見杜信孚、杜同書《全明分省分縣刻書考》，（北京：線裝書局出版發行，2001年第1版），〈浙江省卷〉，頁5。

〔註4〕〔清〕葉昌熾撰，王鍔，伏亞鵬點校，《藏書紀事詩》，（北京：北京燕山出版社出版發行，1999年12月），卷3，〈高濂深父〉，頁196。

常築山滿樓於跨虹橋，收集古今書籍。其印記曰妙賞樓藏書，曰高氏鑑定宋刻版書，曰高深父妙賞樓藏書。又有五岳眞形圖，每冊首皆用之。〔註5〕

深甫名高太學，傾都市豪傑。……高之先望大梁宣仁太后之所自出也，武功郡王以外戚顯，其後扈蹕都杭州，季公名應舉字雲卿，王十五世孫也。〔註6〕

由上述資料來看，高濂爲晚明時期浙江杭州錢塘（一作仁和）人氏，生卒年不詳，只知萬曆初在世。〔註7〕著作頗多，除了《遵生八箋》之外，尚有戲曲著作，是著名的戲曲家，《浙江藏書家藏書樓》還針對其戲曲成就加以分析：

他的戲曲著作主要有《節孝記》和《玉簪記》等。《節孝記》成就不高，《玉簪記》影響較大。《玉簪記》寫道姑陳妙常和書生潘必正，沖破封建禮教而傾心相愛的故事，其中著名的幾折如《琴挑》、《偷詩》、《秋江》至今還在京劇和各地方劇種中盛演不衰。〔註8〕

另外，在《道教醫學》這本書中也提到高濂著作甚豐，大部分是醫藥養生著作，有《按摩導引訣》、《治萬病坐功訣》、《遵生寶訓》（輯）、《四時攝生消息論》、《服食方》、《解百毒方》、《仙靈節生歌》、《絕三尸符咒》、《守庚申法》、《續神咒錄》、《服氣法》等。〔註9〕除了戲曲家與文學家的身分之外，許多文獻資料都記載他還是著名的藏書家，曾在杭州蘇堤跨虹橋畔，建了一座名爲「妙賞樓」（一作山滿樓）〔註10〕的藏書樓，藏書頗豐，高濂自己曾談及藏書搜書與讀書的狀況說：

藏書者無問冊秩美惡，惟欲搜奇索隱，得見古人一言一論之秘，以廣

〔註5〕丁申《武林藏書錄》卷中高瑞南，頁8。吳辰伯著，《江浙藏書家史略》，版本同註2，頁64中也有相同的記載。

〔註6〕〔明〕汪道昆著，《太函集》，卷47，〈明故徵仕郎判忻州事高季公墓誌銘〉，收入《四庫全書存目叢書》，版本同註1，集部，別集類，第117冊，頁576、577。

〔註7〕爲高濂作序的屠隆，萬曆十九年時，年約四十九，汪道昆則時年六十六，其父親高季公的墓誌銘未有生卒年月的記載，因此難以斷言高濂萬曆十九年時是幾歲？有關此點，曾錦坤在《明儒高濂《遵生八箋》的養生思想》一文中推斷屠隆與高濂爲朋友關係，而不是長輩，因此，萬曆十九年時高濂大約五十歲左右，此點須待更多的資料方能論述。

〔註8〕顧志興著，《浙江藏書家藏書樓》，版本同註2，頁116。

〔註9〕參見黃心川，陳紅星主編《道教醫學》，（北京：宗教文化出版社，2001年4月第1版），頁195。

〔註10〕繆咏禾著，《明代出版史稿》，（南京：江蘇人民出版社，2000年10月第1版），頁519。《浙江藏書家藏書樓》與《十七世紀江南社會生活》均載爲「妙賞樓」。丁申《武林藏書錄》與《江浙藏書家史略》則載：「嘗築山滿樓於跨虹橋」。

心胸未識未聞，致於夢寐嗜好，遠近訪求，自經書子史、百家九流、詩文傳記、稗野雜著、二氏經典，靡不兼收。故常景耽書，每見新異之典，不論價之貴賤，以必得爲期，其好亦專矣。故積書充棟，類聚分門，時乎開函攤几，俾長日深更沉潛玩索，恍對聖賢面談，千古悅心快目，何樂可勝？（卷之十四，〈燕閒清賞箋〉，「論藏書」，頁 410）

由高濂藏書之論，不難想見其藏書之富，且他藏書的目的不爲裝飾，而是爲了增廣見聞，因此，其所藏書籍之品質相當受到後世肯定。《江浙藏書家史論》就云：

按天祿琳琅收其所藏《太學新編》，排韻字類，純廟冠以宸題，鈐以御寶，載其收藏印記曰「古杭瑞南深甫藏書記」。又明版《漢書》有高氏家藏書畫印，瑞南二印。流傳三百餘年存碩果，不啻寶玉大弓視之矣。〔註 11〕

另外，《全明分省分縣刻書考》一書說他曾經任職鴻臚寺，〔註 12〕對於高濂是否曾任官職的問題在《太函集》中得到了解答。《太函集》爲明．汪道昆所編纂，其中的〈明故徵仕郎判忻州事高季公墓誌銘〉〔註 13〕是汪道昆爲朋友高濂的父親高應鵾（字雲）所寫的墓誌銘，文中詳述了與高濂結識的經過：「往余東游，得高深甫」，又提及高濂曲折的求官過程，先是「待次天官」，後以父親年高，加上自己「名高太學」，再次應試，卻因「有司格勿入」而受挫，父親於是改變主意，「命深甫以貲爲郎」，終於「貲入得隸鴻臚」，但「三歲不除，胥後命」。不久，高濂的父親就生病了。已是桑榆暮年的他，一直希望獨生兒子在仕途上能有所發展，但卻抱憾而終。高濂自己就深自感嘆「濂親老不及養，仕不及於其親見之，疾不及聞，死不及殮，罪何可擢髮數也！」

〔註 11〕吳辰伯著，《江浙藏書家史略》，版本同註 2，頁 66。

〔註 12〕鴻臚寺爲官署名。西漢以來鴻臚爲九卿之一，北齊始置寺爲其署，掌藩客朝會、吉凶吊祭。主官置卿一人，秩第三品，另有少卿、丞各一人，統典客、典寺、司儀等署令、丞。宋承唐制，談判寺事一人，以朝官以上充任；元豐改制後，掌周邊民族及外國朝貢、宴勞、給賜、送迎之事及國之凶儀，中都祠廟，道士與僧尼籍帳除附等禁令。明洪武三十年（1397）由殿廷儀禮司改，下置主簿廳、司賓二署等。詳細資料請參見邱樹森主編，《中國歷代職官辭典》，（台北：商鼎文化出版社印行，1999 年 4 月），頁 773。

〔註 13〕〈明故徵仕郎判忻州事高季公墓誌銘〉出於《太函集》卷 47，高季公即高濂的父親，透過這篇墓誌銘，我們可以更加了解高濂。以下所引高季公事蹟皆出自本篇。

父親的熱切求仕，其實其來有自，因爲「高之先望大梁宣仁太后之所自出也，武功郡王以外戚顯，其後扈蹕都杭州，季公爲王十五世孫也。」中國人是最重視門第與宗族觀念的，這樣的家世背景，其子孫理應爲仕爲宦，偏逢家道中落，所以「不遑爲儒，從伯兄合錢千，乃受賈首事……十年而饒」，家業既成，但心中所念仍是「恥不得與士大夫齒」，遂「奉詔輸粟守龍江關提舉者三年」。這種舉動在當時商人地位提高，甚至「棄儒就賈」〔註 14〕趨勢日漸增加的晚明，免不了換來旁人「下吏不逮上賈遠甚！季公所不足者非五斗也？能規規然主告緡乎？」的疑惑，但卻也由此看出他從商致富後，急切的想藉仕宦之途來光大門楣的企圖心。爲了教育高濂，讓他來日也能爭取功名，既「就舍旁築藏書室，儲古圖書，其上爲樓居，儲古尊彝鐘鼎，雅言世俗，務厚遺而疏擇術……。」家境富裕，藏書與典藏文物豐富，加上父親的盡心栽培，爲高濂打下深厚的學養基礎，而使他能於日後編纂整理出體系龐大的《遵生八箋》。

〔註 14〕十六世紀以後的商業發展使商人的社會地位發生了變化，王陽明在 1525（乙酉）年爲商人方麟（節菴）所寫的一篇墓表（節菴方公墓表），就有「棄儒從賈」的例子：「蘇之崑山有節菴方公麟者，始爲士，業舉子。已而棄去，從其妻家朱氏居。朱故業商，其友曰：『子乃去士而從商乎？』翁笑曰：『子烏知士之不爲商，而商之不爲士乎？』……」參見〔明〕王守仁撰，《陽明全書》，（台北：中華書局印行，1970 年，四部備要本），冊 3，卷 25，頁 9。

第三章 《遵生八箋》簡介

《遵生八箋》一書爲晚明集養生與審美於大成的重要著作，該書體系龐大，是作者博採儒、釋、道三家學說，參引眾多文獻資料，編纂整理而成。《四庫全書》提要雖對此書有貶抑之詞，但不可否認的是，從科技史、美學來看，皆認爲是當時同類著作翹楚。〔註1〕

第一節 書的刊刻與發行

明代的出版印刷事業，無論數量還是質量都遠遠超越了前朝，堪稱歷史上的極盛時代。一方面固然是繼承了宋、元兩代嫻熟的印刷技術，一方面也是自身政治、經濟、文化的發展結果。根據《天工開物》記載，作爲刻書事業重要物質條件的造紙技術，在明代有了長足的進步，一些薄而不蛀，易於收藏的紙類都發明出來了。〔註2〕另外明代的統治者相當重視出版事業，曾有過鼓勵性的措施和規定，〔註3〕出版機構除了中央及地方政府外，一些藩王在

〔註1〕詳參毛文芳著《晚明閒賞美學》，(台北：學生書局，2000年)，頁301。毛文芳還認爲整部《遵生八箋》可視爲晚明閒賞文化的縮影，對此書基本上抱持一種肯定的態度。

〔註2〕謝國楨：「印書衹有太史、老連之目，薄而不蛀，然皆竹料也。若印好板書，需用棉料白紙無灰者，閩浙漸有之。而楚、蜀、滇中，棉紙瑩薄，猶宜於收藏也。」，參見《明代社會經濟史料選編》上，(福州：福建人民出版社，1980年3月第1版)，頁201。

〔註3〕明太祖相當注意圖書的收集與出版，有許多鼓勵的措施與規章，如初克健康(南京)，即命有司訪求古今書籍。洪武元年令書籍、筆墨、田器不得徵稅。二十三年冬「命禮部遣史購天下遺書善本，令書坊刻行。」……等。參見張

特殊的政治氛圍中，〔註4〕讀書修文，他們築樓藏書，寫作詩文，刊印圖書，藩王府也成了刻書機構之一，明代各藩王府刻書約四百三十種，比南北兩國子監本還多。宦官中亦有好名出資刻書者，甚至有所謂「書帕本」〔註5〕的流行，這是明代出版事業特殊的現象。刻書的風氣上行下效，加上出版管理寬鬆，並無任何嚴格限制，在種種有利的條件之下，坊刻與家刻事業發達了起來。坊刻書籍以商品的形式出售，以營利爲目的，主持人大多是書商。家刻則以文章學術爲目的，贈送給親友，主持人大都是文人、官員、布衣，由主持人自己出錢。高濂是杭州人，杭州在宋、元時期是全國出版中心，雖然明洪武八年把杭州西湖書院舊存的宋、元板片二十餘萬，全部送往南京國子監，喪失了出版業的領導地位。但有明一代，杭州的官私出版事業仍相當興盛，仍是書籍生產和聚散的繁華之地。《中國古代圖書事業史》云：「明代私家刻書風氣甚盛，大多集中在江浙一代。許多刻書家都是藏書家」。〔註6〕《遵生八箋》書名題爲《雅尚齋遵生八箋》，據《全明分省分縣刻書考》所載：

> 《雅尚齋遵生八牘》19卷，明．高濂撰。明萬曆十九年浙江省杭州高濂雅尚齋刊本。〔註7〕

另外，《明代出版史稿》也提出坊刻所出的書，大都標明「書林」字樣，也有寫作「書坊」、「書肆」、「書舖」。有的還在牌記上有商業性的宣傳文字。家刻者往往只署明刊者的籍貫和姓氏，也有的用○○堂、○○樓、○○齋等名稱。〔註8〕由此推知，「雅尚齋」是高濂個人的刻書坊，屬於家刻性質，其所刊印的書籍，除了《雅尚齋遵生八牘》、《雅尚齋詩草》外，還有張之象撰《楚範》6卷、《瑞

秀民著，《中國印刷史》，（上海：人民出版社，1989年9月），頁335。

〔註4〕明代實行封王制度，爲了加強邊防與防止皇室發生骨肉相殘的慘劇，諸王長到一定年齡，一定要離開首都到封地去，且諸王之間不准來往。而爲了引導諸王把精力投向無害的方面去，皇室刻印了圖書，都要送給諸王一份。這也間接促進了藩王的讀書與書籍刊刻風氣。參見繆咏禾著，《明代出版史稿》，（南京：江蘇人民出版社，2000年10月第1版），頁58。

〔註5〕據《明代出版史稿》云：「明代的讀書人和官員慣於用『一書一帕』贈人，因此，不少人便印了一本備用，這種書被稱爲書帕本。」參見繆咏禾著，《明代出版史稿》，版本同註4，頁63。

〔註6〕來新夏等著，《中國古代圖書事業史》，（上海：上海人民出版社，1990年4月），頁285。

〔註7〕杜信孚，杜同書著，《全明分省分縣刻書考》，（北京：線裝書局出版發行，2001年第1版），〈浙江省卷〉，頁5。

〔註8〕繆咏禾著，《明代出版史稿》，版本同註4，頁61。

竹堂經驗方》、《外科秘方》等。書籍的刊印數量不多，且以自己的著作爲主，顯見其家境富裕，刊書並不以營利爲目的。

而就書籍的刊刻來看，頗有美學的考量，前面三篇序文，字體各自不同，在以「宋體」爲規範化印刷體的晚明，實有書法藝術價值，其中有兩篇是高濂所繕寫，一篇則署明後學柴應仲南美甫書。目錄與內文部分，行距疏朗，邊界清楚，字型大，有雍容華貴，莊嚴疏朗的氣派，在標題的部分，特別加大加黑，字體也與正文不同，以收一目了然之效，通篇共有三、四種不同字號。書口標有篇名與頁數，在每卷之末標有「錢塘郭志學寫」等字樣。對此，葉昌熾也云：「竟讀尊生第七箋，講求雙線與單邊」，〔註 9〕作者力求書籍刊刻精美詳贍的用心，由此可知。另外，明代隨著版刻事業的發達，圖書中的插圖也大爲盛行。《遵生八箋》中的插圖有八十幾幅，主要出現在〈四時調攝箋〉、〈起居安樂箋〉與〈燕閒清賞箋〉，以宗教的坐功圖（〈四時調攝箋〉）、符咒（〈起居安樂箋〉）、研圖、研山圖（〈燕閒清賞箋〉）爲主。插圖的篇幅佔二分之一，在二節版中，上文下圖或左文右圖。圖文並茂，給讀者賞心悅目的感覺。其中的研圖與研山圖出自高濂手筆，作者詩、文、書、畫皆有所涉獵，果然不負高才之名。

《遵生八箋》，題名《雅尚齋遵生八箋》，全書共十九卷，有屠隆、李時英與高濂所作序文三篇。〔註 10〕據高濂自序題有「時萬曆十九年五月朔湖上桃花漁高濂深甫撰」，後崇禎年間再有刊本，書末附《菜根譚》，至清官方有四庫本，民間則有清嘉慶十五年（1810）弦雪居重定本（鍾惺伯重定），光緒年間亦曾多次翻刻。〔註 11〕現代重新排印的點校本有一九九二年成都巴蜀書社出版，王大淳校點《遵生八箋》，一九九四年行北京人民衛生出版社出版，趙立勛等人所校注之《遵生八箋校注》，以及一九九四年重慶大學出版，廖崇明等譯《遵生八箋》。

第二節　書的體例、編排意旨與「遵生」理念簡析

《遵生八箋》共十九卷，分爲八目，故稱《八箋》，其各箋名稱、卷數、

〔註 9〕〔清〕葉昌熾撰，王鍔，伏亞鵬點校，《藏書紀事詩》，（北京：北京燕山出版社，1999 年 12 月），卷 3，〈高濂深父〉，頁 194。

〔註 10〕同年間另有二十卷刊本，差別在於將目錄獨立出來，另成一卷。有關書籍版本的資料，爲筆者參引黃妙慈著，《高濂遵生理念及其生活實踐——以「遵生八牋」爲主要範疇》一文而來。

〔註 11〕王大淳校點，《遵生八箋》，（四川：成都巴蜀書社出版，1992 年版），〈前言〉，頁 6。

要旨，一覽如下：

〈清修妙論箋〉二卷：皆養身格言，其宗旨多出二氏，約三百六十條。

〈四時調攝箋〉四卷：皆按四時修養之要訣。

〈起居安樂箋〉二卷：皆室宇實物器用可資頤養者。

〈延年卻病箋〉二卷：皆服氣、導引、胎息等養身功法。

〈飲饌服食箋〉三卷：皆食品名目、作法與服餌諸物。

〈燕閒清賞箋〉三卷：皆論賞鑑清玩之事附以種花卉法。

〈靈秘丹藥箋〉二卷：皆論養生、治病之經驗方藥。

〈塵外暇舉箋〉一卷：舉歷代隱異高士、聖賢一百人事蹟。

每箋的第一卷卷首有高濂自己的大綱提要，類似小序體例，冠為「高子曰」，以陳述說明著作此箋的意旨。因為各箋皆有不同的體例與編排方式，筆者在此不一一贅述，擬於各箋析論時加以說明。

值得一提的是，從高濂八箋的編排次序來看，〈清修妙論箋〉通箋為養生格言的彙集，是養生的總綱要，具形而上的指導功用，〈四時調攝箋〉為四時修養要訣，將身心的煉養統攝於「時」的大義之下，順時調攝。緊接著〈起居安樂箋〉要構築一個內外閒適的安樂環境，將日常生活中可資養生的屋宇器具一一詳述其功能，從此箋之後所開展出的，是與日用生活相關的各種實際煉養法門，包括〈延年卻病箋〉的服氣、導引、胎息等養身功法，〈飲饌服食箋〉的養生食品作法與服餌諸物，〈燕閒清賞箋〉中賞鑑清玩之事與植花藝木之術，這些部分的內容涵蓋了食、住、行、樂各方面的知識。〈靈秘丹藥箋〉是養生、治病之經驗方藥，除此之外，尚有多種服食後可以返老還童、住世永年的靈丹，充分體現了高濂欲在人世間享受地仙般閒適生活的心理願望。而最後的〈塵外暇舉箋〉則列舉了歷代高隱、聖賢之流風事蹟，顯然此箋是高濂理想人格追求的最高典範，為其人生觀的具體呈現。《遵生八箋》一書在總體煉養原則下，開展出層層的煉養法門，並以理想人格的典型做結，實是一部以理論指導煉養法則、內容完備詳贍的養生鉅著。

另外，遵生的「遵」字在說文解字裡，其義為：「遵，循也。从辵尊聲。」，〔註 12〕就字義而言，有遵循的意思。如前所述，本書是一部以理論指導煉養法則的養生書籍，因此，書中有著種種的身心煉養方法，所謂的「遵」生，

〔註 12〕參見（漢）許慎撰，（清）段玉裁注，《說文解字注》，（台北：天工書局印行，1992 年 11 月 10 日），二篇下，辵部，頁 71。

即是遵循各種養生法則去怡養生命，一步一步的臻於長壽永生的境地。高濂的養生理念著重於身心合論，他認爲心靈能影響身體：

> 心牽於事，火動於中。心火既動，眞情必搖。故當死心以養氣，息機以死心。（卷之二，引「張氏曰」，頁63）

心靈若隨時受外在事物的牽絆與影響，又或喜、怒、哀、樂的情緒太過強烈，導致思緒繁亂，必定會影響身體的健康。因此：

> 凡欲身之無病，必須先正其心，使心不亂求，心不狂思，不貪嗜欲，不著迷惑，則心先無病矣。（卷之一，引「益州老父曰」，頁55）

屏棄一切傷神傷性的嗜欲，使心靈維持純粹自然的狀態，自能全氣保神，怡養生命。高濂除了通過加強道德修養、營造審美生活來怡養精神之外，更注意身體鍛鍊，因而輯錄了種種功法、藥方與服食方來加強身體的養護。這種身體生理與精神心靈同時並重的養生法，其實正是傳統中國養生學的繼承。〔註13〕

第三節　各箋引書類目舉隅與材料探討

一、引書類目舉隅

《遵生八箋》各箋特色不同，所引經典相當龐雜，差異性也頗大，其中多分裂割離之處，要找出引用原典有相當的困難，爲了更進一步了解各箋引書歸於何種類別，筆者在此就各箋中較明確且可資查證的書目，以清代編纂完成、收書最多、規模最大、最有系統、有條理的《四庫全書》爲引書作詳細的歸類與論述，《四庫全書》未收錄的，也將以新文豐書局出版的《正統道藏》作補充：

箋　　名	引用書籍名稱	《四庫全書》歸類	《正統道藏》歸類
〈清修妙論箋〉	《老子道德經》	子部道家類	
	《莊子注》	子部道家類	
	《陰符經解》	子部道家類	

〔註13〕傳統養生理論肇端於先秦諸子，如春秋戰國時期老莊的養生宗旨之一，是透過清靜養神的方法來追求長生不老；老子之後，孔子提出「養性修身」的養生保健理論；而有關「運動強身」的最早倡導者爲子華子；《呂氏春秋》則是從飲食、酒和水質來探討其與健康、疾病的關係，爲食餌補益養生保健提供了線索。此部分的資料參見蔡輝炯撰，〈論中國養生之學之發展〉，《能仁學報》，1998年4月，第6期，頁194～195。

	《三元參贊延壽書》	子部道家類	洞神部方法類
	《抱朴子內篇》	子部道家類	
	《亢倉子》	子部道家類	
	《續博物志》	子部小說類瑣記之屬	
	《關尹子》	子部道家類	
	《黃帝內經素問》	子部醫家類	
	《呂氏春秋》	子部雜家類	
	《神農本草經疏》	子部醫家類	
	《眞誥》	子部道家類	太玄部
	《天隱子》	子部道家類	
	《化書》	子部雜家類雜學之屬	
	《本草綱目》	子部醫家類	
	《論語注疏》	經部四書類	
	《備急千金要方》	子部醫家類	
	《列子》	子部道家類	
	《崔公入藥鏡註解》		洞眞部本文類
	《道德指歸》	子部道家類	
	《文子》	子部道家類	
	《太上老君常說清靜經註》		洞玄部玉訣類
	《太平御覽》	子部類書類	
	《存神固氣論》		洞玄部眾術類
	《養性延命錄》		洞神部方法類
	《嵇中散集》	集部別集類	
	《神隱》	子部道家類	
〈四時調攝箋〉※爲重複引用之經典。	《歲時廣記》	史部時令類	
	《四時宜忌》	史部時令類	
	《月令解》	經部禮類禮記之屬	
	《雲笈七籤》	子部道家類	
	※《千金要方》	子部醫家類	
	《荊楚歲時記》	史部地理類雜記之屬	
	※《黃帝內經》	子部醫家類	

	※《三元延壽參贊書》	子部道家類	
	※《本草綱目》	子部醫家類	
	※《眞誥》	子部道家類	
	※《太平御覽》	子部類書類	
	※《抱朴子》	子部道家類	
	《肘後備急方》	子部醫家類	
	《清異錄》	子部小說家類瑣記之屬	
	《攝生纂錄》		洞眞部眾術類
	《酉陽雜俎》	子部小說家類瑣記之屬	
	《尚書大傳》	經部書類	
	《禮記註疏》	經部禮類禮記之屬	
	《金匱要略論註》	子部醫家類	
	《玉清無上內景眞經》		洞眞部本文類
	《便民圖纂》	子部雜家類	
	《白氏長慶集》	集部別集類	
〈起居安樂箋〉 ※爲重複引書。	《壽親養老新書》	子部醫家類	
	《白虎通義》	子部雜家類雜考之屬	
	《搜神記》	子部小說家異聞之屬	
	※《天隱子》	子部道家類	
	※《神隱》	子部道家類	
	※《禮記》	經部禮類禮記之屬	
	《漢書》	史部正史類	
	《澄懷錄》〔註14〕	子部雜家類	
	《鶴林玉露》	子部雜家類雜說之屬	
	《淮南子》	子部道家類	

〔註14〕宋朝周密「澄懷錄」條云:「是書採唐宋諸人所記登涉之勝與曠達之語彙爲一編，皆節載原文，而註書名其下，亦世説新語之流別，而稍變其體例者也。明人喜摘錄清談，目爲小品，濫觴所自蓋在此書矣。」參見〔清〕永瑢等撰，《四庫全書總目》，(北京：中華書局出版，1981年7月)，卷131，子部雜家類存目八。

〈延年卻病箋〉	《上清大洞眞經》		洞眞部本文類
	《太上老君養生訣》		洞神部方法類
	《道樞》		太玄部
	《嵩山太無先生氣經》		洞神部方法類
	《太清道林攝生論》		正一部
	《巢氏諸病源候總論》〔註 15〕	子部醫家類	
	《聖濟總錄纂要》〔註 16〕	子部醫家類	
	《太平惠民和劑局方》	子部醫家類	
	《幻眞先生服內元氣訣》		洞神部方法類
	《胎息經註・幻眞先生》		洞眞部本文類
	《周易參同契》	子部道家類	
〈靈秘丹藥箋〉※爲重複引書。	《石藥爾雅》		洞神部眾術類
	《黃帝九鼎神丹經訣》		洞神部眾術類
	《齊民要術》	子部農家類	
	※《神農本草經》	子部醫家類	
	※《聖濟總錄》	子部醫家類	
〈飲饌服食箋〉※爲重複引書。	《茶經》	子部譜錄類飲饌之屬	
	《北山酒經》	子部譜錄類飲饌之屬	
	※《千金要方》	子部醫家類	
	※《抱朴子》	子部道家類	

〔註 15〕《諸病源候論》是隋代皇宮太醫巢元方等人於公元六一〇年編著的，全書共五十卷，分六十七門，論述了一千七百三十九種病候。它總結了魏晉以來的醫療經驗，將諸病之源與九候之要進行了細緻的論述。其對「補養宣導」的方法非常重視，因而收集和列舉了大量的導引法、調息法和按摩法等與道教內煉術密切相關的內容。

〔註 16〕《聖濟總錄》是北宋末年，由政府組織醫家廣泛收集歷代方書所輯民間方藥，歷時七年編輯而成。其中也輯錄了大量道教修煉方法，並有專篇論述嚥津、導引、服氣、運氣等內容。

	《茶錄》	子部譜錄類飲饌之屬	
	※《黃帝內經》	子部醫家類	
	《普濟方》	子部醫家類	
	※《本草綱目》	子部醫家類	
	《多能鄙事》	子部	
	《洞天清祿集》	子部雜家類雜品之屬	
〈燕閒清賞箋〉	《負暄野錄》	子部雜家類雜品之屬	
	《雲煙過眼錄》	子部雜家類雜品之屬	
	《格古要論》	子部雜家類雜品之屬	
	《金漳蘭譜》	子部譜錄類草木禽魚之屬	
	《竹譜》	子部譜錄類草木禽魚之屬	
	《洛陽牡丹記》	子部譜錄類草木禽魚之屬	
	《文房四譜》	子部譜錄類器物之屬	
	《香譜》	子部譜錄類器物之屬	
	《歙州硯譜》	子部譜錄類器物之屬	
	《琴史》	子部藝術類琴譜之屬	
	《歷代名畫記》	子部藝術類書畫之屬	
	《漢書》	史部正史類	
〈塵外暇舉箋〉	《舊唐書》	史部正史類	
	《晉書》	史部正史類	
	《後漢書》	史部正史類	

綜觀上表，各箋因引用書目不同，呈現了不同的風格，其引書之多，涉及範圍之廣泛，堪稱空前絕後，〈清修妙論箋〉所條列名家言有出於雜家者，如《呂氏春秋》、《化書》；有出於小說家者，如《續博物志》；有類書，如《太平御覽》；有醫家學說，如：《黃帝內經素問》、《神農本草經疏》；歸於儒者，如《論語》；歸於釋者，如《大藏經》、《華嚴經》；諸子別集類，如《嵇中散集》；歸於道者，如：《老子》、《天隱子》……等。所引典集出於道家經典者，佔了十之八九。〈四時調攝箋〉所條列名家言，有出於醫家者，如《肘後備急方》、《金匱要略論註》；有出於小說家者，如《酉陽雜俎》、《清異錄》；有地理類，如《荊楚歲時記》；有禮類，如《禮記》；有書類，如《尚書大傳》；有

時令類，如《歲時廣記》；有道家類，如《神隱》、《雲笈七籤》。〈起居安樂箋〉所引經典，有正史類，如《漢書》；有醫家類，如《壽親養老新書》；有別集類，如《白氏長慶集》；有雜家類，如《鶴林玉露》、《白虎通義》；有小說家，如《搜神記》；有道家，如《天隱子》、《神隱》。〈延年卻病箋〉所引經典則以道家與醫家典集居多，歸於醫者，如《聖濟總錄纂要》、《巢氏諸病源候總論》；歸於道者，如《淮南子》、《道樞》、《幻眞先生服內元氣訣》……等，其中多涉道教玄妙的胎息、導引煉養方法。〈靈秘丹藥箋〉論煉丹方藥，故所引經典也以道家與醫家爲主，歸於醫者，如《神農本草經》、《聖濟總錄》；歸於道者，如《周易參同契》、《黃帝九鼎神丹經訣》。〈飲饌服食箋〉多涉飲食原則與食譜，出於農家類者，如《齊民要術》；出於醫家者，如《本草綱目》、《黃帝內經》；出於道家者，如《抱朴子》；其他則以譜錄類飲饌之屬爲主，如《北山酒經》、《茶經》……等。〈燕閒清賞箋〉以清賞諸物爲論，所引書目，在四庫全書的分類中，分別歸屬雜家類的雜品之屬：《洞天清祿集》；譜錄類的草木禽魚之屬：《金漳蘭譜》、《竹譜》；譜錄類的器物之屬：《香譜》；藝術類的琴譜之屬：《琴史》；藝術類的書畫之屬：《歷代名畫記》。〈塵外暇舉箋〉所列聖賢百人事蹟，皆出於正史與雜集。

二、各箋引書材料探討

由引用材料的廣泛與多樣化，可以推知高濂編纂《遵生八箋》一書，實參酌了眾家學說，間雜己見而完成，其細節披紛，體系龐大，爲當代僅見之編書手法，在養生與鑑賞的領域中，具有承先啓後的功能。筆者爲了要釐清《遵生八箋》可能的繼承關係，擬從各箋體例與引用書目來加以探討。

（一）〈清修妙論箋〉

〈清修妙論箋〉資料的出處，高濂在「遵生八箋敘」中略提到：

> 博採三門妙論律，遵生之清脩……。（高濂，「遵生八箋敘」，頁7）

所謂的三門妙論律指的就是儒、道、釋三家的經典名言，高濂將其日常所閱三門典籍隨筆條列成編，名曰〈清脩妙論箋〉，因此，體系龐大，自不待言，爲了辨明源流，筆者試將三百六十條格言逐條加以整理歸納，發現〈清修妙論箋〉的編寫體例與元代以來的養生書若合符節，如：〔宋〕愚谷老人撰的《延壽第一紳言》即是搜羅各家養生事蹟與名言編撰而成，極言寡欲得壽，多欲而夭的養生之道。《四庫全書總目》云：「……其論攝生以絕欲爲第一義，力關三峰採戰之術，所引前人緒論居多⋯⋯。」，〔註17〕又〔元〕李鵬飛輯《三元延壽參贊書》，其說頗爲叢雜，是九華澄心老人鑒於世人「以酒爲漿，以妄爲常，以欲竭其精，以耗散其眞，不知持滿，不時御神，務快其心，逆於生樂，故半百而衰也。」〔註18〕故作此延壽之書，「所言皆攝生之事，凡節嗜欲，愼飲食，神仙導引之法，俚俗陰陽之忌，因果報應之說，無不悉載，⋯⋯」，〔註19〕體例也與〈清修妙論箋〉相同。

而據〈清修妙論箋〉所引道家經典來看，以唐、東晉、元代的著作爲多，如《入藥鏡》:〔唐〕崔希范著，《三元延壽參贊書》:〔元〕李鵬飛集，《大有經》:〔西晉〕時鮑靚學道嵩山，於惠帝永康（300～301）年中得受此文，後授葛洪。《譚子化書》:〔五代〕譚峭撰。《天隱子》:〔唐〕司馬承禎述。《清靜經》: 撰者不明，但據推斷大約於唐代成書。《老子玄英疏》:〔唐〕成玄英撰。《列子》: 舊題〔周〕列御寇撰。《眞誥》:〔梁〕陶弘景編。由此可知，高濂編撰此箋，實則參引了宋元以前的諸多道教養生理論而成。道教特別強調人心理的修養，自老子時就確立了「致虛極、守靜篤」〔註20〕的修心原則，清靜虛無的心理狀態，一直是道教人士修行的最基本原則。因爲，唯有虛靜清明的心靈，才能悟道、體道。箋名「清修」二字，正是取法道家這種保精養氣、精神內斂的養生思想而來。從此點看來，〈清修妙論箋〉源於道家思想，應是無庸置疑的。

（二）〈四時調攝箋〉

〈四時調攝箋〉就內容來看，摘錄了大量的方藥、合宜合忌之事、功法圖與社會民俗，不僅有陰陽、五行、經絡、臟象等各種學說，還有藥物學、民俗學參雜其中，所援引經典，有完整條錄，也有割裂分離某本著作而來，

〔註17〕參見〔清〕永瑢，紀昀等撰，《四庫全書總目》，（台灣：台灣商務印書館發行，1983年），卷147，子部道家類存目，頁1118。

〔註18〕參見〔元〕李鵬飛輯，《三元延壽參贊書》，〈序〉第5，收入《四庫全書存目叢書》，（台南：莊嚴文化事業有限公司，1995年9月），子部，道家類，第259冊，頁175。

〔註19〕參見〔元〕李鵬飛輯，《三元延壽參贊書》後所附《四庫全書總目提要》，版本同註18，頁220。

〔註20〕參見王淮注釋，《老子探義》，第16章：「致虛極，守靜篤、萬物並作，吾以觀其復。夭物芸芸、各復歸其根，歸根曰靜，是謂復命，復命曰常。知常曰明，不知常，妄作凶。」意即要用最虛無靜默的狀態去觀察萬物的最初狀態。（台北：台灣商務印書館發行，2001年6月初版），頁67。

就筆者的整理來看，本箋的源流可分兩方面來論述，一是「四時調攝」，一是「四時宜忌」，高濂「四時調攝」的觀念並非獨創，從其所引經典來看，其本仍源於上古以來的道教養生理論，特別是四季養生的觀念在《內經》時代已經趨於成熟，在《內經》中就專列《四氣調神大論》，講四季養生的法則。而元初全眞派重要人物邱處機所撰《攝生消息論》，專門論述四時的調攝和防病，編排體例如下：「春季攝生消息」、「肝臟春旺」、「相肝臟病法」、「夏季攝生消息」、「心臟夏旺」、「相心臟病法」、「秋季攝生消息」、「肺臟秋旺」、「相肺臟病法」、「冬季攝生消息」、「腎臟冬旺」、「相腎臟病法」，不僅體例大部分類似，內容更是一字不差，〔註21〕承襲的痕跡相當明顯。另外，明初冷謙撰的《修齡要旨》一書也有以「四時調攝」爲名的篇目，但內容與上述兩者略有不同，只在每個季節的開頭部分有幾個字的抄襲，如：「春三月此謂發陳，……」，〔註22〕以下文字則不相同，且論四季臟腑也有很大差異，邱處機與高濂春季論肝臟，冷謙則論腎臟，以「正月腎氣受病……。二月腎氣微……。三月腎氣以息……」〔註23〕逐月論述爲體例，可見「四時調攝」在道家思想中是很普遍的養生知識，但各家理論或有差異，高濂與邱處機的理論則同出一源，可能是融攝了古代中醫理論而成。

另外，編排於「四時調攝」之後的「各月宜忌」，所援引多出於《居家必用事類》、《荊楚歲時記》、《玉燭寶典》、《靈寶經》……等經典，考之前代，有元瞿佑所編著《四時宜忌》與之體例相同，一樣依十二月，分列各項宜忌事項，如正月事宜、正月事忌，推測應是瞿佑集錄並條列前人著作中相關內容而成書，高濂又加以襲用，將其內容拆開，分別穿插製入各月宜忌事項中，〔註24〕並抄錄明初的類書《便民圖纂》，道家類《神隱》……等內容，集結而成「各月宜忌」。

〔註21〕茲抄錄《攝生消息論》中的「相心臟病法」，以與高濂〈四時調攝箋〉「相心臟病法」相對照：「心熱者色赤而脈溢，口中生瘡，腐爛作臭，胷膈、肩背、兩脅、兩臂皆痛，心虛則心腹相引而痛，或夢刀杖、火焰、赤衣紅色之物、爐冶之事，以怵怖人心，病欲濡急，食鹹以濡之，用苦以補之，甘以瀉之，禁濕衣熱食，心惡熱及水，心病當臍上，有動脈，按之牢若痛，更苦煩煎，手足心熱、口乾舌強，咽喉痛，嚥不下，忘前失後。」

〔註22〕〔明〕冷謙撰，《修齡要旨》，收入《四庫全書存目叢書》，版本同註18，子部，道家類，第260冊，頁84。

〔註23〕同上註。

〔註24〕此論點參見毛文芳著《晚明閒賞美學》，〈養護與裝飾——晚明文人對俗世生命的美感經營〉一文，（台北：台灣學生書局，2000年4月初版），頁316。

而「四時逸事」是對四時十二月令中各種節慶活動的記載，此種依月令節候〔註 25〕從事各種不同活動的傳統，其實源於中國古代的節令文化，與節氣有相當密切的關係。最早大抵是古代重視農業活動，在曆法發明了以後，由朝廷及各級政府官員，按季節制定關於農事活動的政令，後來隨著歷史的進展與農業活動的進步，此種文化不斷的完善與豐富，並與各種民間年節活動相結合，而呈現了娛樂、民俗、交遊多種不同的面向。秦漢以後，有許多有關時令與時令文化的典籍，如：東漢・班固編著的《白虎通義》、東漢・崔寔著《四民月令》、南朝梁・宗懍著《荊楚歲時記》、唐・孫思邈《千金月令》……等，其中，宋・陳元靚所撰《歲時廣記》的體例與「四時逸事」相近，卷一論「春」，先論春季三個月份的物候，物候之下就是「探春宴」、「擲金錢」、「駐馬飲」、「臥花酒」、「繫煎餅」等各類適合春季進行的活動，筆者摘錄其中三則與「四時逸事」的體例做一比較：

《歲時廣記》	《遵生八箋》
「探春宴」：《天寶遺事》都人士女每至正月半後，各乘車跨馬，供帳於園圃或郊野中，爲探春之宴。	「探春鬪花」：天寶中，長安士女春時鬪花，以奇多者爲勝，皆以千金市花植於中庭爲探春之燕。
「駐馬飲」：《天寶遺事》長安俠少，每春時結朋聯黨，各置矮馬以錦韉金絡，並轡於花樹下往來，使僕從執杯酒而隨之，遇好花則駐馬而飲。	「駐馬飲」：長安俠少以春時結伴，各騎矮馬，飾以錦韉金絡，並轡而行，往來有花樹傍，僕從執酒隨之，遇好色則駐馬而飲。
「臥花酒」：《曲江春宴錄》虞松方春時，謂握月擔風，且留後日吞花臥酒，不可過時。〔註 26〕	「吞花臥酒」：《春錄》曰，握月擔風，且留後日吞花臥酒，不可過時。

兩者不僅體例相同，且文字敘述雷同，因此，高濂在編纂此單元時，應該是參酌過這類有關月令的書籍，並將重要活動抄錄下來，集結成「四時逸事」。

（三）〈起居安樂箋〉

〈起居安樂箋〉中所謂的起居安樂，就是在日常生活中遵守一定的規律，

〔註 25〕節候是每月具體的物候、自然現象，《禮記・月令》、《逸周書・時訓解》等書有詳細的記載，如：孟春之月（正月）的物候爲「東風解凍，蟄蟲（藏伏土中之蟲）始振，魚陟負冰，獺祭魚，雁候北，草木萌動。」

〔註 26〕參見〔宋〕陳元靚撰，《歲時廣記》，（上海：上海古籍出版社，1993 年 12 月）卷 1，頁 7～8。

使人體內部的生命活動與自然節律相一致。高濂自述編箋方式云：

> 錄古成說，間附己意爲編，箋曰起居安樂。（卷之七，「高子曰」，頁187）

可見此箋的部分內容仍以抄錄爲主，而其對生活週遭環境的重視與佈置，非常符合道家的修行原則。道家宮觀多建於深山秘林、遠離塵囂的市鎮、鄉村，其建築也多半幽靜典雅、清涼肅穆。就算是個人修行，也相當著重日常起居與外在環境的配合。孫思邈在《千金翼方》中就專列〈退居〉一章，有擇地、服藥、飲食、養性、種造藥、雜忌等內容，專門介紹隱居的住宅環境，造屋方法，周圍植物，乃至備用藥物、園藝栽植等等，期能「養衛得理，免遭夭横之酷」。〔註27〕在「擇地第一」中提到適合隱居養志的場所「必在人野相近，心遠地偏，背山臨水，氣候高爽，土地良沃，泉水清美，……若得左右映帶，崗阜形勝，最爲上地」，〔註28〕而居室建築則有待客室、寢室、藥房（設有藥器、曬曝藥物格、藥鑪）、念誦入靜之室、水池（可半畝餘，深三尺，水常令滿，種芰荷菱芡，繞池岸種甘菊，既堪採食，兼可悅目怡閑也），而爲了「辟外氣，和臟腑」，也須常服食方藥、本草藥與金礦藥，飲食則以養生延壽爲主要考量，無論體例或內容都與〈起居安樂箋〉類似。又明寧王朱權撰有《神隱》一書，書中多言神仙隱逸攝生之事，屬道教類著作，其體例也與〈起居安樂箋〉有相似之處，書中論攝生之道與隱居生活的悠然自得，其對閒適生活的摹寫有「寄傲宇宙」、「嘯詠風月」、「閒中日月」、「醉裏乾坤」、「神遊天闕」、「枕流漱石」、「雲窗鶴夢」、「松風蘿月」、「曠志物外」、「茆亭酌月」、「臨流賦詩」、「坐石觀雲」、「滄浪濯足」、「鋤雲畊月」、「風帘邀客」、「遁世無悶」、「留連山客」、「一蓑江表」、「扁舟五湖」、「醉鄉深處」等，或飲酒、或觀雲、或遊湖、或賦詩、或神遊，眞正有「以身爲過客，以天地爲逆旅，以之高騫暇舉，以之割絕世累，將以脫身塵網，友天地而似造化，與風月而爲酬酢，出陰陽陶冶之表，獨立而無媿」〔註29〕的曠達。另外，「卜築之計」是山林之士對其隱居修鍊所居屋室的建築設計：除了正屋五間之外，左右起屋十間，離正屋簷相接，爲子女親屬所居房屋，院外置一客位以

〔註27〕參見孫思邈著，《千金翼方》，（台中：自由出版社，1959年8月），卷第14，〈退居〉，頁161。

〔註28〕同註27。

〔註29〕參見〔明〕朱權撰《神隱》，「壺天神隱記」，收入《四庫全書存目叢書》，版本同註18，子部，第260冊，頁3。

待客。另有藥室、圜室、草堂、茆亭、藥圃、菜園、地窖……等，「草堂清興」則是草堂所建築的雅室、所佈置的各種風雅之物及從事的風雅活動：有琴室、挂琴、書燈、挂畫、香爐、信靈香、芸草、種梅、種菊、養鶴……等。「草堂雜用」是草堂各種雜用物品的製作方法：背書畫法、衣香、薰衣香、香餅子、風前燭、……等。「道具之屬」中有欹床、紙帳、蘆花被、蒲花褥、紙被、竹枕、藥枕、石枕等。「山家農具」有牛車、斧、鋸、鐮、網等。這些部分與高濂的「居室安處條」、「晨昏怡養條」與「溪山逸遊條」中所列的居室建築和用具有異曲同工之妙，有的是名稱相同，如：藥室、圜室。有的連文字敘述也大同小異。如：欹床、紙帳、蘆花被、蒲花褥、紙被、竹枕、藥枕、石枕、留宿火法等。因此，這部分的編寫體例應是承襲《神隱》而來。

（四）〈延年卻病箋〉

〈延年卻病箋〉多談胎息、導引、六字訣、內丹養生等功法，所謂的「胎息」、「導引」、「三元」〔註 30〕（精、氣、神）、「三尸九蟲」〔註 31〕都是道教養生思想中的一部份，呼吸吐納、導引按摩、內丹修鍊、周天運轉、辟穀……等更是道家所謂有益身心健康的鍛鍊方法。

本箋集錄了秘典中的各式養生功法，如：「存思日月法」、「六字訣」、「八段錦導引法」、「天竺按摩法」、「內丹養生」……。「存思日月法」歷史悠久，在《上清握中訣》、《上清三眞旨要玉訣》、《眞誥》、《上清大洞眞經》、《道樞・太白還丹篇》（唐朝王元正）、《太上老君中經》、《道樞》（宋・曾慥）中均記載過此功法，其要旨就是存思日精月魄進入體內，以日月的陰陽之氣補人體之不足，救陰陽之偏頗。而透過呼吸時吐「噓、呵、呼、呬、吹、嘻」六字之音，配以人體五臟和三焦，以吐出臟腑廢氣，吸入清氣，調養五臟的養生法，也有悠久的歷史。《莊子・刻意》：「吹噓呼吸，吐故納新，熊經鳥伸，爲壽而已矣。」〔註 32〕可見先秦之時，利用呼吸吐字來養生的方法已開始爲人

〔註 30〕道教認爲精、氣、神是人體生命的原動力與物質基礎，精氣神的活動代表人體的全部生命活動，所以又被稱爲三元、三才、三寶。參見韓廷傑，韓建斌著，《道教與養生》，（台北：文津出版社，1997 年 8 月一刷），頁 165。

〔註 31〕道家認爲，人體之中有一種「三尸」，又稱「三蟲」、「三彭」，上尸名彭倨，好寶物；中尸名彭質，好五味；下尸名彭矯，好色欲。三尸寄生體內，專以人體攝入的五穀爲生，危害健康。參見蔡輝炯著〈佛、儒、道三家養生哲學研究〉，《能仁學報》，第 5 期，1997 年 7 月初版，頁 123。

〔註 32〕〔清〕郭慶藩撰，王孝魚點校，《莊子集釋》，（台北：工書局印行，1989 年 9

應用了。其後，陶弘景、孫思邈等道家人物及《太上老君養生訣》、《修齡要旨》、《嵩山太無先生氣經》、《壽世保元》、《諸病源候論》、《聖濟總錄》……等經典也多所記載。除此之外，在道家的呼吸修煉中還有一種「胎息法」，葛洪說：「得胎息者，能不以口鼻噓吸，如在胎胞之中，則道成矣。」，〔註 33〕因此，呼吸修煉法是以獨特的功法來達到延壽的目標。而「導引」則是起源最早的養生術，古時人們就利用肢體的運動、舞蹈，來疏通筋骨，使氣血通暢，陰濕之氣宣發出體外。《呂氏春秋・古樂》：

> 昔陶唐氏之始，陰多滯伏而湛積，水道壅塞，不行其原，民氣鬱閼而滯澀，筋骨瑟縮而不達，故作爲舞以宣導之。〔註 34〕

《內經》〈靈樞・病傳〉篇：

> 余受九針於夫子，而思覽於諸方，或有導引、行氣、蹺摩、炙熨、刺并、飲藥之一者。〔註 35〕

其他，像《抱朴子》、《養性延命錄》、《千金方》……也記載了多種導引法。宋元以來，導引成爲普遍的養生法，宋曾慥《道樞》中曾記載過只有八個式子的八段錦，後來還演化出十二段錦。至於煉丹術則是道家修煉成仙的一種秘法，有內丹、外丹的不同，內丹術脫胎於外丹術，在外丹術因服食金丹失敗的例子增多後，代之而興，以煉精化氣，煉氣化神，煉神運虛的「心煉」爲主，以自身爲鼎爐，以精氣神爲藥物。唐末五代有許多內丹家產生，如：鍾離權、呂洞賓、施肩吾、劉海蟾、陳摶等。宋代以後，內丹術進一步的發展，並產生不同的流派。另外，房中術也是道家修煉養生的方法之一，認爲根據男女陰陽之道來修煉的房中採補之術有益養生。養生術至唐代到達鼎盛階段，《備急千金要方・養性》：

> 王侯之宮，美女兼千，卿士之家，侍妾數百。晝則以醇酒淋骨髓，夜則房輸其血氣……。〔註 36〕

月 10 日出版），卷 6，〈刻意〉，頁 535。

〔註 33〕葛洪著，《抱朴子內篇》，（臺北：新文豐出版股份有限公司，1998 年 3 月初版），卷 8，〈釋滯〉，頁 45。

〔註 34〕〔東漢〕高誘註，《呂氏春秋》，（台北：藝文印書館印行，1974 年 1 月），卷 5，〈仲夏紀〉，「古樂」，頁 128。

〔註 35〕〔唐〕王冰注釋，〔宋〕高保衡校正，《黃帝內經靈樞》，（台北：文光圖書有限公司，1992 年 12 月再版），卷 7，〈病傳〉，頁 335。

〔註 36〕參見孫思邈著，《備急千金要方》，（北京：人民衛生出版社，1992 年 11 月），頁 477。

但發展到最後卻成爲某些人縱慾的手段，進而遭到社會的反對，因此，高濂在〈延年卻病箋〉下卷也有所謂的「色慾當知所戒論」，闡述慾知戒者有十種延年之效。

綜合以上論點，可知〈延年卻病箋〉的源流，仍然不脫傳統道教的養生思想。

（五）〈飲饌服食箋〉

〈飲饌服食箋〉內容廣泛，專論飲食與服食方藥，就飲饌部分而言，其分類十分完整，對各種食物的烹調法也有詳細記載，這種體例與古代的食經、酒經、茶經類似，屬於食譜性質。據記載，食譜的大量出現是在漢魏南北朝時期，〔註37〕《隋書・經籍志》中所紀錄的食經有：《服食諸雜方》二卷、《老子禁食經》一卷、《崔氏食經》四卷、《食經》十四卷、《食經》十九卷、《劉休食方》一卷、《食饌次第法》一卷、《皇帝雜飲食忌》二卷、《四時御食經》一卷、《太官食經》五卷、《太官食法》二十卷、《羹臛法》一卷；《新唐書・藝文志》的紀錄有：《淮南王食經》一百三十卷、《盧仁宗食經》三卷、《崔浩食經》九卷、《竺暄食經》十卷、《太官食方》十九卷。到了宋元時期，飲食專著在數量上增加許多，據《宋史・藝文志》記載有：《王氏食法》五卷、《養身食法》三卷、《蕭家法饌》三卷、《饌林》四卷、《江飱饌要》一卷、《饌林》五卷、《古今食譜》三卷、《王易簡食法》十卷、《諸家法饌》一卷、《珍庖備錄》一卷、《續法饌》五卷、浦江吳氏《中饋錄》一卷、林洪《山家清供》、陳達叟編《本心齋蔬食譜》一卷、鄭望之《膳夫錄》一卷、司膳內人《玉食批》一卷、忽思慧《飲膳正要》三卷、無名氏《饌史》一卷、倪瓚《雲林堂飲食制度集》一卷。而現今隋唐以前最完整最有價値的烹飪專著是《齊民要術》，《齊民要術》食經部分有造曲釀酒、作醬造醋、豉法、齏法、脯醋法、羹臛法、炙法、餅法、飱飯等烹調技術，烹調方法也不下三十種。此種分類法已近似高濂的「飲饌」分類方法。另外，林洪著《山家清供》記載了一百零七種素食做法，陳達叟編《本心齋蔬食譜》羅列了二十品素食做法，兩者應該是高濂「飲饌」中『家蔬類』與『野蔌類』諸食譜的濫觴。明・劉基輯《多能鄙事》，卷一至卷四皆屬飲食類，有造酒法、造醋法、造醬法、糖蜜果法……等，卷四有老人飲食療疾方。另外，高濂『野蔌類』收野菜九

〔註37〕中國的飲食文化雖有悠久的歷史，但剛開始時並沒有食經專著流傳下來，只在經書、諸子著作中有一些相關的記載。

十餘種，所收遠超過王磐（王西樓）《野菜譜》，可知高濂於其中選取有藥效者，如馬齒莧、野荸薺等二十種，編入其『野蔌類』中。『釀造類』中的酒品則專供養生之用，飲後百脈流暢，顏面光澤，生髮固齒，可延年卻病，「服食方類」錄神仙服食方藥，以茯苓、雄黃、人參等中藥材爲原料，這是自然食材與中醫理論結合，發展出來的以食當藥的食療術，無病防病，有病治病，《神農本草經》所載上藥一百二十五品，如：朮、乾地黃、茯苓、防風、黃連、胡麻等，俱能食之輕身，不老，還有益力氣，面生光華，不忘，耳目聰明等效。這是最早的藥物學專著，同時也是最早指導服食的著作，這說明了從中藥形成系統開始，就與服食有密不可分的聯繫。

以食當藥的起源很早，《周禮．天官．食醫》：

> 食醫掌和王之六食、六飲、六膳、百羞、百醬、八珍之齊。凡食齊視春時，羹齊視夏時，醬齊視秋時，飲齊視冬時。凡和，春多酸，夏多苦，秋多辛，冬多鹹，調以滑甘。凡會膳食之宜，牛宜稌，羊宜黍，豕宜稷，犬宜粱，雁宜麥，魚宜苽，凡君子之食恆放焉。〔註 38〕

食醫是周王室的營養師，掌食品調配。對六穀、六牲、百醬的釀製監督衛生工作，對周天子所食主食、副食合理搭配。根據四季氣候變化，合理安排五味，因人因時做指導，提方案，按「飯宜溫，羹宜熱，醬宜涼，飲宜寒」〔註 39〕的原則來監督。《周禮．天官．疾醫》職掌：「以五味、五穀、五藥、養其病」，〔註 40〕可見當時對食療、食補及食忌已有了一定的認識，並總結出基本的配餐原則了。草本植物藥在中國古代即用以療疾，久服則有補養之效。中國古籍中多有用植物性藥餌療疾的記載，如：《山海經．西山首經》有薜荔，食之以心痛；杜衡，可以走馬，食之以癭之言。《抱朴子．仙藥》中更詳述天門冬、朮、茯苓、菖蒲、地黃、遠志……等具養心安神、補氣血、強健體魄的藥物。〔註 41〕

桂，可以蔥涕合蒸作水，可以竹瀝合餌之，亦可以先知君腦，或云龜，和服之。七年，能步行水上，長生不死也。

巨勝，一名胡麻，餌服之不老，耐風濕，補衰老也。

〔註 38〕〔漢〕鄭玄注，〔唐〕賈公彥疏，趙伯雄整理，《周禮注疏》，（台北：台灣古籍出版有限公司，2001 年 10 月），〈天官．冢宰．食醫〉，頁 129～131。

〔註 39〕同上註。

〔註 40〕〔漢〕鄭玄注，〔唐〕賈公彥疏，趙伯雄整理，《周禮注疏》，版本同註 38，〈天官．冢宰．疾醫〉，頁 132。

〔註 41〕葛洪著，《抱朴子內篇》，版本同註 33，卷 11，〈仙藥〉，頁 65。

玄中蔓方，楚飛廉、澤瀉、地黃、黃連之屬，凡三百餘種，皆能延年，可單服也。

長服松脂，身體轉輕，氣力百倍。登危越險，終日不極……。

韓終服葛蒲十三年，身生毛，日視書萬言皆誦之，冬袒不寒。

唐代孫思邈著有《千金方》與《千金翼方》等，被後人遵為藥王，這兩本著作都有專章論述食療食治，對食療學的發展產生了深遠的影響。《千金方》分菜蔬、穀米、鳥獸等幾篇，詳細敘述了各種食物的性味、藥理和功能。另外，張鼎的《食療本草》集藥用食品於一冊，在每種食物品名下均注明性味、服食方法及宜忌等項，甚至有不少相關食物的烹調與加工儲藏方法。其所載品類繁多，基本上囊括了《千金方》所列品目，如：甘菊、天門冬、地黃、百合、胡椒……等。元代忽思慧本為宮廷飲膳太醫，其所著《飲膳正要》共三卷，主要敘述元代貴族食譜和飲食療法，其所錄食物達二百餘種，分為米穀品、獸品、禽品、魚品、果品、菜品、調味品幾類。卷第二有所謂「神仙服食」，如：鐵甕先生瓊玉膏、地仙煎、天門冬膏……等，皆有健身延壽的功能。而高濂對飲饌細節的講究，也承襲自元代流行的飲饌指導書籍，如賈銘撰《飲食須知》八卷，包括水火、穀類、菜類、菓類、味類（調味食材）、魚類、禽類、獸類等。其他，像李時珍的《本草綱目》，大量收錄了食品類藥物，在一千九百三十二種藥物中，食物佔了五百一十八種。另外，高濂所記載的「桃源酒」製法，是錄自宋人朱翼中的《北山酒經》〈酒經下〉〈神仙酒法・武陵桃源酒法〉，只是在字句上稍有不同而已。上述的古代食經、食譜、古籍與中醫專著都是高濂編撰〈飲饌服食箋〉的材料所在。

（六）〈靈秘丹藥箋〉

〈靈秘丹藥箋〉專論養生、治病之方藥與丹藥。其與〈飲饌服食箋〉的服食類意旨相同，希望透過服食方藥、丹藥來達到養生的目的。丹藥、方藥，都是源自道家的養生食治觀，煉製丹藥屬於外丹之術，乃起源於道教對金屬、礦物質的物質不滅信仰，認為只有長期服食這些經特殊提煉過的物質，具肉體本質的常人才能蛻變成不死之身，享受長壽不死的神仙生活。〔註42〕神仙思想在戰國時興起，至漢魏六朝而盛，漢武帝求仙五十年，甚至把女兒嫁給方士，以期得到「不死之藥」，魏晉不少道士以服食草木藥餌，辟穀修煉。如：葛洪《神

〔註42〕參見蘇恆安著，〈中國道家的養生食治觀〉，收入《中國飲食文化基金會會訊》，2003年1月，第19卷，第1期，頁22。

仙傳》記載甘始「善行氣，不飲食，又服天門冬」；〔註 43〕曹丕《典論》：郤儉「能辟穀，餌茯苓」，〔註44〕而服食草藥固然有延年益壽之效，但須「多量」且「長期」服食才有效用，這對企求快速成仙的六朝人而言，實在是緩不濟急。因此，六朝人將焦點轉到了礦物藥的服食與金丹煉製。〔註 45〕其中，葛洪窮畢生精力，鑽研道術，力主草木之藥易敗朽，服食金丹可得仙術：

草木之藥，埋之即腐，煮之即爛，燒之即焦，不能自生，何能生人忽？〔註 46〕

五穀猶能活人，人得之則生，絕之則死。又次於上品之神藥，其益人豈不萬倍於五穀耶？夫丹之爲物，燒之愈久，變化愈妙，黃金入火，百鍊不消，埋之畢天不朽，服此二藥，煉人身體，故能令人不老不死。〔註 47〕

仙藥之上者丹砂，次則黃金，次則白銀，次則諸芝，次則五玉，次則雲母，次則明珠，次則雄黃，次則太乙禹餘糧，次則石中黄子，次則石桂，次則石英，次則石腦，次則石硫黃，次則石粘，次則曾青，次則松柏脂、茯苓、地黃、麥門冬、木巨勝、……。〔註 48〕

陶弘景也認爲如此：

君曰：食草木之藥，不知房中之法，及行炁、導引、服藥，無益也，終不得道。若至志感靈，所存必至者，亦不須草藥之益也，若但行房中、導引、行炁，不知神丹之法，亦不得仙也。若得金汋神丹，不須其他術也，立便仙矣！〔註 49〕

由此可知，不論是葛洪或陶弘景，皆認爲礦物之藥優於草木之藥，而煉製金丹與食金丹，可以成仙。〔註 50〕唐朝煉丹術到達鼎盛，許多皇親貴族，王宮

〔註 43〕葛洪著，《神仙傳》，收入《叢書集成初編》，（北京：中華書局出版發行，1991年），卷 10，〈甘始〉，頁 80。

〔註 44〕曹丕撰，《典論》，〈論文〉，收入《百部叢書集成》之 38，（台北：藝文印書館印行，1965 年），頁 4。

〔註 45〕參見廖美雲著，〈六朝練形養生觀與服食礦物藥餌研究〉，收入《台中技術學院學報》，第 3 期，2002 年 6 月，頁 126。

〔註 46〕葛洪著，《抱朴子內篇》，版本同註 33，卷 4，〈金丹〉，頁 19～20。

〔註 47〕葛洪著，《抱朴子內篇》，版本同註 33，卷 4，〈金丹〉，頁 18。

〔註 48〕葛洪著，《抱朴子內篇》，版本同註 33，卷 11，〈仙藥〉，頁 59。

〔註 49〕〔梁〕陶弘景撰，《眞誥》上，（台北：廣文書局印行，1989 年 12 月），頁 11。

〔註 50〕葛洪《抱朴子・金丹》所揭示的「九轉神丹」，即是丹砂煉製過程的各階段產

重臣都熱衷此道，並形成了不同的丹道派別。如初唐的孫思邈所著的《備急千金要方》、《千金翼方》，就有不少金石藥。

方藥可用以治病、怡情，在古代是以藥膳的形式存在的，藥膳剛開始時是以藥入食，許多的道教經典與醫學著作中都有食療養生的記載，如《道藏》所收《太上靈寶五符序》共有上、中、下三卷，內有一卷通篇所記載的就是各種養生療疾祛病方。魏晉南北朝時葛洪提出了救急、方便、實用的臨床治療學思想，其《玉函方》，皆分別病名，以類相續，不相雜錯。《肘後備急方》一書所選載的方藥則多爲民間常用的單方、驗方。唐代集道教醫學大成的孫思邈著有《千金要方》、《千金翼方》，對食養與食治有詳細的討論。到了唐代末年，開始了複合方劑的研製，此一新階段的代表性著作，是昝殷的《食醫心鑒》，其書以病症分類，每類中開列食藥方劑數首。輯本所存食療方分爲十五類，分別爲中風疾狀食治諸方、浸酒茶藥諸方、治諸氣食治諸方、論心腹冷痛食治諸方、論腳氣食治諸方、論脾胃氣弱不多下食食治諸方、論五種噎病食治諸方、論消渴飲水過多小便無度食治方、論水腫諸方、論七種淋病食治諸方、小便數食治方、論五痢赤白腸滑食治諸方、論五種痔病下血食治諸方、小兒諸病食治諸方、論婦人姙娠諸病疾產後食治諸方。到了宋代，藥膳又有發展，應用也更加廣泛。北宋初年編訂的《太平聖惠方》與《聖濟總錄》，是兩部重要的醫藥巨著，都有幾卷專論食治。

另外，宋代還有專爲老年人寫成的食療專著，如陳直撰的《養老奉親書》一卷，爲老年保健提供了許多食療方。分爲飲食調治、醫藥扶持、四時養老、食治養老、食治老人諸疾方、簡妙老人備急方幾等。而在「食治老人諸疾方」中，陳直共收錄養老益氣、耳聾耳鳴、五勞七傷、虛損羸瘦、脾胃氣弱、瀉痢、喘咳、腳氣、諸淋、諸痔等十多種老年病症食療方一百六十二首。元代忽思慧的《飲膳正要》的第二卷「食療諸病」一節，述及藥膳幾十種，有配料和製法，並注明所治病症。如：

> 蓮子粥：蓮子一斤去心，煮熟研如泥，粳米三合作粥，空腹食之，治心志不寧，補中強志，聰明耳目。
>
> 生地黃粥：生地黃汁二合，煮白粥，臨熟時入地黃汁攪勻，空腹食

物，服用第一轉者，三年可成仙；第二轉者，二年可成仙……。依此類推，服用至第八轉者，十日即可成仙；第九轉者，三日內成仙。

之，治虛勞瘦弱、骨蒸、寒熱往來、咳嗽唾血。〔註 51〕

此種以方藥療疾養生的傳統到了明代更加普及，明吳正倫輯《養生類要》二卷，於暇日縱觀群書，搜輯預養之良法、以驗之名方，參以己意而成書，以便用於病將發而未形，或病卒至而尋醫不偶時。後集以養生保健方藥爲主，包括春、夏、秋、冬四時諸症宜忌及濟陰類、慈幼類、養老類方藥。如：發散傷寒單方、霍亂吐瀉方、清脾飲、加味胃苓湯……等。

（七）〈燕閒清賞箋〉

〈燕閒清賞箋〉專論賞鑑名物、清心樂志之事。就體例而言，「敘古鑑賞」引《洞天清祿集》、《白氏長慶集》、《澄懷集》等書中所載古代名人對書畫寶物的賞愛之情，「敘古諸品寶玩」則載錄古來各種名器寶物的奇聞，兩者皆屬節錄性質。而「清賞諸論」是高濂自己對古典器物的賞鑑理論。無論是節錄或自己的議論，都有賴豐富的見聞與完備的考古知識作爲後盾，高濂「多聞強識」、「家富藏書」並自述：「好古稽古之學，唐虞之訓，好古敏求，宣尼之教也。好之稽之，敏以求之」（卷之十四，「高子曰」，頁 384），因此，此箋源於古來的器物鑑賞系統應是無可置疑的。

〈燕閒清賞箋〉中紛陳的品類若以《四庫全書》〈子部〉的分類爲依據，其內容分屬「子部・藝術類」和「子部・譜錄類」，屬於「子部・藝術類」的有：書畫法帖爲『書畫之屬』；古琴爲『琴譜之屬』；篆印刻章爲『篆刻之屬』；游戲玩藝爲『雜技之屬』，屬於「子部・譜錄類」的有鐘鼎卣彝、銅窯漆雕、文房香石等爲『器物之屬』；茶、酒爲『飲饌之屬』；蘭竹、荔枝、魚鶴、蟲蟹等爲『草木鳥獸蟲魚之屬』。而包羅了紛陳品類的〈燕閒清賞箋〉則歸在「子部・雜家類」的『雜品之屬』。〔註 52〕「藝術」類例名詞的確立始於五代兩宋時期，而「譜錄」類以圖爲目錄的形成，也與宋代逐漸興起的娛賞風氣有關。「子部・藝術類」中明代以前的著作有宋・釋適之撰《金壺記》（論書）、元・莊肅撰《畫繼補遺》（論畫），「子部・譜錄類」中明代以前的著作有宋・龍大淵等撰《宋淳熙敕編古玉圖譜》（論古玉）、宋・洪遵《泉志》（歷代錢圖，分爲九品，凡有文字可紀、形象可繪者，莫不畢載）、南宋・不著撰人《百寶總珍集》（詳述金珠、玉石、器用等類之出產、價值及眞僞形狀）。而南宋左圭

〔註 51〕〔元〕忽思慧撰，《飲膳正要》，（台北：台灣商務印書館股份有限公司，1993 年 8 月），卷 2，〈食療諸病〉，頁 88，89。

〔註 52〕參見毛文芳所著《晚明閒賞美學》，版本同註 1，頁 66。

編輯的《百川學海》中的辛、壬、癸三集，更收集了大量譜錄之書，其中大部分爲宋人作品，有李之彥《硯譜》、洪芻《香譜》、蔡襄《茶錄》、竇苹《酒譜》、韓彥直《橘錄》、范成大《梅譜》、趙時庚《金章蘭譜》、張功甫《梅品》、歐陽修《洛陽牡丹記》、王觀《揚州芍藥譜》、史正志《菊譜》、傅肱《蟹譜》、王安石《相鶴經》……等。另外，宋・米芾著有《評紙帖》及《研史》、《畫史》、宋・晁貫之撰《墨經》、宋・何薳《墨記》、宋・唐積撰《歙州硯譜》、宋・佚名撰《端溪硯譜》、元・費著撰《蜀牋譜》、元・陸友撰《墨史》、元・曹紹撰《歙硯說》及《辨歙硯說》。由上述著作來看，皆專明一事一物，各種賞心娛目之具皆有專書論述，足證有宋一代游藝生活勝於前朝。而《四庫全書總目》另有〈雜品〉類例，與〈譜錄〉類之差別在於雜陳眾品，〔註 53〕對眾多物類進行賞鑑，《四庫全書》〈雜品之屬〉的著錄始於北宋趙希鵠《洞天清祿集》，其所論皆鑒別古器之事，有「古琴辨」、「古硯辨」、「古鐘鼎彝器辨」、「怪石辨」、「硯屏辨」、「筆格辨」、「水滴辨」、「古翰墨眞跡辨」、「古今石刻辨」、「古畫辨」等十門，對「古器」進行洞悉源流、辨析精審的工作。《四庫全書總目》〈洞天清祿提要〉認爲其援引考證類皆確鑿，固賞鑒家之指南也。南宋・陳槱撰《負暄野錄》，分上下二卷，上卷論石刻、玉刻、碑石吉諸家書格，下卷論學書方法及筆墨紙硯諸事，體例與趙希鵠《洞天清祿集》相同，《四庫全書》〈負暄野錄提要〉云：「源委分明，足資考證」。周密《雲煙過眼錄》則是作者記其生平所見名書、名畫、古器，其體例爲「略品甲乙，而不甚考證」。曹昭《格古要論》成書於洪武二十年，分十三門，有「古銅器」、「古畫」、「古墨跡」、「古碑法帖」、「古琴」、「古硯」、「珍奇」、「金鐵」、「古窯器」、「古漆器」、「錦綺」、「異木」、「異石」，每門又分子目，多者三四十條，少者亦五六條，其品類更爲纖細，《四庫全書總目》〈格古要論提要〉云：

> 其於古今名玩器具，眞贗優劣之解，皆能剖析纖微，又諳悉典故，故一切源流本末，無不釐然，故其書頗爲賞鑒家所重。〔註 54〕

〔註 53〕《四庫全書總目》云：「古人質朴，不涉雜事，其著爲書者，至射法、劍道、手搏、蹴踘止矣。至隋志而欹器圖猶附小說，象經、碁勢猶附兵家，不能自爲門目也。宋以後，則一切賞心娛目之具，無不勒有成編，圖籍於是始眾焉。今於其專明一事一物者，皆別爲譜錄，其雜陳眾品者，自洞天清祿以下，並類聚於此門，……」參見〔清〕永瑢，紀昀等撰，《四庫全書總目》，版本同註 17，子部，第 3 冊，頁 660～661。

〔註 54〕〔清〕永瑢等撰，《四庫全書總目》，（北京：中華書局出版，1981 年 7 月），卷 123，子部雜家類七，頁 1058。

高濂〈燕閒清賞箋〉若就體例的源流而言，應歸源於《洞天清祿集》、《格古要論》等臚列眾品的賞鑒書籍，而高濂豐富的賞鑒知識則源於自古以來鐘鼎、卣彝、書畫、法帖、窯玉、古玩、文房器具……等相關鑒賞書籍與專著。

（八）〈塵外暇舉箋〉

〈塵外暇舉箋〉從諸史、雜集選錄古時道德貞純、言行卓絕、玉輝冰潔、岳峙川渟的聖賢、隱者百人事蹟，學習其「峻德高風」，以「尚友千古」，正所謂「不事王侯，高尚其事」。高濂自述其編纂來源：

> 余錄雖始自披衣，如高士傳名次，其中增損更多，悉從諸史并雜集彙選參入。（卷之十九，頁 565）

《高士傳》為晉・皇甫謐所撰，分上、中、下三卷，其所錄高風亮節之士共有九十六人，〈塵外暇舉箋〉錄自《高士傳》者，有五十八人，其內容或有增刪，但文字的相似性很高，另外，宗炳錄自《宋書》〈隱逸傳〉；范式錄自《後漢書》〈獨行傳〉；郭文、宋纖、陶潛、孫登、董京、夏統、魯褒、劉驎之錄自《晉書》〈隱逸傳〉；陶宏景錄自《梁書》〈處士傳〉；孔淳之錄自《南史》〈隱逸傳〉上，馬樞錄自《南史》〈隱逸傳〉下；徐則錄自《北史》〈隱逸傳〉；王績、司馬承禎、吳筠錄自《舊唐書》〈隱逸傳〉；田遊巖、張志和、陸羽、陸龜蒙錄自《新唐書》〈隱逸傳〉。

筆者以《四庫全書》為引書類目的歸類標準，並以新文豐書局出版的《正統道藏》作為補充，旨在探究《遵生八箋》一書主要的理論歸趨為何？我們從這些整理與探討中，不難發現《遵生八箋》一書，幾乎涵攝了宋元以來儒、釋、道三家養生學說，且旁及了美學、宇宙論、飲饌、賞鑒、醫學……等各種領域的知識，堪稱為一部無所不包，無所不備的博雜巨著。

風格與內容歧異的八箋，除了〈燕閒清賞箋〉為物類的賞鑒知識，與道教思想無甚關涉之外，其餘各箋或為道教養生理論的闡揚；或為道教功法與道教醫學的介紹，整部《遵生八箋》實以道教思想為其成書的理論依據。另外，從體例來看，可以發現其源自於類書的編纂傳統，將各種知識匯集成書，以作為日常生活的指導手冊，因此，本書在體系龐雜的理論基礎之下，也兼具了實用的價值。理論與實際並重的編書方式，突顯了作者意欲著書立言的強烈企圖心，而在三家學說中，作者獨獨偏重道教生命哲學，除了時代養生風氣的習染之外，也與自身的家世背景及人生遭遇有莫大的關係。筆者認為仕途的不遇，讓他選擇了避世著書的道路；家富藏書，又使他的著作充滿了博雜的學風。

第四章　晚明社會生活剪影

晚明後期是一個商品經濟發達的社會，商品經濟的繁興，使得傳統的社會秩序與風氣為之一變，商人的地位提昇，市民文化勃興，生活在這種文化氛圍中的晚明士大夫，其文化意識、生活情趣、人格追求各方面，都與前代士大夫有所不同，不僅追求個性解放、個性自由，世俗化、享樂化逐漸成為一種時尚，「閒情逸致」也成為士大夫展現其獨特生活品味的刻意經營手法。《遵生八箋》一書成書於奢華風氣盛行的晚明，書的內容又與大眾流行時尚深切應合，加上高濂為商人之後的背景，從各種面向來看，此書的著作與當時的社會生活有相當密切的關係。除此之外，另一個與成書有密切關係的是「三教合一」的思想的盛行，因此，筆者擬從商品經濟繁興與商人地位提昇、書籍出版商業化、「三教合一」的思想的盛行等三個角度切入，簡單敘述一下晚明的社會生活概況，希冀從中尋找出更多與書或作者相關的線索，以便對其人其書作更進一步的探究。

第一節　商品經濟的繁盛與商人地位的提昇

明朝中後期在農業生產工具日益改良、生產技術日益精進、手工業精細分功……等基礎上，商品經濟快速發展，全國不同區域、不同經濟之間的商品交流日益頻繁。這種以精細的分工、高度的合作為基礎，生產的直接目的是為了投入市場，在交換中獲取利潤。當時投入市場交換的商品數額之龐大與種類之繁多，可由文獻資料中略窺一二，據《鉛書》記載，在閩贛山區的河口鎮集中了各地的貨物：

其貨自四方來者，東南福建則延平之鐵，大田之生布，崇安之閩筍，福州之黑白砂糖，建寧之扇，漳海之荔枝、龍眼，海外之胡椒、蘇木，廣東之錫、之紅銅、之漆器、之銅器；西北則廣信之菜油，浙江之湖絲、綾稠，鄱陽之乾魚、紙錢灰，湖廣之羅田布、沙湖魚，……彭劉緞、衢絹、福絹，此皆商船往來貨物之重者。〔註1〕

不僅有食品、各色絲綢，更有日常貨物與五金工具。

明代商業發達，尤以江南爲最，其中，與日常生活密切相關的紡織、食品、服裝、日用百貨、造紙、印刷……等普通消費工業更是發達，如景德鎮的瓷器「自燕而北，南交趾，東際海，西被蜀，無所不至。」；〔註2〕成衣業「自金陵而下，控故吳之墟，東引松常，中爲姑蘇，其民利魚稻之饒，極人工之巧，服飾器具足以炫人心目，而志於富侈者，爭趨效之。」〔註3〕商業的發達促進了城鎮的發展，比如南京「北跨中原，瓜連數省，五方輻輳，萬國灌輸……南北商賈爭赴。」；〔註4〕蘇州「洋貨、皮貨、紬緞、衣飾、金玉、珠寶、參藥諸舖，戲園、遊船，酒肆、茶店，如山如林，不知幾千萬人。」；〔註5〕杭州「爲水路之要衝，蓋中外之走集，而百貨之輳會」。〔註6〕隨著商業的擴大，貨幣流通量相應的增大，商業資本也日趨活躍，明人霍與瑕說：

每歲浙直湖湘客人腰纏過梅嶺者數十萬，皆置鐵貨而北。〔註7〕

今徽商開當，遍於江北，貲數千金課無十兩，見在河南者，計汪克等二百十三家。〔註8〕

商人成了商業活動中不可或缺的主角，他們積聚了大量的財富，更改變

〔註1〕轉引自錢杭，承載著，《十七世紀江南社會生活》，（台北：南天書局有限公司，1998年6月），頁24。

〔註2〕〔明〕王宗沐纂修，陸萬垓增修，《江西省大志》，（台北：成文出版社有限公司，1989年3月，據明萬曆25年刊本影印），卷7，《陶書》，頁909。

〔註3〕張翰撰，《松窗夢語》，卷4，〈商賈紀〉，收入《百部叢書集成三編》之十八，（台北：藝文印書館），頁20。

〔註4〕張翰撰，《松窗夢語》，版本同註3，卷4，〈商賈紀〉，頁20。

〔註5〕參見錢杭，承載著，《十七世紀江南社會生活》，版本同註1，頁22。

〔註6〕轉引自錢杭，承載著，《十七世紀江南社會生活》，版本同註1，頁22。

〔註7〕〔明〕霍與瑕撰，《霍勉齋集》，卷2，〈上吳自湖翁大司馬〉，收入〔明〕許孚遠、陳子龍、宋徵璧等編，《皇明經世文編》23，（台北：國聯圖書出版有限公司，1964年），頁41。

〔註8〕《明神宗實錄》，（台北：中央研究院歷史語言研究所印行，1962年），卷434，頁8200。

了社會風氣。恩格斯曾論述過商人的社會作用：

> 商人對於以前一直都停滯不變、可以說由於世襲而停滯不前的社會來說，是一個革命的要素。……現在商人來到了這個世界，他應當是這個世界發生變革的起點。〔註9〕

商品經濟的發展，連帶地使得商人的社會地位也因之逐漸提昇，相對於此，傳統社會中居四民之首的士人，因科舉仕途日窄，爲了維持生計，棄儒就賈的也大有人在，商而儒、儒而商，出商入儒或出儒入商，不乏其例，〔註10〕晚明時期的士商界線已漸趨模糊。陝西商人王來聘教誡子孫時，就說：

> 四民之業，惟士爲尊，然無成則不若農賈。〔註11〕

《袁中郎隨筆》：

> 古今好尚不同。薄技小器，皆得著名。鑄銅如王吉、姜娘子；琢琴如雷文、張越；窯器如哥窯、董窯；漆器如張成、揚茂、彭君寶，經歷幾世。士大夫寶玩欣賞，與詩書并重，當時文人墨士，名公鉅卿，炫赫一時，不知湮沒多少，而諸匠之名，顧得不朽。所謂五穀不熟，不如稊稗者也。〔註12〕

> ……人生何可一藝無成也。作詩不成，即當專精下棋。如是所稱小方小李是也，又不成，即當一意蹴踘劵彈，如世所稱查八十，郭道士等是也。凡藝到極精處。皆可成名，強如世間浮泛詩文百倍。幸勿一不成，兩不就，把精神亂拋撒也。〔註13〕

這些資料在在說明了一個成功的商人，反而勝過一事無成的士，可以說晚明時期的商人因經濟實力的提昇，社會階級也有了微妙的變化。

余英時在《中國近世宗教倫理與商人精神》中曾將商人與儒學的關係做

〔註9〕恩格斯著，《馬克思恩格斯全集》，（北京：人民出版社，1958年版），第25卷，《〈資本論〉第三卷增補》，頁1019。

〔註10〕汪道昆著，《太函集》，卷28，〈朱介夫傳〉：「介夫故受易東越，乃得交東越士大夫，由是以好客特聞，諸士大夫畢至，……。」收入《四庫全書存目叢書》，（台南：莊嚴文化事業有限公司，1997年6月），集部，別集類，第117冊，頁372～373。

〔註11〕〔明〕，李維禎，《大泌山房集》，卷106，〈鄉祭酒王公墓表〉，收入《四庫全書存目叢書》，版本同註10，集部，別集類，第154冊，頁154。

〔註12〕楊家駱主編，《袁中郎全集》，（台北：世界書局印行，1990年11月），〈袁中郎隨筆〉，「時尚」，頁7。

〔註13〕楊家駱主編，《袁中郎全集》，版本同註12，〈袁中郎尺牘〉，「寄散木」，頁1。

了一番剖析：

> 商人是士以下教育水平最高的一個社會階層。不但明清以來『棄儒就賈』的普遍趨勢造成了大批士人沉滯在商人階層的現象，而且，更重要的是商業本身必須要求一定程度的知識水平。商業經營的規模愈大則知識水平的要求也愈高。〔註 14〕

商人與儒學的關係如此密切，因此，事業有成的商人，總是轉而對儒學抱持高度的興趣，不僅相當重視教育，更鼓勵子弟參加科舉，與士大夫相交，〔註 15〕其原因在於：

> 賈爲厚利，儒爲名高。夫人畢事儒不效，則弛儒而張賈；既側身饗其利矣，及爲子孫計，寧弛賈而張儒。一張一弛，迭相爲用，不萬鍾則千駟，猶之轉轂相巡，豈其單厚計然乎哉，擇術審矣。〔註 16〕

汪道昆《太函集》記載了徽商江氏教育其子所說的一段話：

> 吾先世夷編户久矣，非儒術無以亢吾宗，孺子勉之，毋效賈豎子爲也！〔註 17〕

富商大賈希望在鞏固自己經濟地位的同時，也要通過種種的手段，提高社會聲望，光耀門楣，甚至在政治上佔有一席之地的企圖心昭然若揭。而爲了附庸風雅，提昇生活品味，他們同時也是時尚風潮的追逐者，一些具有文化意蘊的古董、字畫、裝飾品……等被大量地帶入了金錢世界，不啻在向一般人展示著收藏者獨特的鑑賞能力與高雅的文化品味。《太函集》〈贈吳伯舉〉就記載歙商吳伯舉在揚州經商時，以豐厚的經濟實力參與時髦文化物品經營的過程：

> 雅負博古，重購商周彝鼎及晉唐以下圖書，即有奇，千金勿恤。〔註 18〕

商人以重資收購珠寶、首飾、刺繡、文具、陶瓷器皿……等名貴的手工藝品，

〔註 14〕余英時著，《中國近世宗教倫理與商人精神》，（臺北：聯經出版事業公司，1992 年 8 月），頁 122。

〔註 15〕此於李日華著，《味水軒日記》，（上海遠東出版社，1996 年版），卷 4，萬曆四十年壬子七月十八日條有所記載：「史仲純介徽客程姓者，以酒舫迎余及亨兒至鴛鴦湖中坐，呼廣陵摘阮伎二人，絲肉競發，頗有涼州風調，……。」，頁 247。

〔註 16〕汪道昆著，《太函集》，版本同註 10，卷 52，〈海陽處士金仲翁配戴氏合葬墓誌銘〉，頁 627。

〔註 17〕汪道昆著，《太函集》，收入《四庫全書存目叢書》，版本同註 10，卷 67，第 118 冊，〈明贈承德郎南京兵部車駕司署員外郎事主事江公暨安人鄭氏合葬墓碑〉，頁 86。

〔註 18〕汪道昆著，《太函集》，卷 15，版本同註 10，〈贈吳伯舉〉，頁 226。

不僅可以附庸風雅，更可以獲致巨利。這種追奇逐異的文化品味追求，同時也對世俗文化的開展起了推波助瀾的作用。

第二節　書籍出版商業化

明代工商經濟開展，加上技術精良的印刷術，刻書事業相當興盛，尤其是商業迅速發展的江南地區，更是文化事業發展的中心。胡應麟說：

> 凡刻之地有三，吳也，越也，閩也。蜀本宋最稱善，近世甚稀。燕、越、秦、楚今皆有刻，類自可觀，而不若三方之盛。其精，吳爲最；其多，閩爲最，越皆次之；其直重，吳爲最；其直輕，閩爲最，越皆次之；余所見當今刻本，蘇、常爲上，金陵次之，杭又次之。近湖刻、歙刻驟精，遂與蘇、常爭價。蜀本行世甚寡，閩本最下。〔註19〕

證明了刻書之地主要集中於商品經濟發達的地方。

而受商業文化影響，明代刻書已不限於實用目的，爲了吸引讀者，傾向於「圖文並茂」的編輯方向，講究的是印刷精美，或用多色套印，或附列繡像；訴求的對象也不再只限於文人，而是包括所有市民階層的大眾，文人作品遂成爲流通民間的商品。書籍既成爲商品，民間以牟利爲目的的商業化印刷因此大行其道，明代學者唐順之就說：

> 其屠沽細人，有一碗飯吃，其死後則必有一篇墓志；其達官貴人與中科第人，稍有明目在世間者，其死後則必有一部詩文集，如生而飲食，死而棺槨之不可缺。……若皆存在世間，即使以大地爲架子，亦安頓不下矣。〔註20〕

個人墓誌銘與作品氾濫的情況，顯示了當時書籍的出版，完全以市民的喜好爲依據，只要有市場，有銷路，無論什麼書都可以印，因而刻印了不少了無新意、庸俗的作品。曹溶也批評：

> 近來雕版盛行，煤煙塞眼，挾資入賈肆，可立致數萬卷，於中求未見籍，如采玉深崖，旦夕莫覬。〔註21〕

〔註19〕胡應麟著，楊家駱主編，《少室山房筆叢》，（台北：世界書局印行，1980年5月再版），卷1，甲部，〈經籍會通〉四，頁56、57、59。

〔註20〕唐順之著，《唐荊川先生文集》，卷7，〈答王遵巖書〉，收入《叢書集成續編》144，（台北：新文豐出版公司印行，1989年），頁291。

〔註21〕曹容撰，《流通古書約》，收入〔清〕祁承㸁著，《澹生堂藏書約外八種》，（據

由此可知，民間刻書與官府、文人刻書不同之處，在於以營利爲目的的書坊，往往急於求成，大量印刷銷路廣的書籍，刻功多不精細，謝肇淛就云：

> 今杭刻不足稱矣，金陵、新安、吳興三地剞劂之精者不下宋版；楚、蜀之刻，皆尋常耳；閩建陽有書坊，出書最多，而版、紙俱最濫惡，蓋徒爲射利計，非以傳世也。〔註 22〕

又說湖州陵氏印書濫惡，但刻「《水滸》、《西廂》、《琵琶》及《墨譜》、《墨苑》等書，反亶精聚神，窮極要渺，以天巧人工，徒爲傳奇耳目之玩。」〔註 23〕完全以商業利益爲考量，以迎合讀者爲目的。《水東日記》也云：

> 書坊相傳射利之徒，僞爲小說雜書。南人喜談如漢小王（光武）、蔡伯喈（邕）、楊六使（文廣）……等事甚多，農工商販抄寫繪畫，家畜而人有之。癡騃女婦，尤所酷好。〔註 24〕

當時書籍的印刷出版旨在符合市民的需求，市民審美情趣就是文化市場的靈魂、文學消費的座標。而文學欣賞到了用錢就能實現的時候，消費者的興趣、愛好變成了文學創作的第一內容。〔註 25〕

而從明代藏書家與藏書樓之多、收書之富超過前代的狀況，也可看出書籍印刷之易與流通之快速。姜紹書曾列舉明代著名的著述家兼藏書家，共五十餘人：

> 昭代藏書之家，亦時聚時散，不能悉考。就其著書之富者，可以類推。時則有若宋文憲濂、劉誠意基、楊文貞士奇、李文正東陽、王文恪鏊、吳文定寬、……。以上諸公，皆當世明儒，翱翔藝苑，含英咀華，尚論千古。所收典籍，縱未必有張茂先之三十乘、金樓子之八萬卷，然學海詞源，博綜有自，亦可見其插架之多矣。〔註 26〕

知識分子藏書量的不斷增加，是顯示明代中葉愈來愈多的書籍可以輕易買到的一個確切的指標。

從學者所研究整理的資料來看，明代刊印的圖書種類繁多，舉凡叢書、地

知不足齋叢書本影印，1984 年 6 月初版），頁 1。

〔註 22〕謝肇淛著，《五雜俎》，（台北：新興書局，1988 年），卷 13，〈事部一〉，頁 4233。

〔註 23〕謝肇淛著，《五雜俎》，版本同註 22，卷 13，〈事部一〉，頁 4234～4235。

〔註 24〕〔明〕葉盛撰，《水東日記》，（上海：上海古籍出版社，1991 年），卷 21，頁 130。

〔註 25〕陳東有著，《人欲的解放》，（南昌：江西高校出版社，1996 年 7 月），頁 111。

〔註 26〕姜紹書著，《韻石齋筆談》，卷上，「名賢著述」，收入《百部叢書集成》之 29，（台北：藝文印書館印行，1965 年），頁 2～3。

方志、小說、劇本、商業指南……等，可說是洋洋大觀。《十七世紀江南社會生活》一書中就記載了明代萬曆末年的書坊裡，最熱門的三種出版物：一爲學子們參加科舉考試提供閱讀參考的八股範文，有「制藝」、「程墨」、「房稿」、「行卷」……等名稱。二是有關當時社會政治、經濟、文化等熱門話題的時務書籍，如許重熙的《嘉靖以來注略》、〔註 27〕馮夢龍的《甲申紀事》〔註 28〕……等。三是戲曲、小說之類的文學作品。〔註 29〕還有年畫日曆及迷信用品。另外，《晚明性靈小品研究》中也說：

> 明末的旅遊風氣十分盛行，有《遊名山記》、《西湖遊覽志》、《帝京景物略》……等書，近似於名勝地區的遊覽指南；山水遊記如此，另如有關庭園的設計、文房器物的擺設、家居休閒活動的安排等文字，也都在當時的社會環境中擁有大量的作者和讀者。〔註 30〕

在這種商業文化掛帥的出版市場中，書籍不再具有獨占性，而普及於一般平民大眾；書籍內容的多樣性，更反映出當代社會風尚與市民品味。

第三節　「三教合一」思想之盛行

所謂三教，是指以孔子爲代表的儒家，供奉老子的道教和供奉釋迦牟尼的佛教。三教合一的思想出現很早，早在魏晉時代，儒、釋、道三教融合的思想即已出現，諸如《後漢書》、《南北史》、《弘明集》（梁釋僧佑撰）、《廣弘明集》

〔註 27〕《嘉靖以來注略》，（明）許重熙撰，又名《五陵注略》，十四卷，編年體明代史書。全書記嘉靖以來五朝史事，其中卷一至卷五，記事自正德十六年四月至嘉靖四十五年十二月；卷六至卷十一，自隆慶元年正月至萬曆四十八年七月；卷十二至卷十四，自泰昌元年至天啓七年八月。書中多有論斷，以明得失。收入《四庫禁燬書叢刊》，（北京：北京出版社出版，2000 年），史部，第五冊。

〔註 28〕《甲申紀事》十二卷，明刻本，馮夢龍輯。正文內容全係明思宗朱由檢的覆滅和服王朱由崧於紛亂中登基的史實，是一種集諭旨、塘報、奏疏、議論、日記、詩文於一爐的史學雜著。如第一卷〈甲申紀聞〉：「甲申燕都之變，道路既壅，風聞溢言未可盡信，侯選進士沂水彭遇颾于四月一日，侯選經歷慈谿馮日新于十二日，東海布衣盛國芳于十九日，先後逃回，各有述畧。……」，參見馮夢龍輯，《甲申紀事》，（上海：上海古籍出版社，1993 年發行），收入魏同賢主編，《馮夢龍全集》13，頁 36。

〔註 29〕錢杭，承載著《十七世紀江南社會生活》，版本同註 1，頁 160～162。

〔註 30〕曹淑娟著，《晚明性靈小品研究》，（臺北：文津出版社印行，1988 年 7 月），頁 112～113。

（唐釋道宣編）等書，不乏記載三教互相吸收、融合與激盪的例證。〔註 31〕而在彼此批判的過程中，儒釋道三家漸趨融合，有儒者歸依佛、道者，亦有佛徒兼修儒、道者。隋唐時代，佛道二教雖因帝王的推崇或排抑而互有消長，但也意識到：「孔、老、釋迦皆是至聖，隨時應物，設教殊途。內外相資，共利群庶」。〔註 32〕至兩宋時代，「三教合一」進入了新的階段，一些儒家學者普遍贊同三教合一，雖以復興儒學爲職志，但卻常出入佛道之間，並提出了不少三教融合的理論。蘇軾就云：「孔老異門，儒釋分工，又於其間，禪律相攻。我見大海，有北東南，江河雖殊，其至則同」。〔註 33〕認爲儒釋道雖路途分殊，最後仍會如同百川歸海一般，匯流爲一。除此之外，道士王重陽也在「三教合一」思想不斷深化的背景下，吸收了各家之長，以道教清淨無爲的思想爲基礎，揉和儒、釋的部分理論，提出了三教圓融的主張。〔註 34〕

「三教合一」的趨勢到了明代更是具體而普遍，明太祖本人就是「三教合一」論者，其〈三教論〉云：

> 夫三教之說，自漢歷宋至今，人皆稱之。故儒以仲尼，佛祖釋迦，道宗老聃。於斯三事，誤陷老子已有年矣。孰不知老子之道非金丹黃冠之術，乃有國有家者日用常行，有不可闕者是也。……嘗聞天下無二道，聖人無兩心。三教之立，雖持身榮儉之不同，其所濟給之理一然。於斯世之愚人，於斯三教，有不可闕者。〔註 35〕

他認爲孔子、佛祖、老子都是聖人，他們所闡揚的道理，皆爲濟世而立，是世人日用常行的準則，因此，三教之理是相通的，也同樣都是不可或缺的。這樣的論述，就成爲此後主張三教合一論者的理論依據。明代中葉崛起的王

〔註 31〕參見張䄉撰，〈三教合一論與「三一教」及其流傳海外之情形——以新加坡爲例〉，《淡江史學》，（台北：淡江大學歷史學系，1999 年 6 月），第 10 期，頁 107。

〔註 32〕轉引自唐代劍撰，〈論王重陽三教圓融思想的理論價值與社會意義〉，《鵝湖》，2000 年 8 月，第 26 卷，第 2 期，頁 14。

〔註 33〕參見（宋）蘇軾撰，《東坡後集》，卷 16，〈祭龍井辯才文〉，收入楊家駱主編，《蘇東坡全集》，（台北：世界書局印行，1989 年 10 月），上，頁 635。

〔註 34〕有關王重陽的理論思想，在唐代劍撰，〈論王重陽三教圓融思想的理論價值與社會意義〉一文中有詳細的介紹；另外，張䄉撰，〈三教合一論與「三一教」及其流傳海外之情形——以新加坡爲例〉一文的頁 108～109 也有論述。

〔註 35〕轉引自王琅撰，〈焦竑思想的特色〉，本文刊登於《文理通識學術論壇》，第 1 期，（國立雲林科技大學文理通識學科出版，1999 年 1 月），頁 73。

學，本身就是儒釋道調合會融的產物，〔註 36〕其門派中以王艮所開創的泰州學派，最能具體的將會通佛道的思想實踐於日用常行。有學者就指出：「基本上，明代中葉以後，『三教合一』思想之所以成爲思想風潮，王學的興起，使儒學界正式接納佛、道思想，放棄『排佛老』的態度，並進而主張『三教合一』說，形成儒、道同倡『三教合一』的局面是主要原因」。〔註 37〕

明代主張「三教合一」的人物，在儒家方面有羅汝芳、李贄、焦竑、林兆恩...等，李贄在《續焚書》〈三教歸儒說〉中云：「儒、道、釋之學，一也，以其初皆期於聞道也」。〔註 38〕他認爲儒、道、釋三教，其實是合一而相通的；在佛教方面有雲棲袾宏、紫柏眞可、憨山德清等人，雲棲袾宏嘗謂：

> 三教……理無二致，而深淺歷然。深淺雖殊，而同歸一理，此所以爲三教一家也。〔註 39〕

身爲佛教的大師，同樣認同三教一家、三教歸一的思想理念；而道教發展至明代，形成以正一道和全眞道兩大教派爲主的局面。正一道主要重視符籙道術，全眞道則重視內丹、心性的修煉。這時期內丹學的闡發，即是利用三教合一的思想來構築出丹道理論。全眞道道士張三丰、陸西星、伍守陽……等皆是代表人物，例如陸西星在解說《道德經》第八章「不爭」之義時說：

> 夫修道者，以不爭爲上善，老聖蓋屢言之。佛經云：「我得無諍三昧，人中最爲第一。」偈曰：「諍是勝負，與道相違背，便起人我相，安能得三昧。」《語》曰：「君子無所爭」。三教聖人同曰一詞，實修行之上德，入聖之要機也。〔註 40〕

儒、釋、道三教對「不爭」一詞的釋義，顯然有志一同，因而，三教的法則

〔註 36〕《明儒學案》：「夫良知既爲知覺之流行，不落方所，不可典要，一著工夫，則未免有礙虛無之體，是不得不近於禪；流行即是主宰，懸崖撒手，茫無把柄，以心息相依爲權法，是不得不近於老。」，依此說法，若想治陽明之學，非得鑽研佛道不可。參見〔清〕黃宗羲著，沈芝盈點校，《明儒學案》，（北京：中華書局出版，1985 年 10 月），上冊，卷 12，《浙中王門學案》二，〈郎中王龍溪先生畿〉，頁 239～240。

〔註 37〕此說參見吳伯曜撰，《林兆恩《四書正義》研究》，（國立彰化師範大學國文教育研究所碩士論文，2001 年 6 月），頁 20。

〔註 38〕參見李贄著，《續焚書》，卷 2，〈三教歸儒說〉，收入張建業主編，《李贄文集》，（北京：社會科學文獻出版社，2005 年 5 月），頁 72。

〔註 39〕轉引自吳伯曜撰，《林兆恩《四書正義》研究》，版本同註 37，頁 20。

〔註 40〕參見陸西星撰，《道德經玄覽》，卷 2，〈右第七章〉，收錄於胡道靜等主編，《藏外道書》，（成都：巴蜀書社，1992 年），第 5 冊，頁 222～223。

皆爲修行入聖的重要依據與要領。

「三教合一」思想對儒釋道的思想家、文學作品、乃至民間宗教的影響是深遠的，高濂編纂《遵生八箋》一書即採取「三教合一」的論調，他認爲三教之理可以互通：

> 明德者，心之神明，虛靈不昧；能明此，而止於至善，與煉神還虛者，同一圓覺之性，皆不囿於形矣。（卷之二，引「客曰」，頁 82）

在明德、煉神還虛與圓覺之性同等論述之下，三教宗旨也會歸於一。基於此種觀點，其在〈清修妙論箋〉開宗明義就闡明了徵引材料和內容的源流：「攝生尚玄非崇異也，三教法門總是教人修身正心，立身行己，無所欠缺，爲聖爲賢，成仙成佛，皆由一念做去。……」（卷之一，「高子曰」，頁 29）。高濂以三教的修身保養之道，來作爲修煉的指導原則由此確定。

第二部　八箋分論〔註1〕

〔註1〕本論文從第二部開始爲各箋分論，著重於文本資料的整理與分析，爲了避免落註蕪雜，引用原文來論述的部份，採取隨文夾注卷次、頁次的方式來標明。例如：（卷之一，引《呂氏春秋》，頁 31）；（卷之七，「居室安處條」，『序古名論』，頁 198），特此註明。

第一章　養生進德的指導原則——〈清修妙論箋〉析論

本箋爲高濂日常抄錄玄經密典、聖賢教戒、省心律己格言而成。上卷抄錄二百條，下卷抄錄一百六十條，共計三百六十條。小序之後，即爲儒、道、釋各家格言，冠以書名或人名，再闡明理論，如：

> 老子曰：人生大期，百年爲限，節護之者，可至千歲，……神氣自滿，以爲長生不死之藥。（卷之一，引《老子》，頁29～30）
>
> 呂覽曰：年壽得長者，非短而續之也，畢其數也……七者動精，則生害矣。（卷之一，引《呂氏春秋》，頁31）

第一節　養生之方

人生於天地之間，自然有情有欲，所謂：

> 天生人而使有貪有欲。欲有情，情有節……故耳之欲五聲，目之欲五色，口之欲五味，情也。此三者，貴賤愚智賢不肖欲之若一，雖神農、黃帝其與桀、紂同。〔註1〕

情與欲既然爲人之天賦，要完全遣除是不可能的，只不過嗜欲太深，容易導致傷身傷神，而有老、病、殀、殤之患，反足以害生。善養生者，第一要務必須先留心防備禍患，去除禍患，求得平安幸福，保全生命，這才談得上延

〔註1〕 呂不韋撰，《呂氏春秋》，卷2，〈仲春紀〉，「貴生」，收入《百部叢書集成》之28，（台北：藝文印書館印行，1965年），頁5。

長壽命，才有生可養。〔註2〕而所謂的「禍」來自於生活環境中的各種感官知覺與名聞利養，老子有一段著名的論述：

> 五色令人目盲，五音令人耳聾，五味令人口爽，馳騁田獵令人心狂，難得之貨令人行妨。〔註3〕

另外，《呂氏春秋》也提到：

> 年壽得長者，非短而續之也，畢其數也。畢數之務在乎無害，何謂無害？大甘、大酸、大苦、大辛、大鹹五者充形，則生害矣。大喜、大怒、大憂、大恐、大哀五者接神，則生害矣。大寒、大熱、大燥、大濕、大風、大霖、大霧七者動精，則生害矣。〔註4〕

外物是用來養護性的，並非來役使性，但大多數的人不知本末輕重，反被外物役使，〔註5〕高濂曰：

> 世人不察，惟五穀是見，聲色是耽，目惑玄黃，耳務淫哇，滋味煎其臟腑，醴醪煮其腸胃，馨香腐其骨髓，喜怒悖其正氣，思慮消其精神，哀樂殃其平粹。夫以蕞爾之軀，攻之者非一途，易竭之身而內外受敵，身非木石，何能久乎？（卷之一，引「神農曰」，頁36）。

其實，世間所有的虛名薄利、山珍海味都是累形之物，對返歸大道是無益且有損的。

一、「節」與「知足」

所謂「甚愛必大費，多藏必厚亡」，〔註6〕因此，不能放縱情欲而不思節制，對所有損害人純淨質樸本性的過度欲求，惟有加以克制，才是養生的眞諦。所以，在具體的修煉過程中，採取的是少思寡欲的方法，在感官的覺知上強調「節」，對思慮、念頭、欲望、事情、言語、喜、怒、哀、樂、好、惡

〔註2〕顏之推曰：「夫養生者，先需慮禍求福，全身保性，有此生然後養之，勿徒養其無生也。」參見（北齊）顏之推著，程小銘譯注，《顏氏家訓》，（臺北：台灣古籍出版社，1996年8月），卷5，〈養生〉，頁281。

〔註3〕王淮注釋，《老子探義》，（台北：台灣商務印書館股份有限公司發行，2001年6月），第12章，頁49～50。

〔註4〕參見呂不韋撰，《呂氏春秋》，版本同註1，卷3，〈季春紀〉，「盡數」，頁4。

〔註5〕呂不韋曰：「夫水之性清，土者抇之，故不得清。人之性壽，物者抇之，故不得壽。物也者，所以養性也，非所以性養也。今世之人，惑者多以性養物，則不知輕重也。」參見《呂氏春秋》，版本同註1，卷1，〈孟春紀〉，「本生」，頁4。

〔註6〕參見王淮注釋，《老子探義》，版本同註3，第45章，頁182。

等各方面都需加以節抑，因為思慮太多精神容易疲憊；心中想法太多，精神容易渙散；慾望過多，就會智慮昏亂；事情太多，身體會疲憊不堪；多說話，元氣將有所損傷；喜怒哀樂不節，會傷害臟腑，最終將戕害生命。〔註7〕所謂：

> 道不在煩，但能不思衣，不思食，不思聲色，不思勝負，不思得失，不思榮辱，心不勞，神不極，壽可千歲。（卷之一，引「彭祖曰」，頁31）

而在對待富貴名利的態度上，強調的則是「知足」，因為，知足方能隨遇而安，隨遇而安則道在其中，能尊重生命的人，雖然處在富貴的環境，也不會讓物質的享受迷惑自己的心智；雖然困頓，也會安命順時，絲毫不會改變向道的心志。貪圖非分之物，只會招來禍患，不怨天、不尤人、心地洒落，才是聖人與凡人的最大差別。此種「節」與「知足」的觀點進而引伸出吝神、愛氣、養形、導引、言語、飲食、房室、友俗、醫藥、禁忌等特有的日常養壽之法：

> 飲食餐完，禁口端坐，莫起邪念，世事俱忘，存神定意，眼不視物，耳不聽聲，息心內守，調息綿綿，呼吸自在，似有如無，心火下降，腎水上升，口中津生，靈真附體，得至長生，與天齊壽。（卷之一，引《太上日用經》，頁37）

> 老人養壽之道，不令飽食便臥及終日，久坐久勞，皆損壽也。時令小勞，不至疲勞，不可強為不堪之事。食畢少行百步，以手摩腹，百過消食暢氣，食欲少而數恐多則難化，先饑而食，先渴而飲，先寒而衣，先熱而解，勿令汗多，不欲多唾，唾不令遠，勿令臥熟撲扇，勿食生冷過多，……。（卷之一，引《道林攝生論》，頁37）

> 一日之忌，暮無飽食，一月之忌，暮無大醉，終身之忌，暮常護氣，久視傷血，久臥傷氣，久立傷骨，久行傷筋，久坐傷肉，大飽傷肺，大饑傷氣，……。（卷之一，引《要記》，頁38）

其中吝神、養形的養壽之法與道教的形神論有關，古代養生家認為「神」與

〔註7〕孫思邈曰：「攝生者常少思、少念、少欲、少事、少語、少笑、少愁、少樂、少喜、少怒、少好、少惡，此十二少者，養性之都契也。多思則神殆，多念則神散，多欲則智亂，多事則形勞，多語則氣喪，多笑則臟傷，多愁則心懾，多樂則意溢，多喜則忘錯昏亂，多怒則百脈不定，多好則專迷不理，多惡則憔悴無歡，此十二多不除，喪生之本也，惟無多無少，幾於道矣。」參見〔唐〕孫思邈著，《孫真人備急千金要方》，（台北：台灣商務印書館印行，1981年），卷27，〈養性〉，「道林養性」第2，頁515。

「形」是不可分離的統一體，所謂：

形者，載神之車也，神去人即死，車敗馬只奔也。（卷之一，引《貞白書》，頁 37）

《西升經》也說：

神生形，形成神。形不得神不能自主，神不得形不能自成。形神合同，更相生，更相成。（卷之一，引《西升經》，頁 52）

要養「神」就必須以去思寡欲，因爲

人神好清而心擾之，心好靜而欲牽之，常能遣其欲而心自靜，澄其心而神自清（卷之一，引《清靜經》，頁 80）

「神」即心，而：

天地萬物因妄相和合而生，人世萬事因妄情交結而成，念起念止皆自心，念起，則一切煩惱起，念止，則一切煩惱止，何不見心以息此念，……。（卷之一，引《金經大乘法》，頁 42）

要見心息念，就要做到「心不留事，一靜可期，此便是覓靜底路」（卷之二，引《金笥錄》，頁 80）的「靜」。而與「神」同爲生命構成要素的「形」，其煉養方法則是要以「飲食有節，起居有度」爲基礎，透過各種煉養要術來加強身體鍛鍊。「形」與「神」是互爲表裡的，〈清修妙論箋〉引《貞白書》說：

質像所結，不過形神，形神相合，則是人是物，形神若離，則是靈是鬼，非離非合，佛法所攝，亦離亦合，仙道所依。

因此：

修性以保神，安心以全身，愛憎不栖於情，憂喜不修于意，泊然無感，而體氣和平，又呼吸、吐納、服食，養身使形神相親，表裡俱濟也。（卷之一，引《貞白書》，頁 36）

從身、心兩方面著手，節欲、知足，相輔相成，才能得養生大要。

二、清靜返道

道教的修煉過程中有各式各樣的煉養法門，但其最終的目標是要達到「清靜無爲」的境界，它是修行的入門與最高指導原則。所謂的「清靜」是去私寡欲、摒除雜念的意思，老子認爲這是一種最高的人生境界，人出生之時，自然純淨，一無所有，但隨著生命歷程的開展，在塵俗的大染缸中，逐漸沾染上各種貪念和慾望，汲汲營營於爭名逐利，聲色犬馬，因而「六欲、七情、哀樂、銷爍日就，形枯髮槁，疾痛病苦」（卷之一，「高子曰」，頁 29），此時唯有不斷的反躬自省，剔除從外在環境沾染而來的私慾雜念，才能讓心靈像渾濁的流水一樣，靜止下來重新變清，恢復原來的澄澈透明。「無爲」則是順應自然，按照天道自然的法則來做事，不妄作非爲，淡薄無心，無我利他，爲人處事不貪功、不躁進，無欲求，心無罣礙，自在逍遙。老子《道德經》中所說的:「道常無爲，而無不爲」，〔註 8〕「爲無爲則無不治」，〔註 9〕正是「無爲」的眞正宗旨。「清靜無爲」的意旨，與自然無爲、長養萬物的「道」是相通的，靜是道的根本性質，老子崇道，相應地也尚靜，故有「清靜可以爲天下正」〔註 10〕的說法，另外，同屬於道家的莊子亦宗老子，認爲寂靜無爲不僅是天地萬物的根本，同時也是人類道德的最高境界。《莊子・天道篇》說：「夫虛靜恬淡寂漠無爲者，天地之平而道德之至，故帝王聖人修焉。」〔註 11〕又說：「虛靜恬淡寂寞無爲者，萬物之本也」，〔註 12〕《老子想爾注》云:「道常無欲，樂清靜」。〔註 13〕因此，若能信守「清靜無爲」的自然法則，即能淨化心靈，回歸宇宙萬物的根源——「道」，所謂「致虛極，守靜篤，萬物並作，無以觀其復。凡物芸芸，各歸其根。歸根曰靜，靜曰復命」，〔註 14〕「道」是萬物之根，萬物最初從它產生，最後又復歸於它；萬物變化無常，最終歸於虛靜，與道爲一。也就是莊子「無私無慮始知道，無處無服始安道，無從無道始得道」。〔註 15〕

道家的「道」具有純粹的永恆性，〔註 16〕試看老莊對「道」的描述：

> 先天地生，寂兮寥兮，獨立而不改，周行而不殆，可以爲天下母。

〔註 8〕參見王淮注釋，《老子探義》，版本同註 3，第 37 章，頁 144。

〔註 9〕王淮注釋，《老子探義》，版本同註 3，第 3 章，頁 17。

〔註 10〕王淮注釋，《老子探義》，版本同註 3，第 45 章，頁 186。

〔註 11〕參見〔清〕郭慶藩撰、王孝魚點校《莊子集釋》，（台北：天工書局印行，1989 年 9 月 10 日出版），卷 5，〈天道〉，頁 457。

〔註 12〕參見〔清〕郭慶藩撰、王孝魚點校《莊子集釋》，版本同註 11，卷 5，〈天道〉，頁 457。

〔註 13〕參見饒宗頤著，《老子想爾注校證》，（上海：上海古籍出版社出版，1991 年 11 月），頁 47。

〔註 14〕王淮注釋，《老子探義》，版本同註 3，第 16 章，頁 67～70。

〔註 15〕〔清〕郭慶藩撰、王孝魚點校，《莊子集釋》，版本同註 12，卷 7，〈知北遊〉，頁 731。

〔註 16〕參見康韻梅著《中國古代死亡觀之探究》，（台北：台灣大學文史叢刊，1994 年 6 月），頁 76。

〔註17〕

谷神不死，是謂玄牝，玄牝之門，是謂天地根。綿綿若存，用之不勤。〔註18〕

有情有信，無爲無形，可傳而不可受，可得而不可見；自本自根，未有天地，自古以固存；神鬼神帝，生天生地；在太極之先而不爲高，在六極之下而不爲深，先天地生而不爲久，長於上古而不爲老。〔註19〕

就如日本學者赤塚宗所說：「道家以爲道無時不在，永遠存在，也可以說就等於時間本身」，〔註20〕因此，與「道」冥合可以超越生命的有限存在，而達到全生、長壽、成仙的目的，所謂「山有玉，草木因之不彫。人懷道，形體得之永固」。〔註21〕而回歸的超越過程是不假外求的，因爲「道」是萬物創生的根源，是內化於萬物的，只要依循與世俗相反的感知〔註22〕路徑，收視反聽，就能開發內在覺知：「塞其兌，閉其門；挫其鋭，解其紛，和其光，同其塵，是謂玄同」。〔註23〕《莊子》〈大宗師〉中的女偊與〈在宥〉中身二千歲、形未嘗衰的廣成子，其體道之方也是如此，女偊一則中提出了九個入道次第，由對外在事務的擺脫（外天下、外物、外生），而成一虛己（朝徹、見獨），進而入道而歸於一，達於絕對（無古今、不生不死）。〔註24〕廣成子一則中，則認爲長生之方首重清靜，清靜就是「愼女內，閉女外，多知爲敗」，唯有「目

〔註17〕參見王淮注釋，《老子探義》，版本同註3，第25章，頁104～105。

〔註18〕參見王淮注釋，《老子探義》，版本同註3，第6章，頁246～247。

〔註19〕參見〔清〕郭慶藩撰、王孝魚點校，《莊子集釋》，版本同註12，卷3，〈大宗師〉，頁246～247。

〔註20〕參見赤塚宗〈道家思想之本質〉，收錄於宇野精一主編，邱棨鐊譯，《中國思想之研究（二）道家與道教思想》，（台北：幼獅，1977年），頁19。

〔註21〕〔唐〕司馬承禎，《坐忘論》，〈得道七〉，收入《正統道藏》，（台北：新文豐出版公司印行，1985年12月），第38冊，頁624。

〔註22〕所謂的「感知」，是人類通過感官而獲得的感覺與知覺。相關論述請參見張欽著，《道教練養心理學引論》，（四川：巴蜀書社出版發行，1999年9月），頁1。

〔註23〕參見王淮注釋，《老子探義》，版本同註3，第56章，頁225。

〔註24〕莊子曰：「……參日而後能外天下；已外天下矣，吾又守之，七日而後能外物；已外物已，吾又守之，九日而後能外生，已外生矣，而後能朝徹；朝徹，而後能見獨；見獨，而後能無古今；無古今而後能入於不生不死。殺生者不死，生生者不生。其爲物，無不將也，無不迎也；無不毀也，無不成也。」參見〔清〕郭慶藩撰、王孝魚點校，《莊子集釋》，版本同註12，卷3，〈大宗師〉，頁252～253。

無所見，耳無所聞，心無所知」〔註25〕才是「外物」的具體作法，「守一以處其和」而後形乃不衰。其他像「坐忘」〔註26〕的「墮枝體，黜聰明，離形去知，同於大通」與「心齋」〔註27〕的「……若一志，無聽之以耳，而聽之以心；無聽之以心，而聽之以氣。聽止於耳，心止於符。氣也者，虛而待物者也。唯道集虛。」，都是道的體現方式之一。

三、體道成仙

凡人能恬靜無欲，就與「道」的虛無特點相合，體得了道，就能將生命轉化為自在，便可成仙成佛，葛洪的學仙之法標榜的就是無欲無心，「學仙之法，欲得恬愉淡薄，滌除嗜欲，內視反聽，尸居無心」。〔註28〕因此，仙凡之別，在於凡俗之人孜孜於名利，而神仙能恬靜無欲，超然物外，所謂「其嗜欲深者，其天機淺」，〔註29〕欲修煉成神仙，需擺脫肉身的各種嗜欲，以無欲無求為宗旨，「其事在於少私寡欲，其業在於全身久壽」，〔註30〕因為：

> 人能淡漠恬愉，不染不移，養其心以無欲，頤其神以粹素，掃滌誘慕，收之以正，除難求之私，遣害眞之累，薄喜怒之邪，滅愛惡之端，則不請福而福來，不禳禍而禍去矣。何者，命在其中，不繫於外，道存乎此，無俟乎彼也。〔註31〕

高濂在〈清修妙論箋〉中節取三教法門的格言律語，用來作為修行的最高指導原則，其所要闡述與發揚的，正與葛洪的「學仙之道」、老莊的「清靜體道」

〔註25〕語出《莊子》〈在宥〉:「……至道之精，窈窈冥冥；至道之極，昏昏默默。無視無聽，抱神以靜，形將自正。必靜必清，無勞女形，無搖女精，乃可以長生。目無所見，耳無所聞，心無所知，女神將守形，形乃長生。愼女內，必女外，多知為敗。……我守一以處其和，故我修身千二百歲矣，吾形未嘗衰。」參見〔清〕郭慶藩撰、王孝魚點校，《莊子集釋》，版本同註11，卷4，〈在宥〉，頁381。

〔註26〕參見〔清〕郭慶藩撰、王孝魚點校，《莊子集釋》，版本同註11，卷3，〈大宗師〉，頁284。

〔註27〕參見〔清〕郭慶藩撰、王孝魚點校，《莊子集釋》，版本同註11，卷2，〈人間世〉，頁147。

〔註28〕參見葛洪撰，《抱朴子內篇》，(臺北：新文豐出版股份有限公司，1998年3月初版)，卷2，〈論仙〉，頁7。

〔註29〕參見〔清〕郭慶藩撰、王孝魚點校，《莊子集釋》，版本同註11，卷3，〈大宗師〉，頁228。

〔註30〕葛洪撰，《抱朴子內篇》，版本同註28，卷34，〈釋滯〉，頁47。

〔註31〕葛洪撰，《抱朴子內篇》，版本同註28，卷9，〈道意〉，頁49。

意旨相通，「攝生尙玄非崇異也。三教法門總是教人，無所欠缺，爲聖爲賢，成仙成佛，皆由一念做去。……君子心悟躬行，則養德養生兼得之矣。」（卷之一，「高子曰」，頁 1），在此大前提之下，高濂首先揭示清虛淡薄的精神境界與長壽之間的關係：

> 外不勞形於事，內無思想之患，以恬愉爲務，以自得爲功，形體不蔽，精神不散，可壽百歲。（卷之一，引《黃帝內經》，頁 30～31）
>
> 心靜可以通乎神明，事未至而先知，是不出户知天下，不窺牖見天道也。蓋心如水也，久而不撓，則澄徹見底，是謂靈明，故心靜可以固元氣，萬病不生，百歲可活。（卷之一，引「太一眞人」，頁 35～36）
>
> 游心虛靜，結志玄微，委慮無欲，歸計無爲，凝神滅想，氣和體舒，達延生命，壽與天齊。（卷之一，引《道院集》，頁 40）

清靜無爲可通神明，可達永壽，其妙用無窮。

第二節　進德之法

一、爲善除惡

另外，高濂所謂「成仙成佛，皆由一念做去」的「一念」，指的不僅是嗜欲的深淺，也是善惡的區分。生命的煉養除了清靜入道之外，落實到社會層次上，就是人們的道德規範，在道德上爲善立功德，洗去罪惡，就能提高生命的質量，感受生命的價值，並且不斷引領人們昇入永恆。〔註 32〕此「一念」可以決定人爲凡爲俗，爲聖爲賢，或成仙成佛。筆者認爲〈清修妙論箋〉雖然引論龐雜，但所強調的即是從日常生活中不斷的「修身正心，立身行已」，讓自己的德行無所欠缺，涵養無欲自在的心靈聖境，自然可以從靜中悟出無限的妙理，與道合同。

因此，〈清修妙論箋〉引論所欲闡揚的另一個重點，就是能使生命價值完美體現與生命質量整體提昇的道德規範。道教相信鬼神的存在，且認爲鬼神掌握了賞善罰惡的力量，能將人間社會給予善人的不公平待遇，做一番徹底的重新

〔註 32〕相關論述參見李剛編著，《勸善成仙——道教生命倫理》，（台北：大展出版有限公司，2000 年 9 月），頁 19。

審判，善有善報，惡人則被貶下地獄，受盡無窮的折磨，難以脫出昇天。因此，許多的道教經典勸人爲善除惡，如《正一法文天師教戒科經》勸人「除去已往之惡，修今來知善」，〔註33〕「修善得福，爲惡得罪」，〔註34〕《太上洞神三皇儀》:「心識覺悟，捨惡就善」，〔註35〕《女青鬼律》:「親善遠惡，與體自然」。〔註36〕惡固有報，善亦有賞，行善積德不僅可以獲得無上福報，使人生現世充滿福樂，更是長生成仙的基礎。因此，無論求福報或企求成仙，行善積德都是唯一要務，《雲笈七籤》〈洞玄靈寶六齋十直〉就提到行孝順父母、忠事君師、慈心萬物、忍性容非、種樹立橋、爲人興害除利、讀三寶經律……等十善，就能得到天人善神的護衛，永除災患，得到福佑。〔註37〕而所謂「欲學仙道長生，先修人道爲務」，〔註38〕人道指的就是儒家宗法倫理的仁、義、禮、忠、孝、誠等倫理思想，與上述的「十善道」意旨相通。《抱朴子》也說：

> 欲求仙者，要當以忠孝和順仁信爲本。若德行不修，而但務方術，皆不得長生也。……人欲地仙，當立三萬善；欲天仙，立千二百善。〔註39〕

忠、孝、和、順、仁、信等品德是求仙的根本，盡力行善道就能成仙，如果只求奇能異術，根本就是投機取巧之舉，功夫不到家，連長生也難以企求。卷六〈微旨〉又說：

> 覽諸道戒，無不云欲求長生者，必欲積善立功，慈心於物，恕己及人，仁逮昆蟲，樂人之吉，愍人之苦，賙人之急，救人之窮，……求仙可濟也。〔註40〕

積善、仁慈、寬恕、仁義既是成仙的根本，因此，〈清修妙論箋〉引《理論要記》就提到近仙道的七種方法，其中有多項都與道德的修行有關：

〔註33〕參見《正統道藏》，版本同註21，第30冊，頁565。
〔註34〕同註33。
〔註35〕參見《正統道藏》，版本同註21，第30冊，頁678。
〔註36〕參見《正統道藏》，版本同註21，第30冊，頁586。
〔註37〕「洞玄靈寶六齋十直」曰：「一念孝順父母，二念忠事君師，三念慈心萬物，四念忍性容非……八念道邊舍井，種樹立橋，九念爲人興害除利，教化未悟，十念讀三寶經律，恆奉香花供養之具」，參見〔宋〕張君房輯，《雲笈七籤》，（北京：齊魯書社出版發行，1988年9月），卷37，〈齋戒部〉，頁206。
〔註38〕參見《呂祖全書》，收入胡道靜等主編，《藏外道書》第7冊，（成都：巴蜀書社，1992年版），卷9，頁211。
〔註39〕葛洪著，《抱朴子內篇》，版本同註28，卷3，〈對俗〉，頁15。
〔註40〕葛洪著，《抱朴子內篇》，版本同註28，卷6，〈微旨〉，頁35。

希高敦古，剋意尚行，……剪陰賊，樹陰德，懲忿慾，齊毀譽，處山林，修清眞，近仙道；身居祿位之場，心游道德之鄉，奉上以忠，臨下以義，於己薄，於人厚，仁慈和易，博愛弘施，……近仙道；追悔既往，洗心自新，雖失之於壯齒，冀牧之於晚年，以功補過，過落而功全，以正易邪，邪忘而正在，轗軻不能易其操，喧嘩不能亂其性，惟精惟一，積以誠者，近於仙道；至忠、至孝、至眞、至廉、按眞誥之言，不待修學而自得，比干剖心而不死，惠風溺水而復生，伯夷叔齊之高風，曾參閔子之大孝，人見其歿而道見，其存如此，善行充塞天地，……近於仙道。（卷之一，引《理論要記》，頁 54）

此說力言博愛、仁慈、忠義、寬厚、至誠、至眞，至善、至廉、知錯能改……種種美好德行之可貴與功效，歷史上的比干、惠風、伯夷叔齊、曾參……等人，或忠義、或至廉、或大孝，其流風典型流傳至今，仍爲後人傳頌。

二、時刻惕勵，防於未然

另外，高濂在〈清修妙論箋〉的下卷，開宗明義即引《大藏經》來闡述日常行爲對進德養身的重要性，所謂：

救災解難，不如防之爲易，療疾治病，不如避之爲吉；譬之有君者，不思勵治以求安，有身者不能保養以全壽，是以聖人求福於未兆，絕禍於未萌，蓋災生於稍稍，病起於微微，人以小善爲無益而不爲，以小惡爲無損而不改，孰知小善不積大德不成，小惡不止大禍立至。（卷之二，引自《大藏經》，頁 58）

災害起於細微之處，應該無時無刻小心預防，不以善小而不爲，不以惡小而爲之。因此，詳細著錄所謂的百病與百藥，〔註 41〕要人深自警惕自己的日常行爲，審視是否在待人接物上有喜怒偏執、亡義取利、好色壞德、毀人自譽、縱貪蔽過、以貴輕人、輕口喜言……等道德上的缺失，時刻反省，勿使病積於中，傾潰莫遏。盡量做到「處幽闇不敢爲非，雖居榮祿不敢爲惡，量體而衣，隨分而食，雖富且貴，不敢恣欲，雖貧且賤，不敢爲非。」（卷之二，引《大藏經》，頁 61），若有任何惡念，那就需逐一檢視，以思無邪僻、行寬心

〔註 41〕〈清修妙論箋〉引自《大藏經》，頁 58～61。百病指的是道德上的缺失，百藥則以改惡崇善爲藥餌，是融攝儒家傳統倫理道德而成的規範。此典故於《雲笈七籤》，卷 40，〈說戒部〉也有記載。版本同註 37，頁 221～222。

和、動靜有理、起居有度、近德遠色、清心寡慾、扶接老幼、心無狡詐……等改惡崇善的行爲爲藥餌，如此才能養天和，一心志，耆年頤壽。由此可知，修德誠爲養生延年的基礎，一個人立身行事以善爲先，那麼就「內無憂慮，外無畏懼，獨寢不愧衾，上可以接神明，下可以對蠻貊」，各種吉祥的事都會實現。因爲一念之善，天地神祈都能感受到祥風和氣，一念之惡，妖星、厲鬼、災凶、禍害都可能蘊藏其中，善念惡念所導致的結果是天差地別的，不謹愼看待是不行的，平居常沉靜、寬厚、穩重、堅定、和緩，由「靜」入「誠」而進「德」，將德性內化爲習性，自能杜絕外物的侵擾，心無思慮，養生寶元。除此之外，佛教固有的「輪迴」、「因果報應」、「三業」思想也散見其中，如引《華嚴經》的「十善道」：性自遠離、性不偷盜、性不邪淫、性不妄語、性不兩舌、性不惡口、性不綺語、性不貪欲、性離瞋恚、性離邪見。而世間至重者是生命，因此，對殺生的問題也特別重視，特引陸九齡《戒殺生文》與《放生文》，闡揚七則不宜殺生的時機及殺生傷生之慘烈，以破世人食肉的執迷，不令眾生廣積殺虐：生日不宜殺生、生子不宜殺生、祭先不宜殺生、祈禳不宜殺生、婚禮不宜殺生、燕客不宜殺生、營生不宜殺生。

高濂將所閱典籍隨筆條記成〈清修妙論箋〉，無非是要讓遵生之人了解：天、地、人等列三才，而人得中道，因此，可以學聖賢，也可以爲神僊，神僊之術並不是虛妄之事，禪林之說也絕非怪誕，這些身心煉養之道，都是長年載之簡編，且歷歷可指的，只要心悟躬行，始終一念，自然能養德與養身兼俱。格言律語，除了增強修道的決心，更可以作爲修道的指引。只要勤修人道，使周行完備，道德不虧，並根據道家清靜無爲、清虛自守的思想來養神，以各種養生術來養形，那麼將可與羨門比壽，與王喬爭年。

第二章　配合時令調攝身心——〈四時調攝箋〉析論

本箋分春、夏、秋、冬四卷，首先，在〈四時調攝箋〉卷首，照例有「高子曰」的小序，闡明該箋著作意旨。其後則有多項細目，先就春卷作詳細的整理條列於下，其餘各卷因類目相同，採重點整理，附錄於後，不再贅述：〔註1〕

類　項	內　容
春季三個月份的調攝總論	「春三月調攝總類」：載明歲時變常之際，相對應的疾病，使遵生者預防。如正月朔，忌北風，主人民多病，忌大霧，主多瘟災……。三月朔，忌風雨，主多病……。
臟腑和經絡配合圖	「臟腑配經絡圖」：如肺手太陰、大腸手陽明、小腸手太陽。
經絡與四季配合圖	「經絡配四時圖」：如寅手少陽三焦、巳手厥陰心、春主生卯手陽明大腸。
附圖	「春月氣數主屬之圖」：該月氣數圖。 「肝神圖」：該季臟神圖。 「膽神圖」：該季腑神圖。
有關肝臟、膽腑各式論法、肝病相法與功法、保養法	「肝臟春旺論」：當季臟腑旺論。 「相肝臟病法」：論各種肝臟疾病。如肝熱者，左頰赤。 「修養肝臟法」：論如何修養肝臟。以春三月朔旦，東面平坐，扣齒三通，閉氣九息……。 「六氣治肝法」：以嘘氣治肝臟之功法。 「肝臟導引法」：以正二月三日行之，治肝的導引法。 「膽腑附肝總論」：當季膽腑論。 「修養膽臟法」：當以冬三月，端居靜思，……用益膽之津。 「相膽病法」：論各種膽臟疾病。 「膽腑導引法」：治膽的導引法。

〔註1〕請參見附錄部份之表1。

黃帝奇方	「黃帝製春季所服奇方」：當季三個月份，男人若有患五勞七傷、腰背疼痛……等各種疾病時，所服奇方，共十八種。
當季各種養生論與合用藥方	「春季攝生消息論」：綜合各家說法的當季養生論。如雲笈七籤曰：春正二月宜夜臥早起，三月宜早臥早起。 「三春合用藥方」：當季通用藥方。每一藥方先論症狀再註明煎服方法。有細辛散、菊花散……等，共十一種藥方。
當季三個月的各月宜忌與修養法、坐功圖	「正月事宜」：概述各家說法，以明該月適合從事之活動。如玉燭寶典曰：元日作膏粥以祀門戶。荊楚記曰：正月未日，以蘆苣火照井中、廁中，百鬼皆走。 「正月事忌」：概述各家說法，以明該月不宜從事之活動。如正月日時，不宜用寅犯月建，百事不利。楊公忌曰：十三日不宜問疾。 「正月修養法」：該月養生導引法。 「陳希夷孟春二炁導引坐功圖勢」：功法圖。 「二月事宜」：概述各家說法，以明該月適合從事之活動。如千金方曰：是月宜食韮，大益人心。 「二月事忌」：概述各家說法，以明該月不宜從事之活動。如白雲忌曰：二月九日不可食魚鱉，仙家大忌。 「二月修養法」：該月養生導引法。 「陳希夷仲春二炁導引坐功圖勢」：功法圖 「三月事宜」：概述各家說法，以明該月適合從事之活動。如瑣碎錄曰：是月羊糞燒灰，存性和輕粉、麻油，可抹惡瘡。 「三月事忌」：概述各家說法，以明該月不宜從事之活動。如本草曰：勿食生葵，勿食羊脯，三月以後有蟲如馬尾，毒能殺人。 「三月修養法」：該月養生導引法。 「陳希夷季春二炁導引坐功圖勢」：功法圖。
當季逸事	「春時逸事」：有關當季的社會習俗。如探春鬪花、移春檻、繫煎餅、食生菜、戴春燕、貼宜春字、五辛盤、爆竹驚鬼、飲椒栢酒、桃符畫神、畫雞貼戶、畫鍾馗、除窮鬼、造綵勝、七種菜羹、造麵蠒、天街觀燈、踏歌聲調、送灶飯、孤山看梅、斷橋踏雪、蘇隄觀柳、清明祭掃、拔除、曲水流觴、踏青鞋履、杏酪棗糕、青精飯、駐馬飲、取紅花、裝花獅、護花鈴、括香、吞花臥酒、紅餤雙、釀梨花、錦帶羹、憐草色望杏花、占草驗歲、占雨霧、折松索葦、登高眺遠、泛舟祠膏、花盖夜幄、花褥草裀，共四十七項。
當季幽賞	「春時幽賞」：高濂舉家鄉武林一代之觀景景點。如孤山月下看梅花、八卦田看菜花、虎跑泉試新茶、保叔塔看曉山、西溪樓啖煨笋、登東城望桑麥、三塔基看春草、初陽臺望春樹、山滿樓觀柳、蘇提看桃花、西泠橋玩落花、天然閣上看雨，共十二項。

第一節　順時調攝的理論依據

一、宇宙運行理念

（一）天人合一

老子的「道生一，一生二，二生三，三生萬物」〔註2〕是道教宇宙生成論的哲學基礎，在這個宇宙論中，以虛無的「道」爲萬物的本原和創造者，日、月、星、辰與天地萬物，都從道中流衍而出。《太平經》云：

> 夫道何等也？萬物之元首，不可得名者。六極之中無道不變化，元氣行道，以生萬物，天地大小，無不由道而生者也。〔註3〕

《抱朴子》：

> 道也者，所以陶冶百氏，范鑄二儀，胞胎方類，釀醞彝倫者也。〔註4〕

道教從「道」化生萬物的基礎上出發，進一步繼承和發揚中國古代傳統的「天人合一」理論，將人的位置擺在自然中來觀察，煉養家們認爲人與天不僅同源，而且具有相同的生成程序。李道純《中和集》說：

> 道生一，一生二，二生三，三生萬物；虛化神，神化炁，炁化精，精化形。〔註5〕

《老子河上公注》：

> 天道與人道同，天人相通，精氣相貫。〔註6〕

高濂也說：

> 煉精者煉元精，……此神氣精者，與天地同其根，與萬物同其體，……（卷之二，引《群仙諸玉》，頁71）

天與人本質上都是一種氣，都由一氣化成，因此，人與天之間存在著物質上的統一性。

〔註2〕參見王淮注釋，《老子探義》，（台北：台灣商務印書館發行，2001年6月），第42章，頁174。

〔註3〕參見王明編，《太平經合校》，（北京：中華書局出版，1960年2月），頁16。

〔註4〕葛洪撰，《抱朴子內篇》，（臺北：新文豐出版股份有限公司，1998年3月），卷10，〈明本〉，頁55。

〔註5〕參見《正統道藏》，（台北：新文豐出版公司發行，1985年12月），第4冊，頁488。

〔註6〕參見王卡點校，《老子道德經河上公章句》，（北京：中華書局出版，1993年8月），頁184。

（二）天人感應

《淮南子》中說：

> 天地宇宙，一人之身也，六合之內，一人之制也。〔註7〕

這是說人是天地宇宙的縮影，人與天之間有許多類似之處。漢代經學大師董仲舒倡導「天人感應」神學，認爲「天、地、陰、陽、木、火、土、金、水，與人而十者，天之術畢也。……聖人何其貴也，起於天，至於人而畢。」〔註8〕又說「以類合之，天人一也。」，〔註9〕從十個天數來說，起於天，終於人，而人又與天同類，所以人類是可貴的，而「天者萬物之祖，萬物非天不生」，〔註10〕「爲人者，天也。」，〔註11〕人是由天派生的，所以人與天是處處相應的。在許多經典中，也都有相同的論述，如《淮南子》說：

> 頭之圓也象天，足之方也象地；天有四時、五行、九解、三百六十六日，人亦有四支、五藏、九竅、三百六十六節。天有風雨寒暑，人亦有取予喜怒。古膽爲雲，肺爲氣，肝爲風，腎爲雨，脾爲雷，以與天地相參也，而心爲之主。是故耳目者日月也，血氣者風雨也。〔註12〕

《太平經》說：

> 又人生皆含懷天氣具乃出，頭圓，天也；足方，地也；四支，四時也；五藏，五行也；耳目口鼻，七政三光也；此不可勝紀，獨聖人知之耳。〔註13〕

《雲笈七籤》說：

> 人之生也，頭圓象天，足方法地，髮爲星辰，目爲日月，眉爲北斗，耳爲社稷，口爲江河，齒爲玉石，四肢爲四時，五藏爲五行，與天

〔註7〕參見許愼記，王肅注，《淮南子》，（台北：新文豐出版股份有限公司，1978年10月），卷8，〈本經訓〉，頁4～5。

〔註8〕參見賴炎元註譯，《春秋繁露今註今譯》，（台北：台灣商務印書館股份有限公司，1984年5月），卷17〈天地陰陽〉第81，頁282。

〔註9〕參見賴炎元註譯《春秋繁露今註今譯》，版本同註8，卷12，〈陰陽義〉，第49，頁282。

〔註10〕參見賴炎元註譯《春秋繁露今註今譯》，版本同註8，卷15，〈順命〉，第70，頁384。

〔註11〕參見賴炎元註譯《春秋繁露今註今譯》，版本同註8，卷11，〈爲人者天〉，第41，頁282。

〔註12〕參見《淮南子》，版本同註7，卷7，〈精神訓〉，頁2～3。

〔註13〕參見王明，《太平經合校》，版本同註3，頁36。

地合其體，與道德齊其生。〔註14〕

高濂在〈清修妙論箋〉中也有相同的說法：

夫人秉天地陰陽而生者，蓋天有六氣，人有三陰三陽而上奉之。地有五行，人有五臟五腑而下應之。於是資生皮肉、筋骨、精髓、血脈、四肢、九竅、毛髮、齒牙、唇舌，總而成體，外則氣血循環，留注經絡，喜傷六淫。內則精神魂魄志意思，喜傷七情。六淫者，寒暑燥濕風熱是也，七情者，喜怒憂思悲恐驚是也。（卷之二，引《三因極一方》，頁69）

一體之盈虛消息接通於天地，應於萬類。（卷之二，引《西山記》，頁72）

不僅人的身體器官與天地現象相對應，精神情緒的起伏也與自然現象一致，道教以類比法，將天與人的結構巧妙的統一起來。宇宙是一個放大了的人體，而人體則是一個縮小了的宇宙，不僅在結構上而且在生理機能活動規律上與天地的規律一致，《周易參同契發揮》：

人身法天象地，其氣血之盈虛消息，悉與天地造化同徒，……天地有晝夜晨昏，人身亦有晝夜晨昏；天地有晦朔玄望；其間寒暑之推遷，陰陽之代謝，悉與天地相似。〔註15〕

人可以藉日月交替、寒暑更迭的天象，窺知人身氣血的盈虛，人天的變化還能互相產生影響。《三天內經解》：

日月則有幽明之分，寒暑則有生殺之氣，雷電則有出入之期，風雨則有動靜之節，人則有賢愚之質、善惡之性、剛柔之氣、壽夭之命、貴賤之位、尊卑之序、吉凶之證、窮達之期。〔註16〕

自然界日、月、星辰、風、雷、雨、電的變化，可以引起人產生相應的變化。人的善惡行爲也會在天那裡得到反饋，出現相應的祥瑞、禍患、災異。《春秋繁露》：

世治而民和，志平而氣正，則天地之化精，而萬物之美起。世亂而

〔註14〕〔宋〕張君房輯，《雲笈七籤》，（北京：齊魯書社，1988年9月），卷29，〈稟受章〉，頁168～169。

〔註15〕俞琰，《周易參同契發揮》，卷5，收入《正統道藏》，版本同註5，第34冊，頁399。

〔註16〕參見《正統道藏》，版本同註5，第48冊，頁79。

民乖，志僻而氣逆，則天地之化傷，氣生災害起。〔註17〕

天地之物，有不常之變者，謂之異，小者謂之災。災常先至而異乃隨之。災者，天之譴也；異者，天之威也。〔註18〕

政治清平時，天地充滿祥和之氣；相反的，亂世之際則災異迭起，生民不安，所謂「侮天地者兇，順天時者吉」（卷之二，引《河圖帝視萌》，頁 73），《太平經》更將之與王者的施政做了連結：

王者行道，天地喜悅；失道，天地爲災異。〔註19〕

小至一人之身，大至王者的施政，都與天地的變化相應，因此，若能順應天時，以之爲行事準則，則政清人和，祥瑞畢至。

二、宇宙解釋系統

（一）以陰陽、五行、八卦等符號聯繫自然

道教從人與自然的關係中探究出生命的奧秘，認爲積極主動地法天象地，與天類同，遵循自然規律，就能在最高層次上歸返於自然，〔註20〕其所繼承的「天人合一」理論是透過陰陽、五行、八卦等符號系統來聯繫的，這一系列的哲學概念多半來自古人對自然的觀察與推測。首先，陰陽二字的概念與「光」有直接關係，原意本指日光的向背，即向光的一面爲陽，背光的一面爲陰。詩經中有些地方用到陰陽二字時，仍保持了原始的初義，如「七月流火，九月授衣，春日載『陽』，……」；「……載玄載黃，我朱孔『陽』」〔註21〕的「陽」分別是溫和和明亮的意思，後來引申爲萬事萬物對立的分類，並確立了陰生陽，陽生陰，陰克陽，陽克陰；陽生陽，陰生陰，陰克陰，陽克陽的規律性，而形成陰陽和合的辨證思惟與哲學概念。道教的陰陽論則繼承了《易傳》:「一陰一陽之謂道」〔註22〕的說法，認爲陰陽法則乃是道在天地萬物中的體現，老子說：

〔註17〕參見賴炎元註譯《春秋繁露今註今譯》，版本同註8，卷17，〈天地陰陽〉，第81，頁282。

〔註18〕參見賴炎元註譯《春秋繁露今註今譯》，版本同註 8，卷 8，〈必仁且智〉，第30，頁232。

〔註19〕參見王明《太平經合校》，版本同註3，頁17。

〔註20〕參見呂鵬志著，《道教哲學》，(台北：文津出版社，2000年2月)，頁135。

〔註21〕參見朱熹集註，《詩經集註》，(台北：群玉堂出版事業股份有限公司，1991年10月)，頁71。

〔註22〕參見（魏）王弼，韓康伯注，〔唐〕孔穎達等正義，邱燮友分段標點，《十三經注疏分段標點》1——《周易正義》，(台北：新文豐出版公司發行，2001

「萬物負陰而抱陽，沖氣以爲和」，〔註23〕萬物都有陰陽兩方面的對立性質，陰陽二氣相交則能產生萬物並生生不息。五行與陰陽的概念剛開始是分流的，在漢代以前，詞義是多樣的，並沒有統一的說法，有一說：「五行」即「五時」，是天地陰陽之氣的運行，亦即五個季節的變化；〔註24〕；又有一說：源於殷商時代的五方觀念，用東、南、西、北、中來總括整個空間方位，其後，以「在天成象」，出現了太白、歲星、晨星、熒惑、鎮星等「五星說」；以「在地成形」又出現了金、木、水、火、土「五材說」。〔註25〕到了《尚書‧洪範》已對五行及其性質有了基本的說明，並系統地表述了以「順五行」爲核心的治理天地之法，將整個世界納入五行系統之中。〔註26〕《呂氏春秋》進一步將五行說與陰陽說具體化，在《十二紀》中描述了一年中與五氣運行對應的天象、氣象、物象，肯定了世界上許多事物都具有五行的屬性。儒家經典《禮記》則將五行說的十二月紀稱作《月令》，收入書中成爲禮的基本內容，《月令》兼用五行和陰陽描述對季節變易的感受，五行與陰陽學說合流的趨勢至此顯明。《春秋繁露》:「天地之氣，合而爲一，分爲陰陽，判爲四時，列爲五行」，〔註27〕董仲舒吸取了戰國以來的陰陽五行思想，認爲天地是宇宙的主體，而陰陽、五行、四時都是從天地之間分化而出的氣，更由此引伸出相生相勝的規則，〔註28〕而五行是

年），卷7，〈繫辭〉上，頁550。

〔註23〕參見王淮注釋，《老子探義》，版本同註2，卷下，第42章，頁176。

〔註24〕關於此說，《管子》中有記載：「日至，睹甲子，木行御。天子出令，命左右士師內御，總別列爵，論賢不肖士吏。賦秘，賜賞于四境之內。故發粟以田數。出國衡順山林，禁民斬木，所以發草木也。……時則不凋。七十二日而畢。睹丙子，火行御。……然則天無疾風，草木發奮，郁氣息。民不疾而榮華繁。七十二日而畢。……」參見《管子》，（四部叢刊初編子部，宋槧本景印），卷14，〈五行〉，頁8～9。

〔註25〕參見宋天彬，胡魏國著，《道教與中醫》，（台北：文津出版社，1997年8月），頁30。

〔註26〕《尚書》:「一五行：一曰水，二曰火，三曰木，四曰金，五曰土。水曰潤下，火曰炎上，木曰曲直，金曰從革，土爰稼穡。潤下作鹹，炎上作苦，曲直作酸，從革作辛，稼穡作甘……」參見〔漢〕孔安國傳，《尚書》，（國立中央圖書館善本叢刊，1991年2月），卷7，〈洪範〉第6，頁163。

〔註27〕賴炎元註譯，《春秋繁露今註今譯》，版本同註8，卷13，〈五行相生〉，第58，頁334。

〔註28〕五行的次序是木、火、土、金、水。相鄰的行相生：木生火，火生土，土生金，金生水，這叫「比相生」。間隔的行互相剋制：金勝木，中間隔土：木勝土，中間隔火；火勝金，中間隔土；土勝水，中間隔金，這叫做「間相勝」。相關論述參見《春秋繁露今註今譯》，版本同註8，卷13，〈五行相生〉，第58，

構成宇宙的間架，從空間來說：木居東方，火居南方，金居西方，水居北方，土居中央。從時間來說：木主春氣，火主夏氣，金主秋氣，水主冬氣，土輔助天，兼主四時之氣，〔註29〕陰陽則是運行於五行這個間架中的兩種勢力。另外，八卦是先民在文字未發明的原始時代，用以表現自然物象與文化思想的一種符號，同樣起源於對自然萬物的觀察，《易繫辭》說：

> 古者庖犧氏（伏義）之王天下也，仰則觀象於天，俯則觀法於地，觀鳥獸之文與地之宜，近取諸身，遠取諸物，于是始作八卦。以通神明之德，以類萬物之情。〔註30〕

其基本符號是⚊和⚋，⚊叫做陽爻，⚋叫做陰爻。陰爻與陽爻以三重疊的形式，交相組合，形成八種基本符號，名之爲乾、坤、震、巽、坎、離、艮、兌。此八個基本卦画稱爲「經卦」，八卦又以兩經卦相迭，排列組合爲六十四卦，名爲「別卦」。可用來象徵萬物，闡述哲理，占卜吉凶。道教煉養家沿用了這些說法，將陰陽五行與八卦等符號理論融攝於道教煉養法中，如陰陽在八卦九宮論中被簡單表述爲⚊和⚋兩個符號，它們不同的組合構成了八卦，並配以八個方位，加上中央的中宮，稱爲九宮。九宮又被引申爲人體的各部器官，指明腦爲乾宮，腹爲坤宮，心爲離宮，腎爲坎宮，黃庭（中丹田）爲中宮，口爲兌宮，背爲艮宮，會陰之上爲震宮。

（二）宇宙大體系與人身小系統的對應

基於陰陽五行的說法，整個宇宙體系與人身小系統都可納入陰陽五行的所架構出來的時空環境來觀察，並可與其生剋原則一一對應（詳見以下附表）：〔註31〕

五行	木	火	金	水	土	
五方	東	南	西	北	中	
四季	春	夏	秋	冬	長夏	

頁 334。

〔註29〕相關論述詳見《春秋繁露今註今譯》，版本同註 8，卷 11，〈五行之義〉，第 42，頁 286。

〔註30〕參見（魏）王弼，韓康伯注，〔唐〕孔穎達等正義，邱燮友分段標點，《十三經注疏分段標點》1——《周易正義》，版本同註 22，卷 8，〈繫辭〉下，頁 611。

〔註31〕此附表節錄自陳兵著，王志遠主編，《道教氣功百問》，（高雄：佛光出版社印行，1991 年 5 月），頁 57。

八卦	震	離	兌	坎	坤	
五色	青	赤	白	黑	黃	
五音	角	徵	商	羽	宮	
五味	酸	苦	辛	鹹	甘	
五臟	肝	心	肺	腎	脾	
五官	目	舌	鼻	耳	口	
五氣	魂	神	魄	精	意	
五情	怒	喜	悲	恐	思	
五德	仁	禮	義	智	信	
天干	甲乙	丙丁	庚辛	壬癸	戊己	
地支	寅卯	巳午	申酉	亥子	辰戌	未丑

第二節　依「時」養生

高濂的身心調攝法融合了上述的理論，在「天人合一」的理論架構之下，依季節的遞嬗來養生，特別重視「時」的意義，「時之義大矣。天下之事未有外時以成者也，故聖人與四時合其序」（卷之三，「高子曰」，頁 86）。他認爲大至春、夏、秋、冬四季，二十四個節氣，十二個月，小至十二時辰，其序列是有長有短的。不同的時節就有不同的氣候與陰陽變化，春季溫暖適合萬物生長，夏季暑熱而長養萬物，秋季清涼而誅殺萬物，冬季寒冷而收藏萬物。〔註 32〕〈四氣調神大論〉也云：

> 夫四時陰陽者，萬物之根本也，所以聖人春夏養陽，秋冬養陰，以從其根，故與萬物沉浮於生長之門。逆其根則伐其本，壞其眞矣。故陰陽四時者，萬物之終始也，死生之本也，逆之則災害生，從之則苛疾不起，是謂得道。〔註 33〕

四時萬物的生、長、收、藏是由陰陽消長所決定的，因而順四時萬物之生、

〔註 32〕原文曰：「天之道，春暖以生，夏暑以養，秋清以殺，冬寒以藏，暖暑清寒」，參見賴炎元註譯《春秋繁露今註今譯》，版本同註 8，卷 13，〈四時之副〉，第 55，頁 325。

〔註 33〕參見〔唐〕王冰注釋，〔宋〕高保衡校正，《黃帝內經素問》，（台北：文光圖書有限公司，1992 年 12 月），卷 1，〈四氣調神大論〉，頁 12。

長、收、藏，亦即順應四時陰陽。四時節令中，陰陽二氣的運行與五行的變化，既和人體的氣血盈虛相對應，養生家就在這樣一個可大可小的時空序列中，尋求與天地相應的煉養之機，成仙之候。

一、以《月令》爲實施原則

高濂在箋首有云：「而月令一書，尤養生家之不可少者」（卷之三，「高子曰」，頁 86），所謂的《月令》即《禮記・月令》，它系統地記述了每年夏曆十二個月的時令及其相關物候，並把各類事物歸納在陰陽五行、五行相生的系統中，在位的天子，在一年之中，十二個月內，每季、每月的衣、食、住、行，即其應當施行和頒發的政令、農事生產、祭祀活動、軍事征伐、禁忌與撫恤等等，均有明確而具體的記載。它既是天子必須遵循的「月令」活動之「規制」和「準繩」；更是指導社會各階層「節令」文化時，一個帶有「綱領」性的「篇章」。〔註 34〕其成書與中國農業科技和天文曆法知識發達有密切關係：

> ……蓋二十八宿周天之度，十二辰日月之會，二十四氣之推移，七十二候之遷變，如環之循，如輪之轉，農桑之節以此占之，四時各有所務，十二月各有其宜，先時而種，則失之太早而不生，後時而蓺，則失之太晚而不成，……〔註 35〕

爲了使耕種有時，農作豐收，遂觀測日月星辰的運轉與二十四節氣，七十二候的變遷，制定出許多科學、有系統、獨具智慧的曆書和記述行事月令的典籍，讓農民能順節令來從事農事活動。四時節令不僅用於指導農事，後來也沿用於各種日常生活的活動當中，甚至是朝廷行事的指導原則。後代養生家特重「順時調養」，《月令》一書記載了豐富而有系統的節令文化，尤其是「四時有節」的「節氣」更涵攝了科學的「時空觀」與「物候觀」，足可爲養生家之身心煉養指導原則。「節氣」之義據《周禮》春官大史「正歲年以序事」疏載：

> 一年之內有二十四節氣，節氣在前，中氣在後。節氣一名朔氣。朔氣在晦，則後月閏，中氣在朔，則前月閏。節氣有入前月法，中氣無入前月法。〔註 36〕

〔註 34〕參見李永匡，王熹著，《中國節令史》，（台北：文津出版社，1995 年 12 月），頁 75。

〔註 35〕參見〔元〕王禎撰，《農書》（一），收入《百部叢書集成》27，（台北：藝文印書館印行，1965 年），卷 1，頁 7。

〔註 36〕參見〔漢〕鄭玄注，〔唐〕賈公彥疏，李學勤主編，《周禮注疏》，（台北：台也就是說，中國古代天文學家在制定曆法時，以立春、雨水、驚蟄、春分、清明、穀雨、立夏、小滿、芒種、夏至、小暑、大暑、立秋、處暑、白露、秋分、寒露、霜降、立冬、小雪、大雪、冬至、小寒、大寒等二十四節氣來分配十二月，在月首者爲節氣，在月中者爲中氣。而每月五日一候，共六候，一歲就有七十二候，應時出現的氣象、氣流、地溫、土壤、地表、候鳥、動物、植物、水溫、鳥獸、草木、魚蟲、昆蟲等都有所不同。筆者根據《禮記・月令》、《逸周書・時訓解》……等書的記述，簡列春季三個月的不同物候，以茲比較：

> 孟春之月（正月）的物候（共六候）爲：東風解凍，蟄蟲（藏伏土中之蟲）始振，魚陟負冰，獺祭魚，雁候北，草木萌動。
>
> 仲春之月（二月）的物候（共六候）爲：桃始華，倉庚（即黃鶯）鳴，鷹化爲鳩，玄鳥（即燕子）至，雷乃發聲，始電。
>
> 季春之月（三月）的物候（共六候）爲：桐始華，田鼠化爲鴽（即鵪鶉），虹始見，萍始生，鳴鳩拂其羽，戴勝（鳥類）降於桑。

此種「物候觀」是「節」、「氣」、「物」、「候」的有機結合，源於古代人們對自然現象長期觀測經驗的紀錄；是天文、氣象與生產、生活，互相補充並互相應證的結果。

二、身體煉養

（一）以陰陽、五行變化配五臟寒溫順逆之意

在身體的攝養方面則從《月令》中「錄四時陰陽運用之機」，因此，在春、夏、秋、冬各卷的內容中，首先都有每季三個月份相對應的方位與五行變化，茲舉春卷「春三月調攝總類」爲例：「東方爲春，春者，出也。萬物之所出也。」；「正月立春，木相，春分木旺，立夏木休，夏至木廢，立秋木死，立冬木歿，冬至木胎，言木孕於水之中矣。」（卷之三，引《尚書大傳》，頁86），其他，夏天的五行方位爲南方，屬火；秋天的五行方位爲西方，屬金；冬天的五行方位爲北方，屬水。詳述各季的調攝總類，其用意即是「審時節宜調攝以衛其生」。各卷並有各月份的氣數主屬圖，舉出當季的生剋對應，如「夏月氣數主屬之圖」中有五臟——心、五腑——小腸、五神——神、五津——汗、五聲——笑、五事——視、五精——樂、五行——火、五常——禮、五音——

灣古籍出版有限公司，2001年10月），〈春官・大史〉，頁815。

徵、五則——衡、五體——趾、五官——舌、五嗅——焦、五味——苦、五炁——燥、五色——赤、五數——二等，即是如前所述，將人身小宇宙納入整個陰陽五行變化的系統中來觀察。

了解了四個季節的陰陽五行生剋變化之後，高濂進一步闡述其調攝方法爲「配以五臟寒溫順逆之義，因時系以方藥導引之功，該日載以合宜合忌之事」（卷之三，「高子曰」，頁 86），依五臟寒溫順逆來配以方藥或導引功法，基本上是道教對古代醫學理論的承襲與借鑑，在中醫理論體系中，臟腑、經脈、氣血，分別被視爲人身最重要的器官、組織和物質，如〈靈樞・經別〉云：

> 余聞人之合於天道也，內有五臟，以應五音、五色、五時、五位也；外有六腑，以應六律；六律建陰陽諸經，而合之十二月、十二辰、十二節、十二經水、十二經脈者；此五臟六腑之所以應天道也。〔註 37〕

陰陽五行之氣既被認爲是天地間支配萬物產生和發展的最根本物質，那人體臟腑經脈自然與之相對應。中醫經典著作《黃帝內經》中就認爲，人體的五行之氣也就是五臟之氣，亦即，天地之五行在人身即爲五臟。因此，春天屬木、夏天屬火、秋天屬金、冬天屬水對應到五臟則是：木爲肝、心爲火、土爲脾、金爲肺、水爲腎。五臟功能的盛衰休亡是有其時間規律的，五臟各在一定的時間裡處於功能旺盛的狀態，並在這一時間的人體生命活動中，居主導地位，起支配作用。《素問・水熱穴論》：

> 春者木始治，肝氣始生……夏者火始治，心氣始長……秋者金氣始治，肺將收殺，金將勝火……冬者水始治，腎方閉，陽氣衰少。〔註 38〕

而五臟疾病的發生時間也有其規律，大抵是四時之邪氣會隨五行之氣，侵入人體相應的臟腑而致病：

> 五臟各以其時受病，非其時各傳以與之。人與天地相參，故五臟各以治時感於寒則受病，微則爲咳，甚則爲泄爲痛。乘秋則肺先受邪，乘春則肝先受之，乘夏則心先受之，乘至陰則脾先受之，乘冬則腎先受之。〔註 39〕

〔註 37〕〔唐〕王冰注釋，〔宋〕高保衡校正，《黃帝內經靈樞》，版本同註 33，卷 3，〈經別〉，頁 308。

〔註 38〕參見〔唐〕王冰注釋，〔宋〕高保衡校正，《黃帝內經素問》，版本同註 33，卷 16，〈水熱穴論〉，頁 156。

〔註 39〕參見〔唐〕王冰注釋，〔宋〕高保衡校正，《黃帝內經素問》，版本同註 33，卷另外，人的脈象也會隨著四時、節氣、月份的更迭產生相應的變化，其規律仍是春主生，夏主長，秋主殺，冬主藏，正所謂一臟一腑爲表裡，一經一絡應陰陽。因此，高濂在五臟六腑的應時攝養上，十分注重細節，繼承道教醫學理論，認爲甘神名曰「龍煙」，字含明。肝的形狀象條龍，主藏魂。像個懸著的水瓢，顏色爲紫赤色，位於心臟下方偏後。肝中藏有三神，分別叫爽靈、胎光、幽精。因此，在每季都載有當季的「臟神圖」（春季爲「肝神圖」、夏季爲「心神圖」、秋季爲「肺神圖」、冬季爲「腎神圖」）、「腑神圖」（春季爲「膽神圖」、夏季爲「脾神圖」），並將當季主時之臟器列出，如春季爲「肝臟春旺論」（膽附肝下，有「膽腑附肝總論」）、夏季爲「心臟夏旺論」（脾附心下，有「脾臟四季旺論」）、秋季爲「肺臟秋旺論」、冬季爲「腎臟冬旺論」。

（二）因「時」配以方藥、導引功法

而對當季易得之疾，則載有相法、修養法、氣功治病法、導引法、藥方……等加以療養，如前所述，春季肝旺但也最容易受邪氣而致病，故有「相肝臟病法」、「修養肝臟法」、「六氣治肝法」（以噓氣治肝，要兩目爭開爲之，口吐鼻取，不使耳聞）、「黃帝製春季所服奇方」、「肝臟導引法」（正二月三日行之）、修養膽臟法（在冬天的三個月裡進行）、相膽病法、膽腑導引法。夏季心旺，故有「相心臟病法」、「修養心臟法」、「六氣治心法」（用呵氣治心臟，以鼻漸長引炁，以口呵之）、「黃帝製夏季所服奇方」、「心臟導引法」、「修養脾臟法」、「相脾臟病法」、「六炁治脾法」（吐納時用「呼」法）、「脾臟四季食忌」、「導引法」（六月行之），秋、冬兩季也與此類同。還有「細辛散」、「菊花散」、「惺惺散」……等老人適用的「三春合用藥方」十一帖；「荳蔻散」、「蓯蓉丸」、「四順丸」……等「夏三月合用藥方」八帖；「七寶丹」、「攝脾丸」、「風后四扇散」……等「秋三月合用藥方」七帖；「陳橘丸」、「搜風順氣牽牛丸」……等「冬三月合用藥方」五帖。

除了依時來調攝五臟，輔以導引功法與方藥之外，高濂認爲人的起居行爲與情志活動，也應與天地四時的變化規律一致。因爲，「歲時變常，災害之萌也」，順應四時與四時運行的節律一致，才能調養人身之氣，達到養生的目的。孫思邈也說：「人能依時攝養，故得免其夭亡也」，〔註40〕高濂因而「特

10，〈欬論〉，頁104。

〔註40〕參見〔唐〕孫思邈著，《孫眞人備急千金要方》，（台北：台灣商務印書館印行，1981年），卷27，〈養性〉，「養性序」第1，頁513。

錄其變應於疾病者，分列於四時，使遵生者懼害預防，愼攝自保，毋困於時變」（卷之三，「春三月調攝總類」，頁 86），如「正月朔，忌北風，主人民多病，忌大霧，主多瘟災，忌雨雹，主多瘡疥之疾，……」（卷之三，「春三月調攝總類」，頁 86），「五月夏至，忌東風，主病，行秋令，主多疫」（卷之四，「瞿仙月占主疾」，頁 114）。另外，在春、夏、秋、冬各卷皆載錄當季的養生原則，名爲「春季攝生消息論」、「夏季攝生消息論」、「秋季攝生消息論」、「冬季攝生消息論」，茲節引「春季攝生消息論」與「夏季攝生消息論」之詞如下：

> 春三月，此謂發陳。天地俱生，萬物以榮。夜臥早起，廣步於庭，披髮緩行，以使志生，生而勿殺，予而勿奪，賞而勿罰，此養氣之應養生之道也。逆之則傷肝，肝木味酸……。（卷之三，「春季攝生消息論」，頁 90）

> 夏三月屬火，主于長養心炁，火旺味屬苦，……夏季心旺腎衰，雖大熱不宜吃冷淘、冰雪、蜜水、涼粉、冷粥，飽腹受寒，必起霍亂，……。（卷之四，「夏季攝生消息論」，頁 117）

（三）合宜合忌之事

而善養生者「無犯日月之忌，無失歲時之和」，〔註 41〕對於人力不可知的災禍採取的是躲避的方法，故於每月皆錄事宜、事忌、與該月修養法，「事宜」是該月適合從事的活動，如：

> 正月十日沐浴，令人齒堅，寅日燒白髮吉。（卷之三，引《雲笈七籤》，頁 96）

「事忌」是該月不可行之事，如：「三伏日不可嫁娶，傷夫婦，不吉」（卷之四，引《四時纂要》，頁 135）；「是月勿食脾，季月土旺，在脾也」（卷之五，引《千金月令》，頁 159），「該月修養法」則是當月修養之法，並附「陳希夷二炁坐功圖勢」，其中在夏季攝養卷中，尚有錄自道經《抱朴子》、《雲笈七籤》、《北極驅瘟眞經》、《太上淨明御瘟經》的各種符咒，如「赤靈符式」、「驅瘟之鬼神符」、「北方壬癸黑瘟之鬼神符」等，聲稱：

> 大凡四時調養務在得中，服藥吐納以生正炁，我有神符，使其佩服，合免斯難。兼有秘咒，每月持齋而誦之，神將日夜護節，瘟毒百神

〔註 41〕參見孫思邈著，《孫眞人備急千金要方》，版本同註 40，卷 27，〈養性〉，「道林養性」第 2，頁 517。

皆知。某爲太上弟子畏而敬之，誦至百遍，百鬼頭傷腦裂而散。(卷之四，引《太上淨明御瘟經畧》，頁129)

此部分類似今日的農民曆，將日常生活的食、衣、住、行各種行爲都納入吉日、惡日的時間二分法中，是對大自然的一種敬畏，也是道教盛行的趨吉避凶養生法。

三、依「時」出賞

（一）歲時民俗

高濂吸取《月令》中的節氣文化的精華，在心靈的修養方面「隨時序以逸事幽賞之條」，配合上述的「節」、「氣」、「物」、「候」，進行歲時的民俗活動與賞心悅目的遊賞活動，首先，歲時民俗是古來風俗、節慶活動的節錄，高濂將四時的歲時民俗，一一詳列，如春季有『貼宜春字』(立春日門庭楣上寫宜春二字貼之)、『食生菜』(晉於立春日，以蘿菔、芹菜爲菜盤相饋，唐立春日，春餅生菜號春盤)、『畫雞貼戶』(元日畫雞貼門户上，繫葦索插於桃符兩傍，百鬼畏之)……等「春時逸事」四十七則。夏季有『入水避暑』(葛仙翁每大醉，夏炎熱，入深水底八日乃出，能伏炁故耳)、『菖蒲酒』(端午日以菖蒲生山澗中，一寸九節者，或屑或切以浸酒)……等「夏時逸事」三十九則。秋季有『風起鱖肥』(《海錄歲事》：秋風起而鱖魚肥，秋當飽鱖)、『盂蘭盆供』(七月十五日，目連以百味五果乘盤中，作咒願以度母)、『佩萸食餌』(武帝宮中九月九日佩萸食餌，飲菊花酒，以期永年)……等「秋時逸事」二十七則。冬季有『臘八日粥』(臘月八日，東京做浴佛會，以諸果品煮粥，爲之臘八粥，吃以增福)、『辟寒香』(外國進香，大寒焚之，必減衣拒熱)……等「冬時逸事」二十則。春時冬雪初融，氣候轉暖，可以踏雪、看梅、觀柳、觀燈、曲水流觴；夏時天氣炎熱，可以避暑、喝菖蒲酒、大啖浮瓜沉李、嘯風嗽露；秋時氣候涼爽，可以登山坐湖，食棗糕、摘菊、登高；冬時氣候嚴寒，可以吃臘八粥、守歲、尋梅烹雪、點『辟寒香』，在自然時序的變化下，所進行的歲時民俗活動，不僅呈現出不同的趣味與特色，更是「依時養生」理論在日常生活中的具體實現。

（二）旅遊幽賞

賞心悅目的幽賞，則是高濂利用閒暇，到武林的自然山水中去從事當季適合的登山、賞花、試茗……等活動的旅遊記事，春季有『孤山下看梅花』、

『八卦田看菜花』、『初陽臺望春樹』……等「春時幽賞」十一則。夏季有『蘇堤看新綠』、『山晚聽輕雷斷雨』、『空亭坐月鳴琴』……等「夏時幽賞」十二則。秋季有『乘舟風雨聽蘆』、『北高峰頂觀雲海』、『策杖林園訪菊』……等「秋時幽賞」十二則。冬季有『雪夜煨芋談禪』、『掃雪烹茶玩画』、『除夕登吳山看松盆』……等「冬時幽賞」十二則。以自然山水的遊賞與花木的觀賞爲主題的遊賞活動，其目的在藉賞眞以曠達其意，怡情悅心。高濂自云：

> 山人僻好四時幽賞，境趣頗眞。……但幽賞眞境遍寰宇間不可窮盡，奈好之者不眞，故每人負幽賞，非眞境負人。我輩能以高朗襟期，曠達意興，超脫塵俗，迥具天眼，攬景會心，便得妙觀眞趣。（卷之三，「春時幽賞」，『高子曰』，頁 111）

若能以眞心賞「取之無盡，用之不竭，舉足可得，終日可觀，夢想神遊」（卷之三，「春時幽賞」，『高子曰』，頁 111）的眞景，則山水花木可以寄情、可以適志、可以解憂、更有超塵出世的解脫之感。如「夏時幽賞」『蘇提看新綠』描寫了一個淺翠、嬌青、碧綠、艷紅等鮮明色彩交織而成的世外幽境：

> 三月中旬，堤上桃柳，新葉黯黯成陰，淺翠嬌青，籠煙惹濕，一望上下，碧雲蔽空，寂寂撩人，綠侵衣袂，落花在地，步蹀殘紅，恍入香霞堆裡，不知身外更有人世。（卷之四，「夏時幽賞」，『蘇堤看新綠』，頁 143）

「秋時幽賞」『滿家衖賞桂花』則是一個讓人心曠神怡、如入仙境的花香世界：

> ……於此秋時，策蹇入山看花，從數里外便觸清馥，入徑珠英瓊樹，香滿空山，快賞幽深，恍入靈鷲金粟世界，就龍井汲水煮茶，更得僧廚山蔬野菜作供，對僊友大嚼，令人五內芬馥，歸攜數枝作齋頭伴寢，心清神逸。（卷之五，「秋時幽賞」，『滿家衖賞桂花』，頁 164）

隨時節變化而進行的每一種幽賞活動，都是身心與精神性靈的極致體驗，山水造物的美與遊賞者的身心合一，達到一種會心自得的意境。在此意境中，讓人寵辱皆忘，心靈澄靜，而得養生之至樂。

〈四時調攝箋〉中此種與時推移的養生方法，對身心修煉有莫大的助益，高濂對此體會到「誠日用不可去身」（卷之三，「高子曰」，頁 86），只要能秉持「順時調攝，神藥頻食，勤以導引之功，愼以宜忌之要，隨時敘以逸事幽賞之條，和其性靈，悅其心志，無競無營，與時消息」（卷之三，「高子曰」，頁 86）的原則，那就「疾病可遠，壽命可延」（卷之三，「高子曰」，頁 86）。

第三章　補元療疾的仙方妙藥——〈靈秘丹藥箋〉析論

本箋專論養生、治病之方藥。除了卷首闡釋著作旨意的小序外，筆者略爲整理，大致將此箋分爲三部分。至於其所錄丹藥、自得秘方與經驗奇方共有百種之多，筆者將詳細藥目加以整理，附錄於後：〔註1〕

「丹藥」	高濂多方咨訪異人高士所得，有丹藥及藥酒三十餘種。
「自得秘方」	按症狀條列專方，共百餘種。
「日抄客談經驗奇方」	共三十二種。

健康和長壽是人生最高的願望與追求，《尚書・洪範》中把「壽」和「康寧」當作幸福人生的最高標誌，而把夭折與疾病當成是上天的懲罰。〔註2〕所以高濂認爲「生身以養壽爲先，養身以卻病爲急」（卷之九，「高子曰」，頁244），要使疾病遠離，預防與治療的功夫不可少，服食靈藥與演練功法是最佳的不二法門，這些屬於醫學養生的範圍，是道教最大的門類，包括了避穀、服餌、吐納、胎息、導引、房中、外丹等項，日本學者吉元昭治先生在《道教與中國醫學》一文中對道教醫學有過專門的論述。〔註3〕他認爲道教醫學是以道教

〔註1〕詳參附錄（表2）。

〔註2〕參見《尚書・洪範》：「五福：一曰壽，二曰富，三曰康寧，四曰攸好德，五曰考終命。六極：一曰凶短折，二曰疾，三曰憂，四曰貧，五曰惡，六曰弱」參見〔漢〕孔安國傳，《尚書》，（國立中央圖書館善本叢刊，1991年2月），卷7，〈洪範〉第6，頁170～171。

〔註3〕參見吉元昭治著，楊宇編譯，《中國養生外史》，（台北：武陵出版有限公司，1996年1月），頁80～84。

長生不老的教旨為主要目的的醫學，其內容由裡至外可以劃分為三個層次。其中心層次和湯液、針灸、本草等中國傳統醫學的立足點基本相同，且和服餌、外丹聯繫在一起。中間層次是導引、調息、卻穀、房中、內丹等為增進健康和長生的自我鍛鍊方法。最外層次是符籙、藥籤、祝咒、祭祀、齋醮一類的民俗療法。高濂《遵生八箋》中提到道教醫學的部分，分別集中於〈延年卻病箋〉、〈靈秘丹藥箋〉及〈飲饌服食箋〉的部分內容，大體仍是傳統道教醫學的繼承。〈靈秘丹藥箋〉就箋名可得其意，專論靈丹秘藥，〈延年卻病箋〉專論導引、胎息、內丹……等煉養方法。

第一節　靈秘丹藥的歷史源流

一、金丹源流

（一）煉金與煉丹合流

丹藥源於古代的煉金術，本來只是冶金鑄造業的副產品，但早在春秋戰國時代，就有長生不死的神仙觀念，先民又深信自然界存在有助於抗衰老的藥物，遂興起了尋找不死之藥的方術。煉金術與之逐漸合流，而後逐步演化成煉丹術。因此，煉丹術是包括金丹術與黃白術的，「黃白」之義如《抱朴子內篇》所云：「黃者，金也；白者，銀也。古人秘重其道，不欲指斥，故隱之云爾。或題篇云庚辛，庚辛亦金也。」，〔註 4〕故所謂「黃白」指的是經由藥劑點化，使銅、鉛、錫等賤金屬變成「黃金」（藥金）或「白銀」（藥銀），而獲取這些「黃金」、「白銀」的方技就稱之為黃白術。在唐代服食金丹出現致命的副作用之後，至宋，風氣為之一變，轉而重視黃白，由長生而致富。金丹術則是藉金石藥來煉製出「服食成仙」的還丹、仙丹、靈丹等類的方技。出現於神仙方士採藥煉丹求仙風行時代的《神農本草經》中就有不少「無毒，久服通神明，不老延年」的上品礦物仙藥，如丹砂、雲母、玉泉、石鐘乳……等，這些礦石大部分都成為道教煉丹用的藥物。

（二）升仙之要

中國金丹術的鼎盛時期自漢末經魏晉南北朝至隋唐，特別是魏晉時期的

〔註 4〕葛洪著，《抱朴子內篇》，（臺北：新文豐出版股份有限公司，1998 年 3 月），卷 16，〈黃白〉，頁 93。

神仙道教，將服食金丹大藥作爲升仙之要。竹林七賢之一的嵇康就是服食上藥可變化成仙理論的擁護者，其〈答難養生論〉云：

流泉甘醴，瓊蕊玉英，金丹石菌，紫芝黃精，皆眾靈含英，獨發奇生，貞香難歇，和氣充盈，澡雪五臟，疏徹開明，吮之者體輕；又練骸易氣，染骨柔筋，滌垢澤穢，志凌青雲……納所食之氣，還質易性，豈不然哉？故赤斧以煉丹赬髮，涓子以朮精久延，偓佺以松實方目，赤松以水玉乘煙，務光以蒲韭長耳，邛疏以石髓駐年，方回以雲母變化，昌容以蓬累易顏，若此之類，不可詳載也。〔註5〕

他輕賤五穀葷腥薰辛之物，而特重靈芝玉英、金丹石菌等，這是因爲當時的神仙道教相當推崇金石藥，認爲金石礦物是性質穩定的物質，年久日深也不容易發生腐朽變化，是天地間長生久在之物，因此，只要服食金玉，就能將金玉的不朽性轉移到人的肉體上，而獲至長生不死。魏伯陽《周易參同契》就稱：

巨勝尚延年，還丹可入口，金性不敗朽，故爲萬物寶，術士服食之，壽命得長久。〔註6〕

這種「物性轉移」的理論使得外丹黃白術與道教長生成仙的目標結合起來，服食金丹成爲長生成仙的最高途徑。

（三）各家流派

葛洪是神仙道教中直接繼承燕齊方仙道和製造不死之藥傳統的金丹派，他就說：

余考覽養性之書，鳩集久視之方，曾所披涉篇卷，以千計矣，莫不皆以還丹金液爲大要者焉。然則此二事，蓋仙道之極也。服此而不仙，則古來無仙矣。〔註7〕

經葛洪的大力提倡，金丹服食便成爲道教重要的修煉方術。而金丹煉製，流派分歧，葛洪認爲丹砂是益人的上品神藥，燒之愈久，變化愈妙，可以和黃金、水銀互相轉化：「……丹砂燒之成水銀，積變又還成丹砂」，〔註8〕成書於

〔註5〕戴明揚校注，《嵇康集校注》，（北京：人民文學出版社出版，1962年7月），卷4，〈答難養生論〉，頁184～186。

〔註6〕魏伯陽著，《周易參同契》卷上，參見《正統道藏》，（台北：新文豐公司出版發行，1985年12月），第34冊，頁173。

〔註7〕葛洪著《抱朴子內篇》，版本同註4，卷4，〈金丹〉，頁17。

〔註8〕葛洪著《抱朴子內篇》，版本同註4，卷4，〈金丹〉，頁18。

唐初的《黃帝九鼎神丹經訣》，也發揮葛洪一派的丹道思想：

> 殊不知丹砂色赤，而能生水銀之白物，變化之理頗亦爲證。土得水而成泥，埏之。山下有金，其上多有丹砂，變轉不已，還復成金，歸本之質，無可怪也。〔註9〕

這派既重「長生不死」，也重「點石成金」，在歷史上最是源遠流長。另一派爲魏伯陽《周易參同契》所闡揚的鉛汞派，主張只用鉛汞爲原料，以相坎離變化，煉製大丹。至唐代又興起了硫汞派，用硫黃和水銀合煉，以求神丹大藥。煉丹所用的藥物主要有丹砂、鉛、汞、硫黃等礦物石藥，有時也用到動、植物藥材，其別名、隱名繁多，唐代梅彪《石藥爾雅》就蒐集了藥物隱名和丹劑、丹經名稱。〔註10〕如丹砂（硫化汞）古代又稱丹，又名朱砂、辰砂、辰錦砂、仙砂……等，是一種紅色固態礦物。汞又名水銀、鉛精、神膠、青龍……等，是一種白色液態物質。天然生成的「自然汞」是由丹砂礦逐漸氧化而成，因其比重大，且有流動性，故能流集在丹砂晶簇或塊體的空隙處。古代稱自然汞爲生水銀，至於熟水銀則指用丹砂升煉而得的水銀。〔註11〕鉛又稱黑錫、河車、白虎、黃龍……等，是一種很普通的金屬，但與自然金、自然汞以及自然銅的貯存情形不同，自然鉛是很罕見的。古代使用的鉛，必定都是熔煉的產物。而鉛和汞都可以變化爲「丹」，因此在煉丹家的實踐中佔有重要的地位。

二、草木藥源流

草木藥養生的傳統來自於古人採野菜和草木藥果腹治病的藥食同源歷史，再加上方士在積極從事原始煉丹術的同時，也擴大了藥物的來源與品種，不僅促進了藥物學的發展，更因此奠定了養生與治病相結合與重視食療的傳

〔註9〕《黃帝九鼎神丹經訣》，卷13，收入《正統道藏》，版本同註6，第31冊，頁643～644。

〔註10〕《石藥爾雅》是唐代梅彪在西元八〇六年所寫的小冊子，他自序：「少好道藝，性攻丹術，自弱至於知命，窮究經方，曾覽數百家論功者，如同指掌，用藥皆是隱名，就於隱名之中又有多本，若不備見，猶畫餅夢桃，遇其經方與不遇無別」，故仿效古人作《爾雅》之精神，將「諸丹所有別名，奇方異術之號，有法可營造者條列於前，無法難作之流具名於後」，使「疑迷者尋之稍易，習業者誦之不難」。梅彪撰，《石藥爾雅》，（台北：藝文印書館，1965年），收入《百部叢書集成》之62。

〔註11〕參見金正耀著，《道教與煉丹術論》，（北京：宗教文化出版社，2001年2月），頁170。

統。漢代《神農本草經》是藥學史上第一次對藥物進行較全面、系統地分類著錄的本草學著作。《抱朴子》引《神農本草經》有所謂：「上藥養命，中藥養性，下藥治病」〔註 12〕之說，其分類雖然受到神仙思想影響，以各種藥物的藥性是否有助於養性延命和輕身不老爲劃分標準，但上、中、下三品藥物都各有療效，卻是事實，本草學與養生學的發展至魏晉南北朝有長足進步，葛洪在《抱朴子》中介紹了醫家豐富的藥學知識：

> 理中、四順，可以救霍亂；款冬、紫苑，可以治咳逆；萑蘆、貫眾之煞九蟲；當歸、芍藥之止絞痛；秦膠、獨活之除八風；菖蒲、乾薑之止痺濕；菟絲、蓯蓉之補虛乏；甘遂、葶藶之逐痰癖；括樓、黃蓮之愈消渴；薺苨、甘草之解百毒；蘆如、益熱之護眾創；麻黃、大青之主傷寒。〔註 13〕

另外，當代著名醫家陶宏景在《神農本草經》的基礎上進一步發揮，著作了《本草經集注》，此書整理與校訂《神農本草經》三百六十五味藥，又選了《名醫別錄》所載的三百六十五味藥，共計七百三十味藥：「精粗皆取，無復遺落，分別科條，匹畛物類，兼注銘時用土地所出，及仙經道術所需，并此序錄，合爲七卷。」，〔註 14〕他首創按治療性能對臨床藥物進行劃分，即總結「諸病通用藥」，以病症爲綱，按藥物的治療功效，把他們分別歸入不同的病症項目下，例如：治風通用藥有防風、防己、奏芁等；治水通用藥有大戟、甘遂、葶藶、巴豆等；治黃疸通用藥有茵陳、梔子、紫草、白蘚等。到了明代，道教醫學所蘊含的養生保健功能益爲世人認同，臨床應用價值也益受重視。

第二節　靈秘丹藥的分類與療效

一、分　類

首先，靈藥在道教醫學中不僅止於「補髓填精」的治病功能，高濂說「食藥者可以長年，仙經論之矣。」（卷之十七，「高子曰」，頁 500），其分類爲：丹藥（又分礦物煉製丹丸和植物煉製丹丸）、草木服食藥方、方藥（有疾病專

〔註 12〕參見《抱朴子內篇》，版本同註 4，卷 11，〈仙藥〉，頁 196。
〔註 13〕葛洪著，《抱朴子內篇》，版本同註 4，卷 5，〈至理〉，頁 30。
〔註 14〕參見《陶隱居序》，收入〔宋〕唐慎微編著，《重修政和經史證類備用本草》，（台北：南天書局有限公司，1976 年 8 月），卷 1，《序例》上，頁 29～30。

科方藥與日抄客談方藥)。

高濂《遵生八箋》的〈靈丹秘藥箋〉中收錄了大量道教醫藥用丹藥，計有「秘傳龍虎石煉小還丹」、「度世丹」、「神仙不老丸」、「草還丹」……等三十餘種，高濂自謂得自終南王師與燕中至人，因屢獲奇效，信愈篤而好益專，希望以此濟人，故不自秘，刊刻以助遵生一力，其中有純粹植物煉製丹藥，以各種具滋補作用的植物藥來煉製，有些藥材在煉製之前，須先經酒浸泡、曬乾、炒黃等幾道手續，再與其他藥材蜜煉成丸。

除了丹藥之外，還有一些具有滋補作用的草木藥之服食，這類藥有茯苓、地黃、麥門冬、木巨勝、重樓、黃蓮、石韋、楮實、枸杞、天門冬、甘菊、松柏脂、松實、术、九節石菖蒲、桂、桃膠、胡麻、檸木實、槐子、遠志、五味子、山藥、人參、黃耆等，都是補養藥，並無毒性。

專科治症方藥則先條分疾病，再詳列藥方，如：「時瘡症方」，下列「擦摩膏」、「煎藥神方」、「時瘡結毒方」……等治療方法，大部分是具療效的草木藥鍊治或熬煮而成。高濂所錄的神仙方藥與條分疾病的專科方藥，大抵上就是傳統道教醫學的繼承。

二、療效例舉

就金石丹藥而言，這些礦物石藥本身雖有毒性，但也有一定的健腦、安神、強身的藥理作用，適度的服食，可補充人體的金屬微量元素，如丹砂可安神，雲母除風寒邪氣，石鐘乳明目益精，只要體質與疾病對症，便可獲得療效。〔註15〕《周禮・天官・塚宰》中就有以丹藥來治病的記載：

> 瘍醫掌腫瘍、潰瘍、金瘍、折瘍之祝藥劀砂之劑，凡療傷以五毒攻之……凡有瘍者受其藥焉。〔註16〕

所謂的五毒之藥，據鄭玄注所說就是將石髓（即石膽，硫酸銅）、丹砂（硫化汞）、雌黃（硫化砷）、礜石（砒黃鐵礦）、慈石（四氧化三鐵）等五種有毒藥物放入煉丹用的陶瓷罐中，經三晝夜的煉製而成，此藥具腐蝕作用，可用來

〔註15〕《太古土兑經》〈明相類〉中有藥物配合的相類學說：「夫鉛與雄（黃）同舍，化（石）受于金之類雌（黃），雄類硼砂，雄不得硼砂相和其色不行。夫鉛者金之主，雄者石之主，故鉛能變金石。夫欲變金石，不得雄，鉛終不妙也。……」收入《正統道藏》，版本同註6，第32冊，頁446。

〔註16〕參見〔漢〕鄭玄注，〔唐〕賈公彥疏，李學勤主編，《周禮注疏》，(台北：台灣古籍出版有限公司，2001年10月)，〈天官・塚宰・瘍醫〉，頁815。

去除膿血與惡肉。另外，何晏也有服石金丹得驗的經驗之談：「服五石散，非惟治病，亦覺神明開朗」，〔註17〕足見最早的外丹術是與醫藥合流的。〔註18〕

其神仙服食方所使用的多種具有養生神效的植物草藥，據高濂自言是他數十年慕道精力，考有成據，或得經驗，或傳老道，方敢箋入。如果能量己陰藏陽藏之殊，而進或寒或熱之藥，使氣性和平，嗜慾簡默，那麼服食之力種種奏效。有單方類、複方類和辟穀食方，各有不同的藥效，如不饑延年、髮白再黑、身輕延壽、活血駐顏、固精、明目……等等。〔註19〕

專科治症方藥的類別繁多，有治痰症方十四種、眼目症方十一種、瘋症方十種、癆症方五種、寒症方三種、噎膈症方四種、瀉痢症方五種、痔漏症方五種、癰疽癧毒症方十四種、烏鬚法方三種、口齒症方六種、時瘡症方五種、下疳症方六種、瘡腫症方九種。其療效如分類所述：治牙痛、打膈、耳痛、瀉痢、咳嗽……等。〔註20〕

第三節　關於丹藥的延伸討論

一、丹藥的誤用

（一）金丹遺毒

道教煉丹術用以煉製丹藥的水銀、丹砂、雄黃、鉛、礬石等數藥物中，大部分都是含砷的化合物，都具毒性，其貽害程度遠超過療效，如鉛會積聚在體內而導致慢性中毒，表現出性格改變、神經錯亂、癱瘓等症狀；汞的中毒更嚴重，會表現出手腳麻痺壞死、口腔麻痺等症狀。《晉書》就記載了皇甫謐自言服藥後的苦狀：

> 服寒食藥，違錯節度，辛苦荼毒，于今七年。隆冬裸袒食冰，當暑煩悶，加以咳逆，或若瘟虐，或類傷寒，服氣流腫，四肢酸重。於

〔註17〕參見劉義慶編纂，劉開驊，柳士鎮譯注，《世說新語》上，（台北：台灣古籍出版有限公司，2004年8月），〈言語〉，頁63。

〔註18〕陳國符先生說：「蓋外丹術與醫術，初無區別，二者分派，疑始自金宋耳。」，參見《道藏源流考》，（台北：中華書局，1963年版），下冊，297頁。

〔註19〕有關服食方的內容，併自〈飲饌服食箋〉，其所載藥方凡四十餘種，種類眾多且製法與服用法皆有詳細敘述，筆者不擬在正文中詳述，特例舉幾項功效，其餘則詳製表格，列於附錄（表3）。

〔註20〕此部份內容也相當龐雜，請參見附錄（表2）。

今困劣，救命呼翕，父兄見出，妻息長訣。……初服寒食散而性與之忤，每委頓不倫，常悲恚叩刃欲自殺，叔母見之而止。〔註21〕

呼吸困難，性格丕變，精神錯亂，活脫脫就是金屬中毒的案例。唐代的金丹服餌成爲全國風氣，從帝王到達官士族，服丹中毒而死的不知凡幾。

（二）紅鉛和秋石

而金丹的遺毒之外，比較特別且爲人詬病的是秋石與紅鉛的煉製，這兩種丹藥在〈靈秘丹藥箋〉中皆有記載，以龍虎水（童男童女的小便）、母乳、紅鉛（童女的月水）來煉製丹藥，這似乎也反應出當時社會的一般狀況，因爲，隨著傳統煉丹術的衰微，作爲性興奮劑本質的丹藥也隨之沒落，而「秋石」、「紅鉛」作爲一種全新的性興奮劑，卻順應了傳統的慣性，成爲填補丹藥不足之藥物並受到重視。〔註22〕特別是有明一代，帝王嗜服丹藥又荒淫無度，每有以進丹藥有驗而加官晉爵者，科學技術發展的產品正好迎合了統治階級腐朽生活的需求，以龍虎水、紅鉛來煉製春藥的風尚就此盛行起來，從當時的一些著作也可以反映一二，如《萬曆野獲編》就記載了皇帝選童女以煉丹藥的事：

嘉靖中葉，上餌丹藥有驗，至壬子冬，命京師內外選女八歲至十四歲者三百人入宮。乙卯九月，又選十歲以下者一百六十人。蓋從陶仲文言，供煉藥用也。其法名先天丹鉛，云久進可以長生。〔註23〕

明人張時徹的《攝生眾妙方》載有「紅鉛接命神方」:「用無病室女，月潮初行者爲最；次二、次三者爲中，次四、五爲下，然亦可用」；〔註24〕龔廷賢的《萬病回春》中提到要選擇眉清目秀、齒白唇紅、髮黑面光、肌膚細緻、不肥不瘦、顏面三停、長短相當、算其生年月日約爲五〇四八日前後的少女來煉製紅鉛。另外，也有煉秋石的記載：

嘉靖間，諸佞幸進方最多，其秘者不可知。相傳至今者，若頤可學、

〔註21〕參見〔唐〕房玄齡等撰，《晉書》（一），（藝文印書館據清乾隆武英殿刊本景印），卷51，列傳21，〈皇甫謐傳〉，頁685。

〔註22〕參見容志毅著，《中國煉丹術考略》，（上海：上海三聯書店，1998年5月），頁247。

〔註23〕參見沈德符著，《萬曆野獲編補遺》，（台北：新興書局有限公司，1983年10月），卷1，〈宮闈〉，「宮詞」，頁803～804。

〔註24〕參見張時徹著，《攝生眾妙方》，卷2，〈補養門〉，「紅鉛接命神方」，收入王德毅主編，《叢書集成續編》86，（台北：新文豐出版公司印行，1989年），頁96～97。

盛端明則用秋石，取童男小遺，去頭尾煉之，……謂服之可以長生。

世宗餌之而驗，進秩至禮部尚書加太子太保。〔註25〕

《本草綱目》：

秋石四精丸，治思慮色欲過度，損傷心氣，遺精小便數。〔註26〕

可見明代煉秋石、紅鉛習俗之盛。其煉製原則，與《周易參同契》修人身之陰陽，以合天地之陰陽；修後天之陰陽，以合先天之陰陽；煉丹砂之陰陽，以合造化之陰陽的陰陽配合原理和「東方青龍西白虎，南是朱雀北玄武，黃婆會合入中央，烏兔煆鍊名眞火」（卷之十七，引「先天服食陰煉龍虎金丹」，頁 517）五行比附的丹道理論相關聯，如「秘傳龍虎石煉小還丹」的主要原料爲黃帝所傳製煉而成之「龍虎石」，「龍虎」在丹藥煉製的術語中多指「鉛汞」而言，在〈靈丹秘藥箋〉中指的是童男女的小便：

龍虎即男女之法象，男女乃陰陽之妙化也，陰陽未漓，其體渾然，故能感召天地氤氳之氣，盜奪日月磅礡之精，其炁充塞五臟，遍歷諸經，溢之於內爲炁爲血，滲之於外爲水爲膏，聖人以法術而採取，用以施水火既濟之功，運周天還返之妙，鍊成黃芽、白雪、玉液、金英。（卷之十七，引「龍虎石丹序」，頁 500）

在採龍虎水時有其禁忌，陽痿不舉、聲音強大有力，且皮膚粗糙、身上有怪臭味、面黃肌瘦，體弱多病、罹患瘡瘍腫毒等外科疾病等五種不健康的童男和陰戶上有橫骨、身上有狐臭等怪氣味、石女、聲音強大有力，頭髮粗大，皮膚粗糙，沒有血色、罹患瘡瘍腫毒的疾病及殘疾等五種不健康童女的小便不能用，煉製過程採取火煉與水飛法（昇華）。〔註27〕另外，各種丹藥因放置地點與水質選取的不同而有「陰煉法」（將原料置於靜通溝去處）、「陽煉法」（擇露天空地砌灶）、「河煉法」（不用井水而用河水飛煉，曬乾比陰煉上等潔白）等，藥效也有區別，採「陰煉法」煉製的小還丹可補心生精，是養血的至藥；採「河煉法」煉製的小還丹能消痰止嗽，專治勞嗽；「陽煉法」則能補腎中眞水，最壯丹田之

〔註25〕〔明〕沈德符撰，《萬曆野獲編》，版本同註 23，卷 21，〈佞倖〉，「進藥」，頁 547。

〔註26〕參見李時珍撰，《本草綱目》，（台北：文化圖書公司出版，1992 年 2 月），下冊，卷 52，〈秋石〉，頁 1608。

〔註27〕「水飛」是煉丹術術語的一種，是把藥物放入乳體中，加入清水同研，研後傾出上層清液，另器貯存，候其澄清後，取其沉澱物，如飛朱砂、飛滑石、飛雄黃等。參見張覺人著，《中國古代煉丹術》——中醫丹藥研究，（台北：明文書局印行，1985 年 4 月），頁 45。

元炁，是入元之丹。除了上述的方法之外，高濂更首創乳煉法，來提煉「秋石」，在煉製原料中加入皂角汁、杏仁煎汁、油脂汁、人乳汁等沉澱劑，得到能使人返老還本，髮白變黑，百病不生的高質量「秋石」。

二、價　值

有鑑於金丹的流弊，一些醫藥家逐漸把煉製的丹藥在使用上進行具體的改良，如作爲醫療之用時減量，並配上調和藥以減輕毒性作用，發展到後來只用於治療外科、皮膚科的疾病。例如：東晉葛洪不僅是著名的煉丹家，更因爲對丹藥毒性有清楚的認識，而總結出不少的藥物學知識，其醫學著作《肘後救卒方》中就記載了鹽水用於霍亂、傷寒、中風及清洗疱瘍傷口等；水銀、胡粉、豬脂合藥治瘡瘍；燒礬石末置腋下治狐臭。南北朝的道教學者陶宏景亦煉丹達二十年，其《肘後百一方》中，載有不少化學治藥方法，並多爲外科用藥。如以雄黃、雌黃合用療癰疽，以胡冶水銀丸治水腫。唐代著名道教醫家藥王孫思邈所煉製的太一玉粉丹、小還丹、艮雪丹、赤雪硫朱丹都用於治療疾病。明代也繼承了此種傳統，高濂在〈靈秘丹藥箋〉中所載之草木丹藥，就具有保健的功用：如「度世丹」能安神志，定魂魄，順五臟，和六腑，添智慧，烏髭鬚，通脈絡，除勞損，續絕補敗，其原料有枸杞子、甘菊花、遠志、車前子、生地黃、巴戟、覆盆子、白朮……等十六味藥材，單味藥材就各有療效，枸杞子是星之精，益血海，足筋骨，補氣安神；甘菊花是木之精，服之聰明耳目，去寒濕手軟，利九竅，通三焦，去萼用；遠志治胃膈痞悶，去憂邪，潤肌膚，壯筋骨；車前子是鎭星之精，益胃安魂，注顏，去夜驚妄想。其他像「大補陰膏」可安心神，健脾胃，滋肺金，補元氣，共用茯神、遠志、人參……等二十二味藥材煉製而成。

草木類在葛洪的《抱朴子》中早有記載，據葛洪說：「凡三百餘種，皆能延年，可單服也」，〔註28〕其效用卓著：

> 趙他子服桂二十年，足下生毛，日行五百里，力舉千斤。移門子服五味子十六年，色如玉女，入水不沾，入火不灼也。楚文子服地黃八年，夜視有光，手上車弩也。林子明服朮十一年，耳長五寸，身輕如燕，能超踰淵谷二丈許。杜子微服天門冬，御八十妾，有子百三十人，日行三百里。任子季服茯苓十八年，仙人玉女往從之，能

〔註28〕葛洪著，《抱朴子內篇》，版本同註4，卷11，〈仙藥〉，頁65。

> 隱能彰，不復食穀，灸瘢皆滅，面體玉光。陵陽子仲服遠志二十年，有子三十七人，開書所視不忘，坐在立亡。〔註29〕

葛洪將此類草木藥的服食效用提昇至近乎神藥，或有誇大之處，但若以現代中醫藥學角度而言，只要運用得宜，確有其療效。如甘菊有疏風清熱、平肝明目的功效，主治風熱感冒，頭痛暈眩，目赤腫痛，瘡毒等。現代研究試驗證明，菊花含有多種心臟活性成分，因而有擴張冠狀動脈，增加冠脈流量的作用。石菖蒲有開竅、豁痰、理氣、活血、散風、治胃腹痛等功效。內服能促進消化液分泌，制止胃腸的異常發酵，有弛緩腸管平滑肌痙攣作用。山藥能健脾，補肺，固腎，益精。治脾虛泄瀉，久痢，虛勞咳嗽，小便頻數等。常以五穀相佐以養人，常服，久服，可臻壽考。天門冬是滋陰藥，可潤肺滋腎，潤燥滑腸，用於咳嗽、音啞、咽痛、便秘等，也用於治消渴（糖尿病）。因能益髓強骨，延年耐老。黃精是養陰藥，有補氣作用，能潤肺滋腎補脾，用於病後虛損，營養不良。現代研究發現含黏液質、澱粉和糖分，能增強老人心肺功能和適應環境能力，能抗衰老，抗腫瘤，增強細胞免疫功能。〔註30〕專科治症方藥中所用的藥材，從現代中醫的觀點來看，也確有療效。如：陳皮在中醫學上有開脾、治咳之效，多用於治咳症方中；巴豆有止瀉之效，山藥有健腸胃之效，多用於瀉痢症方。

至於「秋石」雖以童尿煉製而成，但相較於「紅鉛」的荒誕不經，其養生功效似乎有更多的依據與證明，據說東漢時期修道者就曾飲小便以養生：

> 甘始、東郭延年、封君達三人者，皆方士也。率能行容成御婦人術，或飲小便，或自倒懸，愛嗇精氣，不極視大言。甘始、元放、延年皆爲（曹）操所錄，問其術而行之。君達號‘青牛師’。凡此數人，皆百餘歲及二百歲也。〔註31〕

「秋石」一詞的出現，最早可追溯到東漢末，《周易參同契》已有言：「推演五行數，較約而不繁。舉水以激火，奄然滅光明。……淮南煉秋石，王陽加黃芽。」，〔註32〕只是在此文獻中並未提到以何原料來煉製，用人尿作爲提煉

〔註29〕葛洪著，《抱朴子內篇》，版本同註4，卷11，〈仙藥〉，頁65。

〔註30〕有關各種中藥的作用請參見謝永新，雷載權主編，《中國食療學3——中醫營養學》，（台南：中華日報出版，1991年9月），頁131、168。

〔註31〕參見范曄撰，司馬彪注，《後漢書》冊6，（台北：中華書局印行，1965年，四部備要本），卷112下，〈甘始傳〉，頁14～15。

〔註32〕參見魏伯陽撰，《周易參同契》，（台北：新文豐出版公司印行，1987年6月），

「秋石」的原料，據可靠記載，至遲應該是在唐代，唐代煉丹書《許眞君石函記・日月雌雄論》中就有：「不受旁門並小術，不言咽唾成金液，不煉小便爲秋石」，〔註 33〕到了宋代，「秋石」的煉製已初具規模，流行各煉製法。人尿中含有何種成分不得而知，但歷代煉製不絕，並記載了多種療效。

宋朝沈括也回憶道：「先大夫曾得瘦疾，且嗽，凡九年，萬方不效，服此（秋石）而愈。」，〔註 34〕一九六三年英國學者李約瑟和魯桂珍在英國《自然》雜誌發表題爲《中世紀的尿甾體性激素》的論文，認爲「秋石」的煉製，就是將尿液中的性激素（荷爾蒙）提煉出來，服用後可產生療效。〔註 35〕對此說法，學者各有見解，日本學者宮下三郎、中國學者楊存中、孟乃昌等贊成李約瑟等的秋石爲性激素說。劉廣定、張秉倫、孫毅霖等學者則持反對意見。事實上，人尿中的各種生化成分極爲眾多複雜，究竟何種成分對人體有助益，恐怕要根據具體情況而論，不可概括論之。可以確定的是，煉丹服食以求長生的過程中雖然產生了許多流弊，但卻開啓了化學製藥的先河，對中國醫藥發展有重要的影響。

卷上，頁 13。

〔註 33〕參見《正統道藏》，版本同註 6，第 32 冊，頁 479。

〔註 34〕〔宋〕蘇軾，沈括撰，《蘇沈良方》，卷 1，〈秋石方〉，收入《叢書集成初編》，（北京：中華書局出版發行，1985 年），頁 5。

〔註 35〕李約瑟，魯桂珍著《中世紀的尿甾體性激素》：「中國的醫藥化學家從大量的尿液中，成功地製了相當純淨的雄性激素和雌性激素物質。……中國古代的通過給病人服用『秋石』產生雙重的療效：既可補充外源性的類固醇性激素，又可以促進患者自身分泌更多的內源性的類固醇性激素。」，有關秋石研究的中文論著較多，如劉廣定〈從北宋人提煉性激素說談科學對科技史研究的重要性〉，《國立台灣大學文史哲學報》，1981 年，第 30 期，頁 363～376。孟乃昌〈秋石試議〉，《自然科學史研究》，1982 年第 4 期。張秉倫、孫毅霖，〈「秋石方」模擬實驗及其研究〉，《自然科學研史研究》，1988 年，第七卷，頁 170～183。黃興宗〈對中世紀中國藥物「秋石」特性的試驗〉，《中國圖書文史論集》，（台北：正中書局，1991 年），頁 277～280。祝亞平，《道家文化與科學》第五章第六節，（中國科學技術大學出版社，1995 年），頁 54～55，218～224。

第四章　調氣養心的強身健體功法
——〈延年卻病箋〉析論

本箋卷首有小序形式的「高子曰」，闡明此箋編寫要旨。上卷爲「序古名論」，搜羅古名家言及胎息、導引、氣功功法、咒語。其形式爲先將胎息、導引、氣功功法、咒語名稱標出，再詳述各式功法及內容；下卷爲「高子三知延壽論」，是高濂自己的延壽論。每論前先以「高子曰」形式，來闡明自己的理論，並搜集古名家言，後以自己的議論作結。

上卷：

「序古名論」	『幻眞先生服內元氣訣』：進取訣第一、轉炁訣第二、調炁訣第三、嚥炁訣第四、行炁訣第五、鍊炁訣第六、委炁訣第七、閉炁訣第八、布炁訣第九、六炁訣第十、調炁液訣第十一、食飲調護訣第十二。 『胎息詩讚』、『李眞人長生一十六字妙訣』、『閉氣歌訣』、『符絕三尸秘法』（並附符式）、『服五牙法』、『服日氣法』、『治急病法』、『耳鳴咒』……等，約五十種。

下卷：

「高子三知延壽論」	『色慾當知所戒論』：討論色慾對養生的危害。 『身心當知所損論』：討論精、氣、神如何調護。 『飲食當知所忌論』：討論養生者的飲食忌諱。 在三論之後，高濂搜集古名家言與各式養身、養心功法，務求理論與實踐配合，使遐齡可保。如：『最上一乘妙道』、『八段錦導引法』（附『八段錦坐功圖』）、『四季卻病歌』、『養心坐功法』、『養脾坐功法』、『養腎坐功法』、『心書九章』（原心章第一、究竟章第二、實證章第三、破幻章第四、安分章第五、神氣章第六、修幻章第七、靜通章第八、戒行章第九）……共十四則。

靈丹秘藥治病延年的功效是無庸置疑的，但仍有不逮之處，因此，除了靈藥之外，透過種種自我鍛鍊功法，可以更增延壽神效，是更加積極主動的攝養方法。高濂在箋首開宗名義的倡導「我命在我不在天」的主張，認爲生命的主導權操之在己，「昧用者夭，善用者延」；也就是身體健康，延年益壽，長生久視的鑰匙是由自己主宰的，並非消極的等待。因此，一個達道知命的人，必須能掌握陰陽盛衰之理與運用之機，使精神與形體得到適當的攝養，方能氣清神爽，運體卻病，以保遐齡。道教修煉形、氣、神〔註1〕的功法甚多，有導引、行氣、胎息、存神、守一……等等，統稱爲氣功。〔註2〕在眾多氣功功法中，高濂特別推崇「胎息」與「導引」，有「胎息爲大道根源，導引乃宣暢要術」的說法，認爲習此能「規三元養壽之方，絕三尸九蟲之害，內究中黃妙旨，外契大道玄言」。（卷之九，「高子曰」，頁 244）

功法所依據的理論基礎即認爲人之精神與形體全賴一氣，「氣存則榮，氣敗則滅」，若不養氣保神，則形無所依，神無所主，致殂謝爲命盡，此正與道家大醫孫思邈「身爲神氣之窟穴，神氣若存，身康力健。神氣若散，身乃死焉」〔註3〕的醫學理論不謀而合。《服氣經》也云：「道者氣也，保氣則得道，得道則長存。」，〔註4〕此種論點即認爲生命的實質就是氣的存在，氣是生命的根本要素，人的生命是氣聚集而形成的，氣一旦散失就面臨死亡。〔註5〕早期的道教經典《太平經》說：「夫氣者，所以通天地萬物之命；天地者，乃以氣風化萬物之命也。」，〔註6〕從這種氣本論的觀點來看待生死問題，自然就

〔註1〕所謂的形，就是身形的修煉，最基本的內容就是姿勢，即是在修煉時間內所採取的體位及形態。有坐式、臥式、半臥式、站式……等；氣是氣息修煉，包括呼吸與內氣修煉；神是心神的修煉，意即意念的修煉，是指修煉者在修煉過程中學習掌握如何運用意念。詳細內容參閱馬濟人著，《道教與氣功》，（台北：文津出版社，1997 年 11 月），頁 2～27。

〔註2〕古代氣功在各種文獻中又稱爲：吐納、導引、食氣、行氣、調息、胎息、禪定、止觀、靜坐...等。參見張榮明著，《中國古代氣功與先秦哲學》，（台北：桂冠圖書公司，1992 年 1 月），頁 1。

〔註3〕〔唐〕孫思邈著，《存神煉氣銘》，收入《正統道藏》，（台北：新文豐公司出版發行，1985 年 12 月），第 31 冊，頁 53。

〔註4〕〔宋〕張君房輯，《雲笈七籤》，（北京：齊魯書社，1988 年 9 月），卷 32，頁 187。

〔註5〕莊子曰：「人之生也，氣之聚也；聚則生，散則爲死……故曰通天下一氣耳。」參見〔清〕郭慶藩撰，王孝魚點校，《莊子集釋》，（台北：天工書局印行，1989 年 9 月），卷 7，〈知北遊〉，頁 733。

〔註6〕參見王明著，《太平經合校》，（北京：中華書局出版，1960 年 2 月），頁 317。

得到守氣不絕，方能象天地之道，可長可久的結論。因此，煉氣保氣可以留形住世、可以得道長存，〔註7〕是道家保眞全生，治病去疴的不二法門。

第一節　胎息：靜的呼吸修煉法

一、功法起源與簡介

就功法的性質而言，「胎息」屬於靜的修煉，是一種呼吸修煉法，其淵源很早，春秋戰國時期就有吐納法的流行，有「息必深入」、「食氣者壽而不死」〔註8〕、「吹响呼吸，吐納故新」〔註9〕……等說法，意即藉由呼吸的訓練，納入天地精氣，可以「遺形去智，抱素反眞，上通玄天」〔註10〕收明神延年之功。〔註11〕方士們爲了加強食氣的作用，將呼吸吐納修煉術進一步發展成閉氣咽津法，〔註12〕此即爲胎息法的前身。胎息法就其字義而言，指的就是一種模擬胎兒內呼吸的調息方法，是行氣修煉法中重要的內容之一，其實質並非不以口鼻呼吸，而是用心理暗示自己用毛孔呼吸，用臍呼吸或用丹田呼吸，是入靜之後，極度深長而微弱的呼吸狀態。葛洪在《抱朴子》中就指出行氣不僅可以治百病、延年命，還可祛瘟疫、禁邪魅、止瘡血、居水中、辟饑渴。

〔註7〕《西山群仙會眞記》引〈太上隱書〉說：「形爲留炁之舍，炁爲保形之符，欲留形住世，必先養炁，至大至剛，充塞乎天地之間；炁聚神靈，炁遊於風塵之外。善養生者養其形，善養形者養其氣。」收入《正統道藏》，版本同註3，第7冊，頁105。

〔註8〕參見王充著，《王充論衡》，（台北：宏業書局印行，1983年4月），卷上，〈道虛篇〉，頁77。

〔註9〕參見〔清〕郭慶藩撰，王孝魚點校，《莊子集釋》，版本同註5，卷6，〈刻意〉，頁535。

〔註10〕參見許愼記，王肅注，《淮南子》，（台北：新文豐出版公司印行，1978年10月），卷11，〈齊俗訓〉，頁16。

〔註11〕從先秦到漢代的方士，普遍認爲服氣（食氣）可以除穢輕身，因此仿效莊子「不食五穀，吸風飲露」的神人生活，《大戴禮記．易本命》就有「食水者善游能寒，食土者無心而不息，……食氣者神明而壽，不食者不死而神」的說法，此正是修煉呼吸可得長壽的理論基礎。

〔註12〕《黃帝內經素問》詳細載有以閉氣咽津來治腎病的方法：「所有自來腎有久病者，可以寅時面向南，淨神不亂思，閉氣不息七遍，以引頸咽氣順之，如咽甚硬物，如此七通後，餌舌下津令無數」參見〔唐〕王冰注釋，〔宋〕高保衡校正，《黃帝內經素問》，（台北：文光圖書有限公司，1992年12月），〈遺篇．刺法論〉，頁270。

而：

> 其大要者，胎息而已。得胎息者，能不以口鼻呼吸，如在胞胎之中，則道成矣。〔註 13〕

又詳述胎息之法：

> 初學行氣，鼻中引氣而閉之，陰以心數至一百二十，乃口微吐之，及引之皆不欲令己耳聞其氣出入之聲。常令入多出少，以鴻毛著鼻口之上，吐出鴻毛不動爲候也。〔註 14〕

在〈延年卻病箋〉中提到的胎息功法很多，有「幻眞先生服內元氣訣」、〔註 15〕「幻眞註解胎息經」、「李眞人長生一十六字妙訣」、「胎息秘要歌訣」十首〔註 16〕及「服日氣法」、「服月精法」〔註 17〕等。

二、功法效用

北宋蘇東坡對「胎息」頗有領會，認爲胎息是意想閉氣於胸膈之中，可使氣息平穩，心靈澄靜。〔註 18〕心神澄靜的狀態，能使煉氣的能量在體內累積，可絕三尸九蟲之害，高濂對此也有大篇幅的記載。人體中有三尸九蟲的說法本就源於道教，三尸即三蟲，亦名三屍．三彭。上屍其色白而青，名彭居，好嗜欲；中屍名彭質，其色白而黃，好五味；下屍名彭矯，好色慾。《太清中黃眞經》說：

〔註 13〕葛洪著《抱朴子內篇》，（臺北：新文豐出版股份有限公司，1998 年 3 月），卷 8，〈釋滯〉，頁 45。

〔註 14〕葛洪著《抱朴子內篇》，版本同註 13，卷 8，〈釋滯〉，頁 45。

〔註 15〕此訣全套有十五節修煉功法。署名幻眞先生者，其人生平不詳。除收載在《道藏》外，也見《雲笈七籤》卷六，〈延年卻病箋〉收前十二節，第二節淘氣訣則改稱轉氣訣。

〔註 16〕此十首歌訣，其內容均爲服氣及與服氣相關者，以詩歌形式表達。有服氣飲食宜忌、治萬病坐功訣、六氣歌訣……等，其主旨與《幻眞先生服內元氣訣》相似。

〔註 17〕服外氣也是道家服氣修煉的體系之一。所謂外氣，謂日月星辰雲霧以及草木山石之精華。日月爲太陽太陰，光照寰宇，因此，道家服氣首重日精月華。在這些功法中均有意念存想、咒誦之運用，爲南北朝上清派道教修煉功法。詳參王慶餘、曠文楠著，《道醫窺秘：道教醫學康復術》，（台北：大展出版社有限公司，2000 年 9 月），頁 142。

〔註 18〕原文爲：「既云閉氣於胸膈，恐不是閉鼻中氣，只以意堅守此氣於胸膈中，令出入息似動不動，氤氳縹緲，如香爐蓋上煙，湯瓶嘴中氣，自在出入。」參見蘇軾，沈括撰，《蘇沈良方拾遺》，卷下，〈寄子由三法〉，收入《叢書集成初編》，（北京：中華書局出版發行，1985 年），頁 101。

上蟲居腦宮；中蟲住心宮；下蟲居腹胃。〔註 19〕

三屍常居人脾，是各種慾望產生的根源，是毒害人體的邪魔，常在庚申之日上告天帝，將人之分毫罪過錄奏，欲絕人生籍，滅人祿命。三屍在人體中靠穀氣生存的，如果人不食五穀，斷其穀氣，那麼三屍在人體中，就不能生存了，人體也就滅除了邪魔，此種斷食以絕蟲的方法即爲辟穀。〔註 20〕

而與「胎息」同屬於呼吸修煉方法的，還有服氣、採氣、存想……等，服氣有時間上的禁忌，「序古名論」就提到一天中，午後至子時爲死炁，不可服，惟酉時日近明淨，可服炁。一年中的冬三月子時寒，夏三月午時熱，均是不適合服氣的時辰。而爲了加強內臟器官的鍛鍊與治療，甚至針對不同臟器採取不同的服氣法、存思法、行氣法及與特殊咒語一起修煉的布氣法。〔註 21〕其要旨皆在於服氣調息，使一心不亂，以達到修形修神的功效。就如「太清中黃太臟論略」所云：

> 內養形神除嗜欲。心不動搖，六府如燭，常修此道，形神自足。專修靜定身如玉。內絕所思，外絕所欲。（卷之九，引《太清中黃胎藏論略論》，頁 245）

第二節　導引：動的形體修煉法

一、功法起源

「胎息」之外，「導引」屬於動的修煉法，指的是導氣與引體，〔註 22〕是

〔註 19〕參見《太清中黃眞經》，收入《正統道藏》，版本同註 3，第 30 冊，頁 805～806。

〔註 20〕《遵生八箋》中談到辟穀的部分並不多，僅在〈飲饌服食箋〉的「服食方類」中略舉幾帖藥方。辟穀又稱斷谷、卻谷、卻粒、絕谷、絕粒、絕糧、休糧、辟穀、斷穀等，即不食五穀類的食物。《史記‧留侯世家》曾載張良多病，「不食谷，杜門不出歲餘」，裴駰《集解》引《漢書音義》曰：「服辟谷之藥，而靜居行氣。」葛洪《抱朴子‧雜應篇》載多種辟谷服餌方：「以甘草、防風、莧實之屬十許種，搗爲散，先服方寸七，乃呑石子大如雀卵十二枚，足辟百日，輒更服散，氣力顏色如故也。」

〔註 21〕布氣法非指呼吸之氣，而是存思內氣外放以治疾，《抱朴子‧雜症》就記有三國時道士行氣治病的事例。〈延年卻病箋〉中有實際操作方法，所引「幻眞先生服內元氣訣」中也有『布氣訣』。

〔註 22〕晉人郭象《莊子注》說：「導氣令和，引體令柔」。因此，可以說導引就是導氣和引體。

一種將吐納、調息與按摩、體操等結合起來，以動養形的形體修煉方法。其起源最有可能來自於舞蹈。遠古時代，環境潮濕，又加上勞動繁重，因此患有關節不利，筋骨瑟縮的毛病，於是先民模仿自然界動物姿勢各異的舉止來療病強身，《莊子．刻意篇》：「……熊經鳥伸，為壽而已；此道（導）引之士，養形之人，彭祖壽考者之所好也」，〔註 23〕歷代文獻資料也都有明確的記載，如《淮南子》的「熊經鳥伸，鳧浴蝯躩，鴟視虎顧」，〔註 24〕《抱朴子》的「龍導虎引，熊經龜咽，鷰飛蛇屈，猿據鳥伸」，〔註 25〕一九七三年馬王堆漢墓出土的《帛書導引圖》除了「熊經鳥伸」外，更載有許多氣功導引的動作形象，如鷂背、口狼、龍登、（鳥）信、沐猴灌、猿呼、鶴口。還有專門療疾的引（頹）、引聾、引胠積、引項、坐引八維等。後來還發展成「五禽戲」、「八段錦」、「易筋經」等體育與醫療結合的鍛鍊功法。這些都透露出早期人們希望藉由模仿動物，以活動關節，疏通氣血，進而達到消除疾病，恢復健康的目的。〔註 26〕導引作為醫療的方法，早在《黃帝內經》中已數度出現，如《黃帝內經素問》〈異法方宜論〉就將導引按蹻總結為源於上古，而流行於當時的五種醫療措施之一：

中央者，其地平以濕，天地所以生萬物也眾，其民食雜而不勞，故其病多痿厥寒熱，其治宜導引按蹻。故導引按蹻者，亦從中央出也。〔註 27〕

《黃帝內經素問》〈奇病論〉則認為有些病症，不能獨用一藥，須與導引配合方能致效：

病名曰息積，……為導引、服藥，藥不能獨治也。〔註 28〕

導引除了各種鍛鍊功法之外，也包括了自我按摩，從文獻資料的記載來看，「按摩」一詞就有按蹻、撟引、案扤、〔註 29〕折枝〔註 30〕等不同名稱。「按蹻」語

〔註 23〕〔清〕郭慶藩撰，王孝魚點校，《莊子集釋》，版本同註 5，卷 6，〈刻意〉，頁 535。

〔註 24〕參見《淮南子》，版本同註 10，卷 7，〈精神訓〉，頁 11。

〔註 25〕葛洪著，《抱朴子內篇》，版本同註 13，卷 15，〈雜應〉，頁 91。

〔註 26〕《抱朴子內篇》就對先民模仿動物姿勢的動機下了一個註解：「知龜鶴之遐齡，效其導引以增年。」參見葛洪著，《抱朴子內篇》，版本同註 13，卷 3，〈對俗〉，頁 11。

〔註 27〕〔唐〕王冰注釋，〔宋〕高保衡校正，《黃帝內經素問》，版本同註 12，卷 4，〈異法方宜論〉，頁 41。

〔註 28〕〔唐〕王冰注釋，〔宋〕高保衡校正，《黃帝內經素問》，版本同註 12，卷 13，〈奇病論〉，頁 125。

〔註 29〕語出《史記．扁鵲傳》，唐．司馬貞《史記索隱》中註說：「撟謂為按摩之法，夭撟引身，如熊經鳥伸也。」；「扤音玩，亦謂按摩而玩弄身體使調也。」參

出《黃帝內經・素問》:「……其治宜導引按蹻。」,〔註31〕唐王冰在《補註黃帝內經素問》中曾對此加以解釋:「按謂抑按皮肉,蹻爲捷舉手足」,〔註32〕所以搖筋骨,動支節的肢體運動與抑按皮肉的按摩功夫,皆涵蓋在導引的範圍內。

二、功法簡介與效用

古代養生家透過俯仰屈伸的動作,使血氣順暢地流通於人體的百脈關節,不僅調骨利筋,和暢臟腑經絡,更可扶正卻邪,防病於未然,正所謂「流水不腐,戶樞不蠹,動也,形氣亦然。」〔註33〕高濂對此也有相同的見解:

> 人身流暢皆一氣之所週通,氣流則形和,氣塞則形病。(卷之九,「左洞眞經按摩導引訣」,頁272)
>
> 元氣難積而易散,關節易閉而難開,人身欲得搖動,則穀氣易消血脈流利,仙家按摩導引之術,所以行血氣,利關節,辟邪外干,使惡炁不得入吾身中耳。(卷之九,「左洞眞經按摩導引訣」引《元道經》,頁272)

〈延年卻病箋〉中輯錄了許多前代行之有驗的導引按摩功法,有「左洞眞經按摩導引訣」、〔註34〕「太上混元按摩法」、「天竺按摩法」、〔註35〕「婆羅門

見《史記》冊7,(台北:中華書局印行,1965年,四部備要本),卷105,〈扁鵲傳〉,頁3。

〔註30〕語出《孟子》:「爲長者折枝,語人曰,我不能,是不爲也,非不能也。」,漢代趙歧註此語曰:「折枝,按摩折手節,解罷枝也。少者恥是役,故不爲耳。」枝與肢通,罷通疲字,即疲勞之意。

〔註31〕〔唐〕王冰注釋,〔宋〕高保衡校正,《黃帝內經素問》,版本同註12,卷4,〈異法方宜論〉,頁41。

〔註32〕同上註。

〔註33〕參見〔東漢〕高誘註,《呂氏春秋》,(台北:藝文印書館,1974年1月),〈季春紀〉,「盡數」,頁74。

〔註34〕此功法原紀錄在《左洞眞經》中,但原書未見。宋代《聖濟總錄》中收載有功法內容。「左洞眞經按摩導引訣」全套有「夜半子時」、「轉脅舒足」、「鼓腹淘氣」(鼓動腹部,吐出胸腹中濁氣)、「導引按蹻」、「捏目四眦」(眼功)、「摩手熨目」(眼功)、「對修常居」(眼功)、「俯按山源」(按摩人中)、「營治城郭」(耳功)、「擊探天鼓」(耳功)、「拭摩神庭」(浴面)、「上朝三元」自前額向後揉摩頭髮)、「下摩生門」(摩臍腹)、「櫛髮去風」(揉摩頭皮)、「運動水土」(摩胸脅、腎腰)等十五節,預備功法要在夜半子時與每日戌、亥、子三時做一些導引動作,接著依序將其他十三節功法演練完畢,每節功法都有其特殊功效。詳細內容參見〈延年卻病箋〉上卷,「左洞眞經按摩導引訣」,頁272。

十二導引法」、〔註36〕「擦湧泉穴說」、「擦腎腧穴說」、「八段錦導引法」、「八段錦坐功圖」、「養心坐功法」、「養肝坐功法」、「養膽坐功法」、「養脾坐功法」、「養肺坐功法」、「養腎坐功法」、「導引卻病歌訣」等。此箋功法頗多，筆者不擬一一詳述，僅舉「天竺按摩法」、「婆羅門十二導引法」與「八段錦導引法」爲例。「天竺按摩法」有十八勢功法，據說若能每日依此煉過三遍，一個月後能使百病消除，健步如飛，有延年續命的效果。「婆羅門十二導引法」雖冠以婆羅門之名，但全套功法十二節，俱以中國古代傳說中的禽獸與植物爲名，有龍引、龜引、麟盤、虎視、鶴舉、鸞趨、鴛翔、熊迅、寒松控雪、冬柏凌風、仙人排天、鳳凰鼓翅等。各節內容則以動物仿生爲主，如「鴛翔」：以手向背上相捉，低身徐徐宛轉，各五遍。「龜引」：峻坐，兩足如八字，以手拓膝行搖動，又左顧右顧各三遍。此與東漢華陀創編的「五禽戲」，〔註37〕有異曲同工之妙。「八段錦導引法」是由八節動作組編而成，《遵生八箋》中介紹的，應爲《鍾離八段錦法》，分爲文字和坐功圖兩部分，功法後有訣，強調應於甲子日夜半子時開始煉功，但高濂認爲行功不必拘泥於子午，一天之中身閑心靜時，便是最佳時刻。其坐功圖有八式：叩齒集神、搖天柱、舌攪漱咽、摩腎堂、單關轆轤、左右轆轤、左右按頂、鉤攀。又有針對五臟及膽腑病症可使用的導引法，分別爲養心、肝、膽、脾、肺、腎等坐功法。

在眾多功法中，堅齒、聰耳、明目之法是各種導引功法中常出現的修煉術，這和道教養生家認爲眼、耳、齒的功能衰退即是人體衰老的象徵有關，因此，要透過導引術來防治這三個器官的老化。其他像「去病延年六字法」則是一種以煉呼爲主的行氣修煉術，又稱「六字延壽訣」、「太上玉軸六字氣訣」、「六字訣」等。透過口呼噓、呵、呼、吹、嘻、呬字音，來影響內在臟腑：噓肝、呵心、呼脾、呬肺、吹腎、嘻膽或三焦，使瀉去各該臟腑的病邪。

〔註35〕天竺國按摩法，是一套古老的導引修煉法。除了《遵生八箋》中有輯錄之外，分別見於《太清道林攝生論》、《正一法文修眞要旨》、《備急千金要方》、《雲笈七籤》。

〔註36〕婆羅門導引法除了輯錄於《遵生八箋》之外，分別見於王仲丘輯的《攝生纂錄》及《內外功圖說輯要中》。

〔註37〕《後漢書・華佗傳》云：「古之仙者，爲導引之事，熊頸鴟顧，引挽腰體，動諸關節，以求難老。吾有一術，名五禽之戲：一曰虎，二曰鹿，三曰熊，四曰猿，五曰鳥。亦以除疾，兼利蹄足，以當導引。體有不快，起作一禽之戲，怡而汗出，因以著粉，身體輕便而欲食。」參見《後漢書》，（台北：中華書局印行，1965年，四部備要本），冊6，卷112下，〈華陀傳〉，頁8。

第三節　其　他

一、內　丹

筆者整理這個部分發現，內丹術的體系龐大、功法龐雜，著實是一門深奧難懂的學科，礙於學力有限，很難涵蓋其全貌，因此，筆者僅簡單的整理了內丹術中較重要的概念與後人評價，至於修鍊方法與結丹過程，則不再贅述。

所謂的「內丹三要論」是傳統內丹學的闡揚，內丹家認爲人道與天地之道相合，天地之道的演化過程是由道生先天一炁，一炁生陰陽，陰陽生天、地、人三才，再衍生出宇宙萬物。若要與道合眞，須從後天返回先天的永恆虛無狀態，這是所謂「順則生人生物，逆則成仙成神」的內丹學原理。把人體看做小宇宙，喻爲煉丹的「爐鼎」，以人體的精、炁、神爲修煉對象；以太極、陰陽、三才、四象、五行、六位、七政、八卦、九宮、十干、十二支、二十四氣等符號來描述修煉過程，其步驟爲「煉精化氣，煉氣化神，煉神還虛」。「內丹三要論」的三要爲玄牝、藥物、火侯。藥物指的是精、氣、神三寶，即是煉先天的元神、炁、眞精。《陳虛白規中指南》〈採藥〉云：「身中之藥者，神、炁、精也。」，〔註38〕火侯即是元神與精氣結合在體內運行的過程中，每個階段個人意念的運用程度。胡孚琛對內丹養生學的評價很高：

> 金丹大道本與天地造化同途，可以說是古代道家和道教學者數千年來探究宇宙自然法則和人體科學的智慧結晶。〔註39〕

二、房中術

筆者整理〈延年卻病箋〉中的內容，發覺這一箋的大部分內容是高濂從眾多秘要經典節錄下來的，唯一加進評論意見的是下卷的「高子三知延壽論」，即所謂「色慾當知所戒論」、「身心當知所損論」、「飲食當知所忌論」，對各種慾望的貪求之患，作了精闢的闡述，筆者在此擬先論「色慾當知所戒論」，而將「身心當知所損論」留待論述〈起居安樂箋〉時再詳談；「飲食當知所忌論」則留待論述〈飲饌服食箋〉時再詳述。「色慾當知所戒論」是對房中養生問題的討論，可與〈飲饌服食箋〉中「高子論房中藥物之害」合論。古代追求長生不老，導

〔註38〕參見《正統道藏》，版本同註3，第7冊，頁36。

〔註39〕胡孚琛著，〈道家和道教形、氣、神三重結構的人體觀〉，收入楊儒賓主編，《中國古代思想中的氣論及身體觀》，（臺北：巨流圖書公司，1993年3月1版），頁176。

引、吐納、房中術是同時產生的，其中，房中術是有關性的養生術，包含許多性知識與醫學理論。早在戰國和秦漢時期，有關房中術的文獻就相當豐富了，如馬王堆漢墓出土的竹簡《十問》、《合陰陽》、《天下至道談》，以及帛書《養生方》、《雜療方》等，《漢書·藝文志·方技略》則著錄了八種房中書，分別是《容成陰道》二十六卷、《務成子陰道》三十六卷、《堯、舜陰道》二十三卷、《湯、盤庚陰道》二十卷、《天老雜子陰道》二十五卷、《天一陰道》二十四卷、《黃帝、三王養陽方》二十卷、《三家內房有子方》十七卷。由此可知，在道教出現之前，已有專門的房中著作，並且是一門和「醫經」、「經方」、「神僊」並列的「方技」之學了。自此以後，房中術一直傳習不絕，後來更被道教所承襲，〔註 40〕成爲長生養生術的精華之一。歷來的道教房中術，曾和辟穀、煉丹一樣遭到非議，或許其中有錯誤的認知〔註 41〕和糟粕，但也有一些科學的理論，值得注意和研究。概括來說，中國的房中術與中醫理論結合後，強調的是陰陽調和、〔註 42〕樂而有節〔註 43〕去病延年，純粹是以養生功能爲導向的。高濂論房中術也以養生爲主要目的，首先，他並不否認「倚翠偎紅」是人生之樂事，且「飲食男女，人之大欲也」（卷之十三，「高子論房中藥物之害」，頁 383），但過於沉緬其中，就難免禍害上身，因此，房事不可絕但不可過，宜「節」、「少」、「和」，所以他說：

〔註 40〕從《隋書·經籍志》所著錄的《彭祖養性經》一卷、《玉房秘決》十卷、《素女秘道經》一卷并《玄女經》、《素女方》一卷、《彭祖養性》一卷、《郯子說陰陽經》一卷、《序房內秘術》一卷（葛氏撰）、《玉房秘決》八卷、《徐太山房內秘要》一卷、《新撰玉房秘決》九卷（詳見魏徵【580～643AD】等，《隋書》點校本，【北京：中華書局，1973 年】，卷三四，〈經籍志〉，頁 1043～1050。）等十種房中書來看，書名中所提到的彭祖、玄女和素女，都是六朝道教經典屢屢提到的人物，而《序房內秘術》的作者葛氏，據胡孚琛主編的《中華道教大辭典》，（北京：中國社會科學出版社，1995 年，頁 1338）指出，應該就是著名的道士葛洪。由此顯示，這些房中書應與道教有密切的關係。

〔註 41〕如葛洪在《抱朴子·微旨》中就提到有人認爲：「聞房中之事，能盡其道者，可單行致神仙，並可以移災解罪，轉禍爲福，居官高遷，商賈倍利，信乎？」參見葛洪著，《抱朴子內篇》，版本同註 13，卷 6，〈微旨〉，頁 128～129。

〔註 42〕〈生氣通天論〉曰：「凡陰陽之要，陽密乃固。兩者不和，若春無秋，若夏無冬，因而和之，是爲聖度。」參見〔唐〕王冰注釋，〔宋〕高保衡校正，《黃帝內經素問》，版本同註 12，卷 1，〈生氣通天論〉，頁 15～16。

〔註 43〕《漢書·藝文志》將「房中」定義爲「情性之極，至道之際，是以聖王制外樂以禁內情，而爲之節文。……樂而有節，則和平壽考。即迷者弗顧，以生疾隕性命。」參見班固撰，顏師古注，《前漢書》，（台北：中華書局印行，1965 年，四部備要本），冊 4，卷 3，〈藝文志〉，頁 41。

> 養生之方首先節慾，欲且當節，況欲其欲，而不知所以壯吾欲也，寧無損哉。（卷之十，「高子三知延壽論」，『色欲當知所戒論』，頁277）
>
> 人年六十當秘精勿泄，若氣力尚壯，不可強忍，久而不泄，致生癰疾。（卷之十，「高子三知延壽論」，『色欲當知所戒論』引《素女經》，頁278）
>
> 夫人之稟受父母精血，後者其生壯，即多慾尚可支，薄者其生弱，雖寡慾猶不足。故壯者恣慾而斃者有之，未有弱者恣慾而壽者矣。（卷之十三，「高子論房中藥物之害」，頁383）

也結合五行理論，說明房事太過對五臟的損害：

> 腎爲命門，爲坎水，水熱火寒，則靈臺之焰藉此以滅也。使水先枯竭，則木無以生，而肝病矣。木病則火無所制，而心困矣。火焰則土燥而脾敗矣。脾敗則肺金無資，五行受傷，而大本以去欲求長生，其可得乎！（卷之十，「高子三知延壽論」，『色欲當知所戒論』，頁277）

葛洪有相同的看法：

> 人復不可都絕陰陽，陰陽不交，則坐致壅閼之病，故幽閉怨曠，多病而不壽也。任情肆意，又損年命。唯有得其節宣之和，可以不損。〔註44〕

所以，節慾保精，才能收養生之效，所謂「道以精爲寶，寶持宜閉密，施人則生人，留己則生己。」（卷之十，引《仙經》，頁278），《養性延命錄》也說：

> 道以精爲寶，施之則生人，留之則生身。生身則求度在仙位，生人則功遂身退。功遂而身退，則陷欲以爲劇。何況妄施而廢棄，損不覺多，故疲勞而命墮。〔註45〕

陶弘景認爲「不泄」可以「生身」（成仙），擇日而泄可以「生人」，因此，若要「求子」，還要注意交接的時辰，避開天忌、地忌、人忌，選擇吉日吉時，以免父母受傷，生子不仁不孝。這種看法在除了陶弘景的著作中出現之外，〔註46〕

〔註44〕葛洪著，《抱朴子內篇》，版本同註13，卷8，〈釋滯〉，頁45。

〔註45〕參見陶弘景著，《養性延命錄》卷下，〈御女損益篇〉，收入胡道靜，陳蓮笙，陳耀庭選輯，《道藏要集選刊》（九），（上海：上海古籍出版社出版，1993年5月），頁406。

〔註46〕《養性延命錄》引「彭祖」之言說：「若欲求子，令子長命、賢明，取月宿日施精，大佳。」（陶弘景著《養性延命錄》，版本同註45，卷下，〈御女損益篇〉，頁406）；又引「彭祖」之言云：「消息之情，不可不知也。又需當避大寒、大

其他像孫思邈等醫家專著中也有類似的說法：

> 大寒、大熱、大風、大雨、大霧、大雷、日月薄蝕、星辰之下、神佛之前、更忌元旦、三元、老臘、每月朔望、庚申、本命、春秋二分、二社、五月九毒日，每月二十八日人神在陰，四月十日純陰，用事皆不可犯。（卷之十，「高子三知延壽論」，『色欲當知所戒論』引孫眞人言，頁 279）

> 勿大醉入房，勿燃燭入房，勿遠行疲乏入房，勿忍小便入房，勿帶瘡毒疾病未瘥入房。（卷之十，「高子三知延壽論」，『色欲當知所戒論』引書曰，頁 279）

高濂悟出「節慾」對養生有相當的助益，因此，任何慾念，在初萌生之時就要斷然加以節抑，如臨深淵，如履薄冰。善養生者，應遵守老生常談的戒律，勿好高騖遠，希求一步成仙，終無所成。最後，高濂認爲欲知戒者，可得十種延年之效：

> 陰陽好合，接御有度，可以延年。入房有術，對景能忘，可以延年。
> 毋溺少艾，毋困青童，可以延年。妖艷莫貪，市妝莫近，可以延年。
> 惜精如金，惜身如寶，可以延年。勤服藥物，補益下元，可以延年。
> 外色莫貪，自心莫亂，可以延年。勿作妄想，勿敗夢交，可以延年。
> 少不貪歡，老能知戒，可以延年。避色如仇，對慾知禁，可以延年。
> （卷之十，「高子曰」，頁 279）

三、符籙咒術

另外，本箋尙有以白紙、竹紙硃書的「符絕三尸秘法」，這種祝由科的符籙咒術屬於道教神秘文化的範疇，道士在作法時往往符咒並用，符爲內外神氣相合之感應，咒爲精誠所至之心聲，神咒在道教文化中被認爲有辟妖和禁邪的作用。〈延年卻病箋〉中多所記載，大部分需和存思、行氣等法術配合進行，在施行咒術之前要使自己進入氣功功能狀態，讓身心澄靜下來，再配合咒誦，如所謂「拘三魂法」：

熱、大風、大雨、大雪、日月蝕、地動、雷震，此是天忌也。醉、飽、喜、怒、憂、愁、悲、哀、恐、懼，此人忌也。山川、神祇、社稷、井灶之處，此爲地忌也。既避此三忌，又有吉日：春甲乙，夏丙丁，秋庚辛，冬壬癸，四季之月戊巳，皆王相日也，宜用嘉會，令人長生，有子必壽。其犯此忌，既致疾，生子亦凶夭、短命。」（同上，頁 407）

其日夕臥，去枕，向上伸足，交手心上，冥目閉氣三息，叩齒三通，存心，有赤氣如雞子，從內仰上，從目中出外轉大，覆身變成火，燒身周匝，內外洞徹如一，覺體中小熱，叩齒三通，呼爽靈胎光幽精三神急住，因微祝曰：

太微玄宮，中黃始青，內鍊三魂，胎光安寧，神寶玉保與我俱生，不得妄動，監者太靈，若欲飛行，唯得詣太極上清，若欲饑渴，唯得飲徊水玉精。（卷之九，「拘三魂法」，頁 267）

其他咒術尚有「制七魄法」、「齋見不祥之物」、「治急病法」、「耳鳴咒」、「惡夢吉夢祝」……等。符籙咒術不僅達到呼風喚雨、消災治病的效果，更滿足了人們強體祛病與保健安神的生存需求。但從今日凡事講求科學驗證的角度觀之，極有可能被斥爲無稽，惟科學尚未探索到的領域，仍佔絕大部分，符籙咒術有可能是人的意識與氣的巨大能量結合，所產生的一種作用。或者人體內煉至一定功夫，就能激發潛能，使得意念移物、透視、變易物質等被視爲特異功能的的能力發揮出來。《清微丹訣》〈黍珠造化〉就云：

正心誠意，神氣沖和，故道即法也，法即道也。……可以驅邪，可以治病，可以達帝，可以嘯命風雷，可以斡旋造化。〔註 47〕

道家和道教的人體觀是關於形、氣、神三者關係的理論，葛洪說：「養生之盡理者，既將服神藥，又行氣不懈，朝夕導引，以宣動榮衛，使無輟閡。」〔註 48〕足見道家的養生方術皆是從煉形、行氣和存神三方面著手的。〈延年卻病箋〉藉胎息與導引功法來養氣保神，運體卻病的身心保養法，就是一種以調節呼吸來煉養形、神的法門，其能使心靈澄靜、氣血沖和，達到修煉的最佳狀態。《素問．調經論篇》：「血氣不和，百病乃變化而生。」，〔註 49〕而呼吸調養的方法，據現代醫學也證明確有其效，按科學的觀點來解釋，氣功鍛鍊中，不管何種呼吸形式，都可擴張肺活量，促進體內呼吸系統與循環系統的新陳代謝，進而增進身體健康。〔註 50〕因此，高濂所謂「陰陽運用，皆在人之掌握，豈特遐齡可保，即玄元上乘，罔不由茲」（卷之九，「高子曰」，頁 244）實含有主動掌握養生契機的積極意涵。

〔註 47〕《清微丹訣》，〈黍珠造化〉，收入《正統道藏》，版本同註 3，第 8 冊，頁 77。

〔註 48〕葛洪著，《抱朴子內篇》，版本同註 13，卷 15，〈雜應〉，頁 89。

〔註 49〕〔唐〕王冰注釋，〔宋〕高保衡校正，《黃帝內經素問》，版本同註 12，卷 17，〈調經論篇〉，頁 158。

〔註 50〕參見金宏柱編著，《氣功養生》，（台北：建宏出版社，1993 年 11 月），頁 12。

第五章　五味調和與美感兼具的養生饗宴——〈飲饌服食箋〉析論

本箋在小序之後分爲十五類，其所輯飲饌食物種類與名目繁多，每類下尙有詳細品名，筆者略述其類別之特色，至於每一類所包含的食品詳細名目，詳見附錄：〔註1〕

類　項	內　容
「序古諸論」	搜羅古名家言，共十四則。
「茶泉類」	先論茶，再論泉水，將茶與泉水的品等、器用、煎法（或擇法）、茶效……等，巨細靡遺的羅列。
「湯品類」	以果品或果仁、花放入沸水中，或以冷水沖服，似今日之休閒飲品、花茶。
「熟水類」	將植物切薄或打碎，放入壺內以熱水沖服，作爲補益飲品。
「粥糜類」	粥品類中，藥粥過半數，有治病、補益之效。
「菓實粉麵類」	煮粥俱可配煮。
「脯鮓類」	海鮮、魚肉類加工、醃製及儲藏的方法。
「家蔬類」	各種蔬菜的作法。高濂自謂所錄皆手製曾經知味者，非漫錄也。
「野蔌類」	野生植物類。高濂自謂所選者，皆人所知可食者。
「醞造類」	爲山人家養生之酒，非甜即藥，與常品迥異。
「麯類」	造酒要藥。
「甜點類」	以麵食和糖做成的小點心，專供修練閒暇享用。
「法製藥品類」	自製之單味藥品，供日常調理、舒情遣意之用。
「服食方類」	高濂抄錄神仙服食方藥，皆考據有成，或得經驗、或傳老道，無病多服，可保長壽。
「高子論房中藥物之害」	高濂對房中藥物的看法。

〔註1〕請詳參附錄（表3）。

劉熙《釋名》:「食，殖也，所以自生殖也。」〔註2〕人類的繁衍生息，離不了飲食，飲食活動關係到個人的生存。它是一種社會活動，也是一種文化活動。中國的飲食文化多采多姿、博大精深，是傳統文化的重要組成部分。其所包含的豐富內涵，如：食物的開發利用，饌品的烹調技法與理論、炊具和食具的類型、飲食禮儀與風俗、飲食理論與實踐、以及由飲食產生的哲學、藝術、道德、歷史傳統以至於神話傳說等，在在使得飲食活動變成了一種藝術。高濂《飲饌服食箋》專論養生美食，其所持理論繼承了《黃帝內經》的「陰陽五行」和「五味調和」原理，他認爲：

> 飲食，活人之本也，是以一身之中，陰陽運用，五行相生，莫不由於飲食。故飲食進則穀氣充，穀氣充則血氣勝，血氣勝則筋力強。(卷之十一，「高子曰」，頁311)
>
> 由飲食以資氣，生氣以益精，生精以養氣。氣足以生神，神足以全身，相須以爲用者也。(卷之十一，「高子曰」，頁311)

另外，唐代醫家孫思邈也認爲飲食有多種功效，可以養身悅神，滋養療疾：

> 安身之本必資於食。不知食宜者，不足以存生也。……是故食能排邪而安臟腑，悅神爽志以資血氣。若能用食平痾、釋情、遣疾者，可謂良工。〔註3〕

飲食可以滋養生氣，益精生神，令人神氣具足，是人類生存不可或缺的要素之一，也是養生活動中重要的環節。

第一節　食療與養生

食療養生的起源相當久遠，傳說神農氏首先認識到單純吃動物類的食物難以保養老百姓的生命，於是尋找植物類食物，經過多次品嚐、鑑定，終於找出了適合老百姓食用的五穀類。〔註4〕後來，又有燧人氏鑽木取火，人們從茹毛飲血的野蠻生活方式過渡到熟食階段，直至商代伊尹「調和五味」的烹

〔註2〕劉熙著，《釋名》，收入《叢書集成初編》，(北京：中華書局出版發行，1985年北京新1版)，卷第4，〈釋飲食〉，第13，頁61。

〔註3〕〔唐〕孫思邈著，《孫眞人備急千金要方》，(台北：台灣商務印書館印行，1981年，四部叢刊廣編)，卷26，〈食治〉，「序論」第1，頁498。

〔註4〕陸賈曰：「行蟲走獸難以養民，乃求可食之物，嘗百草之食，察酸苦之滋味，教民食五穀。」參見〔漢〕陸賈撰，《新語》，(台北：世界書局印行，1955年11月)，〈道基〉，頁1。

調理論出現後，飲食文化向前躍進了一大步。至周代，對飲食更加注重，在眾多官職中設有食官。其中，「食醫」可以說是周王室的營養師，掌食品調配。對六穀、六牲、百醬的釀製監督衛生工作，對周天子所食主食、副食合理搭配。根據四季氣候變化，合理安排五味，因人因時做指導，提方案，按「飯宜溫，羹宜熱，醬宜涼，飲宜寒」的原則來監督。

食醫負責王室飲食的食品衛生，對六穀、六飲、六膳、百饈、百醬、八珍等的製作過程嚴格的監督，並合宜地調配主食和副食，使能合乎膳食平衡的原理，達到健康保健的目的。由此可知，從周代開始，就有了飲食養生的觀念，且對食療、食補、和食忌的認識已有相當深度，已初步總結出一些基本的配餐原則。其實，中國的飲食與醫藥向來有著不可分割的聯繫，自傳說時代的神農嘗百草起，就表現出藥食同源的特點。而成書於戰國時代的《黃帝內經・素問》，就系統的闡述了一套食補食療理論，奠定了中醫營養學的基礎。《黃帝內經・素問・臟氣法時論》：

> 五穀爲養，五果爲助，五畜爲益，五菜爲充，氣味合而服之，以補益精氣。〔註5〕

就是以五穀爲主食，以果、畜、菜作爲主食的補充食品，並合理調配各類食物，互相取長補短，如此，便能達到補養精氣的效果。《大戴禮・易本命》：

> 食水草善走而寒，食土者無心而不息，食木者多力而拂，食草者善走而愚，食桑者有絲而蛾，食肉者勇敢而悍，食穀者智慧而巧，食氣者神明而壽，不食者不死而神。〔註6〕

各種動物的本性之所以不同，主要是由各自食性的不同所決定的，人類之所以聰慧智巧超出一切動物之上，就是因爲以五穀爲主食。按現代營養學觀點，穀物中的主要成分是澱粉和蛋白質，豆類還含有較多的脂肪。人體熱能主要來源於糖和脂肪，而生長修補則靠蛋白質，穀豆類食物可以基本滿足這些要求，這也就是古人「五穀爲養」所包含的內容。動物蛋白質有優於植物蛋白質的特點，動物類食品對提供熱量和蛋白質的供應提供了一條輔助途徑。蔬菜水果類有多量無機鹽和多種維生素，又有纖維素能促進消化液分泌和腸胃

〔註5〕參見陳太義、莊宏達編著，《黃帝內經素問新解》，（台北：中國醫藥研究所，1995年2月），上冊，〈臟氣法時論〉第4章，頁305。

〔註6〕參見〔漢〕戴德輯，《大戴禮記》，（濟南：山東友誼書社，1991年12月），卷第13，〈易本命〉第81，頁266。

蠕動。以米、穀、豆類爲主食，再加以各種肉類和蔬菜作爲豐富的副食，飯後再進食一些新鮮的水果和相應的飲料，如此就能增進各種營養。中國人自古開始，就有了相當科學的飲食觀念。

一、五味調和的補養原則

（一）五味的特性

古人對飲食物的性質，主要用「性味」理論來歸納，「性」指的是「寒、熱、溫、涼」四性，「味」指的是「甘、酸、苦、辛、鹹」，《黃帝內經・素問》認爲，人體生命物質是通過進食各種食物而產生的，如果不能合理選擇食物，那麼儲藏生命物質的「五宮」（即心、肝、脾、肺、腎五臟），就會被五味所傷，所以飲食調養的基本點，是調和食物的性味，使之有益人體。《黃帝內經》中的理論偏重陰陽五行的說法，若據此實施，不免過於拘泥，也不符合時代潮流，但某些有關五味的治療作用，據中醫研究，確與現代醫學不謀而合，概而論之，五味的特性〔註7〕如下：

1、辛（辛辣）味能散能行

即能行氣散滯，具有辛辣味的飲食物很多，如薑、蔥、韭、蒜、酒、香菜、花椒、胡椒、洋蔥、桂皮…… 。它們都具有開胃順氣的作用，如果胃口不好，進食一些辛辣的食物，就會食慾大增。辛熱的飲食物還可以禦寒和驅寒，這就是冬天人們喜歡吃辛熱食物的原因。

2、甘味能緩能補

緩是指緩急止痛，疲胃虛寒的人，經常胃痛，進食甘甜溫暖的食物，可以立刻將疼痛消除，人們日常的主食，絕大多數屬於甘味，如米、麥、白薯、玉米等，甘與脾相對應，甘入脾，因此，人們就是依靠這些以甘味爲主的食物，來滋養脾胃維持生命。

3、酸能斂能收

「斂」的一個表現是「斂津」，即聚集人體內的津液，口水也屬於津液的一種，三國時著名故事「望梅止渴」，就是利用酸斂津的原理，想像酸物可以引起唾液的分泌，進食酸的東西更不用說了，日常生活要用到的醋，除了使

〔註7〕 五味特性的論述，參見翁維健著，《中國飲食療法》，（台北：台灣珠海出版有限公司，1991年10月），頁31。

佳餚味道更美之外，另一個作用就是可以斂胃中之津，增進食慾，幫助消化。

4、苦能瀉能燥

瀉就是瀉火清熱，燥就是燥濕健脾，苦味的食物很少，現代一般人都不愛苦味，但是苦味的食物，自有它獨特的作用。

5、鹹能下能軟堅

下指瀉下，一般食物很少用到這一特性，多用於藥物。軟堅是指軟化身體內一些硬結的包塊。如日常食用的鹽、海帶、紫菜等就具有這種軟堅的功效。

食物有酸、苦、甘、辛、鹹五味，分別對人體產生不同的作用。他們都是人體所不可缺少的。

（二）五味調和

中醫學主張飲食的五味要配合得當，不使某味過偏，否則某一味的作用太強，也會影響身體健康，甚至引起很多疾病。

《黃帝內經》中就十分重視五味的調和，反對五味的偏嗜，如《黃帝內經・素問・五臟生成論》就說：

> 是故多食鹹，則脈凝氣而變色；多食苦，則皮槁而毛拔；多食辛，則筋急而爪枯；多食酸，則肉胝而唇揭；多食甘，則骨痛而髮落。〔註8〕

五味之所入，據《黃帝內經・宣明五氣篇》說是「酸入肝，辛入肺，苦入心，鹹入腎，肝入脾」，〔註9〕另外，《千金要方・食治》也說：

> 五味入於口也，各有所走，各有所病。酸走筋，多食酸，令人疼；鹹走血，多食鹹，令人渴；辛走氣，多食辛，令人慍心；苦走骨，多食苦，令人變嘔；甘走肉，多食甘，令人惡心。〔註10〕

所以，五味偏嗜，會破壞人體的協調統一，從而致病。從另一個角度來看，若是疾患已生，也可以用食物來發揮良藥的作用，治療身體之疾，《千金要方・食治》有各種食材的五味屬性：

〔註8〕參見陳太義、莊宏達編著，《黃帝內經素問新解》，版本同註5，上冊，〈五臟生成論〉第2章，頁154。

〔註9〕參見陳太義、莊宏達編著，《黃帝內經素問新解》，版本同註5，上冊，〈宣明五氣篇〉第1章，頁311。

〔註10〕〔唐〕孫思邈著，《備急千金要方》，版本同註3，卷26，〈食治〉，「序論」第1，頁499。

米飯甘，麻酸，大豆鹹，麥苦，黃黍辛，棗甘，李酸，栗鹹，杏苦，桃辛，牛甘，犬酸，豕鹹，羊苦，雞辛，葵甘，韭酸，藿鹹，薤苦，蔥辛。〔註 11〕

也列舉了具體的食療原則，有適合各種臟器疾患的穀類、蔬果、肉類食品：

肝病宜食麻、犬肉、李、韭；心病宜食麥、羊肉、杏、薤；脾病宜食稗米、牛肉、棗、葵；肺病宜食黃黍、雞肉、桃、蔥；腎病宜食大豆、黃卷、豕肉、栗藿。〔註 12〕

姑且不論各種五味、五臟、五行、陰陽的對應原則是否只是牽強附會之說，但五味調配合宜，確實是美味食物烹調的要素，《黃帝內經》就主張「謹和五味，骨正筋柔，氣血以流，腠理以密，如是則骨氣以精，謹道如法，常有天命。」，〔註 13〕「五味調和」就醫學的觀點來看，確是補養身體的重要原則之一。

二、飲食有節

在飲食養生中，最重要的原則之一是重視「脾胃」的養護，因爲脾胃是飲食消化、吸收過程中的主要器官，飲饌食物攝入人體之後，必須依賴脾胃的正常功能，才能使營養成分確實的被吸收、消化，完全爲人體攝取。所以高濂說：

脾胃者五臟之宗，四臟之氣，皆稟於脾，四時以胃氣爲本。（卷之十一，「高子曰」，頁 311）

脾能母養餘臟，養生家謂之黃婆，司馬子微教人存黃氣入泥丸，能致長生。（卷之十一，「序古諸論」引『眞人曰』，頁 311）

夫脾爲臟，胃爲腑。脾胃二氣互相表裏，胃爲水穀之海，主受水穀。脾爲中央，磨而消之，化爲血氣，以滋養一身，灌溉五臟。（卷之十一，「序古諸論」引「彭鶴林曰」，頁 312）

而脾胃的養護既然如此重要，那在食物的節抑方面就要相當注意。節抑的觀念，基本上還是從「五味調和」與「陰陽五行」的理論原則引申而來。首先，一些會損害脾胃的食物，要避而遠之，如五味偏嗜或變質腐敗的食物，《飲膳正要》就云：

〔註 11〕同上註。

〔註 12〕同上註。

〔註 13〕參見陳太義、莊宏達編著，《黃帝內經素問新解》，版本同註 5，上冊，〈生氣通天論〉，第 3 章，頁 51。

麵有臭氣不可食，生料色臭不可用，漿老而飯溲不可食，煮肉不變色不可食，諸肉非宰殺者勿食，豬肉臭敗者不可食，豬羊疫死者不可食，魚餒者不可食。〔註14〕

另外，每日的飲食物要有一定的節制，要等感覺飢餓時才進食，根據個人自身的狀況，做到定時、定量。正如《呂氏春秋》說：「凡食之道，無飢無飽，是之謂五臟之葆」，〔註15〕這是一種「守中」的中庸之道，無過之與不及，自然就不會產生消化不良或其他因飲食不當所引發的疾病，所以進食應注意：

飲食之宜，當候己饑而進食，食不厭熟嚼，仍候焦渴而引飲，飲不厭細呷，無待饑甚而食，食勿過飽，時覺渴甚而飲，飲勿太頻，食不厭精細，飲不厭溫熱。（卷之十一，「序古諸論」引「眞人曰」，頁312）

唐代大醫學家孫思邈也針對飲食過量的禍害作了全面的說明，與高濂理念頗爲契合：

不欲極飢而食，食不可飽；不欲極渴而飲，飲不欲過多。飲食過多，則結積聚；渴飲過多，則成痰癖。〔註16〕

東漢末年的名醫張仲景在其《金匱要略》的〈禽獸魚蟲禁忌〉一篇也提到：

凡飲食滋味，以養於生，食之有妨，反能爲害，……不閑調攝，疾病竟起，……害則成疾，以此致危，例皆難療。〔註17〕

不懂調攝保養的人，誤服了變質腐敗的食物，對身體的危害是巨大的。因此，高濂說「美其飲食」，所謂的「美」，並非指玉盤珍饈、奇珍異品，而是泛指不偏食，不偏嗜厚味，忌變質腐敗，忌暴飲暴食……等等，與張仲景的飲食觀不謀而合，他更明確的指出飲食養生之道就是：

於日用養生，務尚淡薄。勿令生我者害我，俾五味得爲五內賊。（卷之十一，引「高子曰」，頁311）

五味之於五臟，各有所宜，若食之不節，必致虧損，孰若食淡謹節之爲愈也。（卷之十，「導引卻病歌訣」，『淡食能多補』，頁310）

〔註14〕〔元〕忽思慧撰，《飲膳正要》，第1卷，收入《四庫全書存目叢書》，（台南：莊嚴文化事業有限公司，1995年9月），子部，譜錄類，第80冊，頁219。

〔註15〕〔東漢〕高誘註，《呂氏春秋》，（台北：藝文印書館，1974年1月），卷3，〈季春紀〉，「盡數」，頁75。

〔註16〕〔唐〕孫思邈著，《孫眞人備急千金要方》，版本同註3，頁513。

〔註17〕參見張仲景述，王叔和集，《新編金匱要略方論》，卷下，〈禽獸蟲魚禁忌〉，收入《叢書集成初編》，版本同註2，頁89。

第二節　獨特的美食觀

高濂所輯錄的各種對養生有所助益的飲饌食品與服食方「惟取適用，無事異常。若彼烹炙生靈，椒馨珍味，自有大官之廚，爲天人之供」（卷之十一，「高子曰」，頁 311）。品類繁多的各式菜餚點心皆以本味爲上，並注重「五味調和」，用最簡單的材料來呈現出食餚之色、香、味、形，精巧的烹飪技術，並與食療養生互相結合，這是高濂獨特美食觀的體現過程。其所輯錄的茶水、粥糜、蔬菜、脯饌、醇醴、麵粉、糕餅、果實等飲饌食品與安適愜意的養生生活之營造有密切關係，在修練之餘暇，於書齋中坐看山景，啜飲茗茶、品嚐野蔬、甜點、麵食，時或進些補酒與藥粥，平淡的飲食意趣使養生活動更加豐富與充實，也恰是悠閒生活的最佳寫照。

一、具養生功能的飲食品類

「養生」的課題是各箋的主軸，〈飲饌服食箋〉中所選的各類食品，除了兼具美味與美感之外，主要還是保健與食療的功能。

（一）蔬　食

1、蔬食的養生功效

蔬食，是中國素菜的重要組成部分，有著悠久的歷史。從先秦時期開始，人們在祭祀或遇到日月蝕、遭遇重大天災時，就有「齋戒」的習慣。它大約與農業的發明同時。在中國歷史上，尤其是漫長的封建時代，一般百姓多賴耕種維生，廣大農民的主要食物原料基本是屬於他們自己或替他人耕作的土地上的生長物，因此，在飲食方面，長期皆以穀物菜蔬爲主，且由於地少人多的壓力，土地一般要最大限度的用於糧食生產。因而，蔬菜的品類和數量都很少，更不用說肉食了。除非是上層階級，才得以享用鮮肥的食物。〔註 18〕演變到後來，受到佛、道盛行的影響，清靜無爲、清心寡欲的思想深入人心，追求蔬食遂成爲士大夫階層的重要飲食風尚之一。

到了宋代，已正式出現了記載蔬食爲主的飲食專譜，如陳達叟的《本心齋蔬譜》、林洪的《山家清供》、贊寧的《筍譜》等。這些食譜的問世，充分反映了當時蔬食之盛，一些讚頌蔬食的詩句也留了下來，如稱山藥爲玉延：

〔註 18〕參見趙榮光，《中國古代庶民飲食生活》，（北京：商務印書館國際有限公司出版，1997 年 3 月北京第一次印刷），頁 4。

「山有靈藥，錄於仙方，削數片玉，漬百花香。」，〔註 19〕又「蕨粉」：「碾破綠珠，撒成銀縷，熱蠲金石，清徹肺腑。」。〔註 20〕陳繼儒《讀書鏡》有一語說：

醉醴飽鮮，昏人神志。若蔬食菜羹，則腸胃清虛，無渣無穢，是可以養神也。〔註 21〕

這其中所追求的是另一番清靜的境界，是基於養生之道得出的結論，陸遊也認爲葷食乃養生大忌：

杯酌以助氣，匕箸以充腹。沾醉與屬饜，其害等嗜欲。歠醨有餘歡，食淡百味足。養生所甚惡，旨酒與大肉。老翁雖無能，更事嗟已熟。勿嘆第三間，養汝山林福。〔註 22〕

更認爲素食可以養病：

菘芥煮羹甘勝蜜，稻粱炊飯滑如珠，上方香積寧過此，慚愧天公養病夫。〔註 23〕

到了明代，出現了許多養生家，他們強調服食的原則是「儉服食以養生」，因爲香甘肥膩，雖然悅口，但不宜於腸胃。多食傷脾，飽則傷神，飲食有節，才能「脾土不泄」；淡泊寡欲，才能「腎水自足」，要達到這一點，除了好吃的不多吃以外，還需實行以蔬食爲主的養生方式。唐伯虎就說：「菜之味兮不可輕，人無此味將何行？」，〔註 24〕而高濂對素食的提倡也是以養生爲目的，我們可以從〈延年卻病箋〉所載十八種飲食知忌的延年之效來一探究竟：

蔬食菜羹，歡然一飽，可以延年。隨食隨緣，無起謀念，可以延年。毋好屠宰，冤結生靈，可以延年。活烹生割，心慘不忍，可以延年。聞聲知苦，見殺思痛，可以延年。禽獸珍品，毋過遠求，可以延年。

〔註 19〕〔宋〕陳達叟撰，《本心齋蔬食譜》1 卷，〈玉延〉，收入楊家駱主編，《飲饌譜錄》，（台北：世界書局印行，1992 年），第 36 冊，頁 2。

〔註 20〕〔宋〕陳達叟撰，《本心齋蔬食譜》1 卷，〈蕨粉〉，版本同註 19，頁 3。

〔註 21〕陳繼儒，《讀書鏡》，卷 7，收入新文豐編輯部編，《叢書集成新編》，（台北：新文豐出版公司印行，1985 年），第 88 冊，頁 416。

〔註 22〕〔宋〕陸游撰，《劍南詩稿》，卷 81，〈對食有感〉，收入《四庫全書薈要》，（台北：世界書局印行，1988 年），第 42 冊，集部，別集類，頁 515。

〔註 23〕〔宋〕陸游撰，《劍南詩稿》，卷 84，〈病中遣懷〉，收入《四庫全書薈要》，版本同註 22，第 43 冊，集部，別集類，頁 560。

〔註 24〕〔清〕唐仲冕編，《六如居士外集》，〈詩話〉，收入王德毅主編，《叢書集成續編》，（台北：新文豐書局印行，1989 年），第 262 冊，頁 40。

勿食耕牛，勿食三義，可以延年。勿尚生醢，勿飽宿脯，可以延年。
勿躭麯糱，致亂天性，可以延年。懼動刀砧，痛燔鼎鑊，可以延年。
椒馨五味，勿毒五官，可以延年。鳥啣鼠盜，勿食其遺，可以延年。
爲殺勿食，家殺勿食，可以延年。聞殺勿食，見殺勿食，可以延年。
勿以口食，巧設網穽，可以延年。勿以味失，笞責烹調，可以延年。
一粥一菜，惜所從來，可以延年。一顆一粒，不忍狼藉，可以延年。
（卷之十，「高子三知延壽論」，『飲食當知所忌論』，頁 284～285）

而一般民眾對蔬食的認知也有所改變，蔬食不再是食物匱乏時不得不然的選擇，而是一種保健食品。他們深深領悟到：五味淡薄，可以使人神爽、氣清、少病。〔註 25〕蔬食菜羹，歡然一飽，可以延年（卷之十，「高子三知延壽論」『飲食當知所忌論』，頁 284），即使是一般蔬菜作成的素席，吃起來也完全可以勝似那些用肉類做的美饌佳餚。濃鬱的菜香使齒牙芬芳，爽潔的味道使腸胃爲之一清。味道可口又沒有腥羶氣，既提供了清爽宜吃的食品，又可以保養身體。〔註 26〕

2、食材與烹調技法

明代蔬食的食材與烹調技法都超越前代，食用野菜的範圍也擴大許多，朱橚編寫的《救荒本草》就載有 400 多種可食野菜，以備荒年，野菜精細食用方式開始出現，甚至有用野菜做爲「素席」款待客人的，野菜不獨救荒也足登大雅之堂。此種風氣一開，將野菜做爲常蔬、佳蔬的做法便絡繹而來：

> 嫩焯黃花菜，酸虀白鼓釘。浮薔馬齒莧江薺雁腸英。燕子不來香且嫩，芽兒拳小脆還青。爛煮馬蘭頭，白熝狗腳跡。貓耳朵、野落蓽、灰條熟爛能中吃；剪刀股、牛塘利，倒灌窩螺掃帚薺。碎米薺、萵菜薺，幾品青香又滑膩。油炒烏英花，菱科甚可誇；蒲根菜並茭兒菜，四股近水實清華。看麥娘，嬌且佳；破破衲，不穿他；苦麻台下藩籬架。雀兒綿單，猢猻腳跡；油灼灼煎來只好吃。斜蒿青蒿抱娘蒿、燈娥兒飛上板蒿蒿。羊耳禿，枸杞頭，加上烏蘭不用油。〔註 27〕

〔註 25〕〔明〕杜巽才撰，《霞外雜俎》，收入《四庫全書存目叢書》，版本同註 14，子部，第 260 冊，頁 131。

〔註 26〕原文曰：「饋醞溢於齒牙，芳潔清其腸胃，捫腹而有餘飫，寧殊梟臛熊蹯，祇此清菘紫莧，蔬筍自饒風味，佐頤養以清供。」，參見〔清〕薛寶辰撰，王子輝注釋，《素食說略》，（北京：中國商業出版社，1984 年 10 月），〈自序〉，頁 3～4。

〔註 27〕參見〔明〕吳承恩著，《西遊記》，（台北：華正書局有限公司，1982 年 2 月），

高濂〈飲饌服食箋〉載有家蔬五十五種、野蔬九十一種的烹調方法，野蔬類的烹製方法，著重食物的原味清眞，食物原料本身若已具有獨特鮮美之味，則不濫加調味料，有水煮、油炸、煎炒、生吃、入茶、入湯、入粥、泡服、入漉素品、與麵粉和作餅食、晒乾、醃製、製粉、蜜漬、糟食……等方法：

烹調技法	食　材
開水川燙（保持野菜顏色的清脆與口感的爽脆）	『黃香萱』、『蓴菜』、『菱科』、『水芹菜』、『紫兒花』、『蕎麥葉』、『金蓮花』、『狗腳跡』、『眼子菜』、『地踏菜』、『窩螺薺』、『馬蘭頭』、『野茭白菜』、『倒灌薺』、『黃花兒』、『板蕎蕎』、『蒼耳菜』、『萵苣菜』、『防風芽』、『天門冬芽』、『黃豆芽』、『野白芥』、『野蘿蔔』、『牛膝』。
油炸	『甘菊苗』
煎炒	『灰莧菜』、『水菜』、『野莧菜』、『天藕兒』。
生吃	『雁兒腸』、『野荸薺』、『野綠豆』、『油灼灼』、『江薺』
入茶	『蔞蒿』
入湯	『錦帶花』、『苦益菜』、『蘑菇』。
入粥	『枸杞頭』
泡服	『黃蓮頭』、『金雀花』
與豆腐同煮或入漉素品	『茉莉葉』、『香椿芽』、『桑菌、柳菌』、『西洋大紫』、『芙蓉花』、『水菌』
與麵粉和作餅食	『梔子花』、『蓬蒿』、『棉絮頭』、『茵陳蒿』、『苦麻苔』、『丹桂花』、『椿樹根』、『百合根』、『菖蒲』、『玉簪花』
晒乾後食用	『斜蒿』、『馬齒莧』、『藤花』
醃製	『碎米薺』、『牛蒡子』、『湖藕』、『芭蕉』、『蓮房』、『水苔』、『蒲盧芽』
製粉	『栝樓根』
蜜漬	『松花蕊』、『白芷』
糟食	『鳳仙花梗』

家蔬類則主要以瓜類、茄子、蘿蔔、竹筍……爲主，大部分以醃製法收藏，便於在每個季節都能享用味美的蔬菜，相較於「野蔌類」多樣的烹調技法，「家蔬類」或先用滾水漉過，或直接將鹽、醬、紫蘇、甘草、醋、糟、姜、酒、茴香……等調味料塗抹、拌於蔬菜中，經過醃製、晒乾、裝甕的過程，使之可以長久收藏，以備不時之需，如『文筍鮓方』、『糟蘿蔔』、『胡蘿蔔菜』、『釀瓜』、『蒜梅』……等都是相當家常的醃菜。其中『暴齏』是將菘菜的嫩

第 86 回，〈木母助威征怪物　金公施法滅妖邪〉，頁 986。

莖放到開水裡稍煮一下，扭乾後切碎，油炒即食，是少數鮮炒的「家蔬類」。

這些「家蔬類」與「野蔌類」都是用平日生活中隨手可得的食材烹調出來的，符合了不貴異味，淡薄養生的飲食理論，體現了食物素雅的眞味，即使使用了調味料，也注意了適可而止、適料而配、適味而合的原則。正如洪應明在其著作《菜根譚》中提到：「向三時飲食中識練世味，濃不依、淡不厭，方爲切實功夫。」，「……審嘗世味，方知淡薄之爲眞。」，〔註28〕追求平淡自然的飲食眞味，方是眞實生活的實踐，方爲靜心修眞之道。

（二）茶

茶自古就被認爲具有藥效，明代的藥物學家李時珍在《本草綱目》中說：

> 茶苦而寒，陰中之陰，沉也，降也，最能降火。火爲百病，火降則上清矣。然火有五火，有虛實。苦少壯胃健之人，心肺脾胃之火多盛，固與茶相宜。
>
> 溫飲則火因寒氣而下降，熱飲則茶借火氣而升散，又兼解酒時之毒，使人神思闓爽，不昏不睡，此茶之功也。〔註29〕

高濂也說：

> 人飲眞茶，能止渴、消食、除痰、少睡、利水道、明目、益思、除煩去膩，人固不可一日無茶，然或有忌而不飲。每食已，輒以濃茶漱口，煩膩既去而脾胃不損。凡肉之在齒間者，得茶漱滌之，乃盡消縮，不覺脫去，不煩刺挑也。（卷之十一，「茶泉類」，『茶效』，頁317）

茶可以溫飲，也可以熱飲，其所具備的祛病保健、養生益壽等功效，使茶被養生家視爲神仙飲品，而不可一日或缺。

另外，「湯品類」共三十一種，其中大部分皆有功效，如『須問湯』有美容養顏的功效；『鳳髓湯』可以潤肺療咳嗽；『醍醐湯』可以止渴生津；「熟水類」共十一種，『紫蘇熟水』可以寬胸導滯；『沉香熟水』可以止瀉；『桂漿』可以祛暑解煩，去熱生涼，且預防百病。〔註30〕

〔註28〕〔明〕洪應明著，《菜根譚》，（台北：老古文化事業股份有限公司，1993年6月），〈修省〉，頁5。

〔註29〕〔明〕李時珍撰，《本草綱目》，（台北：文化圖書公司，1992年2月），下冊，〈果部味類〉，「茗」，頁1071。

〔註30〕「湯品類」與「熟水湯類」中其他湯類的療效，詳見附錄（表3）。

（三）藥　粥

「粥糜類」共輯錄三十九種粥類，中藥、菜蔬、花果、動物……等原料皆可入粥，不僅可以當正餐與點心，且具有實際療效。「食治飴粥」就說：

> 米雖一味，造粥多般；色味罕新，服之不厭。須記遠取淨甜之水，細別粟米之精。
>
> 山藥、粟黃、蜀黍、紅粳、白糯、辛仁、蔥白、生薑、拌麵、菜虀、皆可煮粥。故粟米百種，用一石令色味新，更改換翻騰做粥。溫熱調停，香異味奇，神清意樂，喜則氣緩，治粥爲身命之源。飲膳可代藥之半。〔註31〕

藥粥可以補益胃氣，顧護脾胃，其流質與半流質的特色，較易爲腸胃吸收，是保健的聖品。食粥的歷史悠久，不少文人雅士喜歡吃粥，也留下了不少勝讚粥食的詩句。北宋張耒認爲粥類是飲食中的最佳食品：「每晨起，食粥一大碗。空腹胃虛，穀氣便作，所補不細。又極柔膩，與腸腑相得，最爲飲食之良。」〔註 32〕陸游〈食粥〉：「士人個個學長年，不知長年在目前，我得宛丘平易法，只將食粥致神仙」，〔註33〕食粥甚至可以延年益壽，得致神仙，粥類的療效可見一般。〈飲饌服食箋〉中的「粥糜類」不僅具有療效，也有視覺、嗅覺上的唯美感受，如『梅粥』與『荼蘼粥』都是以花瓣入粥，花瓣的清香與鮮麗的色澤，組成了風味獨特的粥品。其他像『山藥粥』，吃了可補下元；『沙谷米粥』治下痢；『豬腎粥』用人參、蔥白、防風搗爛成末，再和梗米三合一起煮。粥到半熟，將豬腎放進去，用慢火煮長時間，這種粥可治耳聾。〔註34〕

（四）藥　酒

「醞造類」有十七種，主要是藥酒。酒祛病養生的特性很早就被我們的祖先發現了，從文字的構造上來看，「醫」字由「医」、「殳」、「酉」三部份構成，「医」表示外部創傷，「殳」指以按摩、熱敷、珍刺等手段治療內科疾病，「酉」本指乘酒的容器，在漢語中是酒的本字，故酒是有醫療價值的。《說文

〔註31〕〔明〕朱橚著，王雲五主編，《普濟方》47，（台北：台灣商務印書館，四庫全書珍本），卷259，〈食治門〉，「食治飴粥」，頁35。

〔註32〕（北宋）張耒撰，《柯山集》（九），卷42，〈粥記贈邠老〉，收入《百部叢書集成》之27，（台北：藝文印書館印行，1965年），頁14。

〔註33〕〔宋〕陸游撰，《劍南詩稿》，版本同註22，卷38，頁615。

〔註34〕其他粥類藥效詳見附錄（表3）。

解字》中就有「醫之性得酒而使」、「酒所以治病也」〔註 35〕之說。酒中含有酒精，適量飲用，能興奮神經中樞，促進血液循環，起到舒筋活血，消除疲勞等功效。繆希雍曾指出：「酒品類極多，醇醨不一，惟米造者入藥用……主通血脈，厚腸胃，潤血膚，開發宣通之功耳。」，〔註 36〕專家認爲葛洪《抱朴子》中載有最完整的補酒和最早的浸漬法，〔註 37〕到了五代時期，梁陶宏景《名醫別錄》正式將「酒」列爲符合養性、遏痛、補虛羸的藥物。

而明代除了醫藥學有長足的進步外，藥酒的種類也增加不少，晚明的《本草經疏》，記載可釀造的中藥，有五加皮、女貞實、仙靈脾、薏苡仁、天門冬、麥門冬、地黃、菖蒲、枸杞子、人參、何首烏……等二十餘種。藥學家李時珍的名著《本草綱目》〈諸藥酒方〉中就有藥酒七十九種，其中有三十七種屬於補酒。〔註 38〕高濂在「醞造類」中所輯錄的酒類有水果酒（葡萄酒）、花酒（菊花酒）、藥酒。水果酒有濃郁的香氣，花酒自然也是滋味香洌，一般有香的花，如桂花、蘭花、薔薇都可仿效『菊花酒』的釀造法，至於加了中藥材浸泡的藥酒，則有強身健體的功效。如『五香燒酒』服飲後有春風和煦之妙；『白朮酒』與『地黃酒』可除病延年，烏髮固齒，光澤顏面之效，常服可以延年益壽；『菖蒲酒』適宜熱服，每天服三次，有通血脈、滋榮衛之效，也能治風痺、骨立、痿黃，服此酒百日之後便會顏色光彩，足力倍常，耳聰目明，白髮變黑，齒落更生，夜有光明。另外，二十一種「法製葯品類」使用具療效的藥材製成，各具治病功效。如『枸杞煎方』有明目駐顏，壯元氣，調肌膚之效；『法製蝦米』能益精壯陽；『法製半夏』可開胃健脾，止嘔吐，去胸中痰滿，兼下肺氣。

（五）其　他

「果實粉麵類」共十八種，『葛粉』有開胃和止煩渴的功效；『茯苓粉』拌水煮粥，對身體有很大的滋補作用；『蒺藜粉』可使人身輕，並能祛風。「果實粉麵類」除了蒸熟食用之外，平常煮粥都可放入一起煮。和麵時，若能加

〔註 35〕〔漢〕許愼撰，〔清〕段育裁注，《說文解字注》，（台北：天工書局印行，1992 年 11 月），14 篇下，酉部，頁 750。

〔註 36〕〔明〕繆希雍著，王雲五主編，《神農本草經疏》（四），（台北：台灣商務印書館，四庫全書珍本），卷 25，頁 4。

〔註 37〕此說參見朱自振，沈漢著，《中國茶酒文化史》，（臺北：文津出版社，1995 年 12 月），頁 286。

〔註 38〕參見朱自振，沈漢著，《中國茶酒文化史》，版本同註 37，頁 287。

黑豆油一起和，麵毒將會消失。「野蔌類」中的『蒼耳菜』有祛風濕之功效；『百合根』和麵粉作湯餅，蒸著吃，有益氣血；『栝樓根』與粳米一起煮粥，加點乳酪，有滋補之效；『防風』有祛風之效。「服食方類」共五十餘種，以草木類爲主，是高濂經數十年慕道精力，考有成據，或得經驗，或傳老道而輯錄的神仙服食方。其所載皆爲補氣養生的草木類方藥，與〈靈祕丹藥箋〉中的草木藥不同的是，〈靈祕丹藥箋〉中多爲複方藥，大部分使用多種藥材來煉製成丸，除了養生功效之外，也有個別的療疾功效。如「回陽無價至寶丹」可治五癆七傷、四肢無力、下元虛冷、夜夢遺精、陽痿等症。而〈飲饌服食箋〉中的服食方多爲單味草藥的服食方法、日常食用之物與辟穀食方，兼具養生與怡情養性的功能。

二、具審美意境的飲食生活

（一）茶藝生活的營造

在〈飲饌服食箋〉品類繁多的飲饌食品中，「茶」與「酒」是最能展現風雅韻致與提高生活格調的兩種飲料，特別是「茶」，自古就是眾多文人雅士歌詠的對象，並以此作爲提神醒腦，怡情養志的最佳飲品，陸游《試茶》詩說：「北窗高臥鼾如雷，誰遣香茶挽夢回」，〔註39〕曾鞏《嚐新茶》：「一杯永日醒雙眼，草木英華信有神」，〔註40〕而茶中自有大千世界，李德裕在飲茶生活中體會了雍容閑逸的愉悅感：

> 谷中春日暖，漸憶啜茶英。欲及清明火，能清醉客心。松花飄鼎泛，蘭氣入甌輕。飲罷閑無事，捫蘿溪上行。〔註41〕

安世鳳也在煮茶、試茶中品味名茶風韻，體會生活的情趣：

> 每晚春初夏，早萌北來，以新雨烹松蘿，以臘雪盪劍池，而浙東西、武夷、陽羨諸品，時相左右，則爭強角勝，在性情夢想中，不假鼻頭舌端也，如溪梅五色，共作江春，又如藏龍鬪霧，揔成一光明世界。山人最樂事，莫過于此。〔註42〕

〔註39〕〔宋〕陸游撰，《劍南詩稿》，版本同註22，卷11，頁199。

〔註40〕曾鞏撰，楊家駱主編，《元豐類稿》，（台北：世界書局印行，1984年3月再版），卷8，〈嘗新茶〉，頁7～8。

〔註41〕〔唐〕李德裕撰，《李衛公別集》，卷10，〈憶茗芽〉，收入《四庫全書薈要》，版本同註22，集部，別集類，第19冊，頁197。

〔註42〕〔明〕安世鳳撰，《燕居功課》，卷19，〈瓢飲・試茶〉，收入《四庫全書存目

而茶性與酒性各不相同，端看個人選擇，嗜茗之人個性多恬退、高尚、知止、歸全；好酒之人較任誕、行樂、率眞、剛方。如《茶事詠》所載：

> 古今澆壘塊者，圖書外，惟茶、酒二客。酒養浩然之氣，而茶使人之意也消，功正未分勝劣，天津造樓，顧渚置園，玄領所寄，各有孤詣。酒和中取勁，勁氣類俠；茶香中取淡，淡心類隱。酒如春雲籠日，草木宿悴，都化慨容；茶如晴雪飲月，出水新光，頓失塵貌。〔註43〕

品茗是一種清幽閑靜生活的代表，有脫塵出世之寓。飲酒則被賦予曠放的氣質，有入世之意，但它不僅是消憂解愁的最佳良藥，若能飲得合時、合地、合宜，即使醉入酒鄉，也是閒適生活的一種調劑，《酒譜》云：

> 醉花宜晝，醉雪宜夜，醉月宜樓，醉暑宜舟，醉山宜幽，醉佳人宜微酡，醉文人宜妙令酌無苛，醉豪客宜揮觥發浩歌，酌將離宜鳴鼉，醉知音宜樂侑語無它。〔註44〕

醉臥落英繽紛，姹紫嫣紅的百花叢間，是光與色彩的饗宴；醉於白雪紛飛的夜晚，是純淨與自然的交融；醉於盛暑的舟楫中，是曠遠與爽朗的情懷，無論何種醉法都充滿了詩意的美感。「茶」與「酒」作用雖不同，但都能爲生活帶來不同的體驗與感受。

高濂論酒，與此稍異，其所選之酒是山人養生之酒，「非甜即藥，與常品迥異，豪飲者勿共語也。」（卷之十二，「醞造類」註解，頁 352），風雅固然有之，但絕大部分屬於食療養生，相對於「和歌醉歡」〔註45〕的豪飲與「竟日酣暢」〔註46〕的酣醉之樂而言，雖少了喧鬧的世俗之氣，卻多了份優雅的

叢書》，版本同註 14，子部，雜家類，第 110 冊，頁 759。

〔註43〕〔明〕蔡復一，《茶事詠》，收入《中國茶書全書》，（東京：汲古書院，1988 年 12 月），〈有引〉，頁 48。

〔註44〕〔明〕徐炬撰，《酒譜》卷 1，〈醉鄉之宜十有一〉，收入《四庫全書存目叢書》，版本同註 14，子部，譜錄類，頁 20。

〔註45〕原文爲：「深觴細杯，窮日落月，梅山醉，每據床放歌，厥聲悠揚而激烈已，大笑觴客，客亦大笑，和歌醉歡」參見〔明〕李夢陽撰，《空同集》，卷 45，〈梅山先生墓誌銘〉，收入《四庫全書薈要》，版本同註 22，集部，別集類，第 70 冊，頁 424。

〔註46〕原文爲：「晚年益淪落，然清介自持，不改其素。所居吳趨坊，坐臥一小樓，好事者從乞詩畫，或載酒過之，則竟日酣暢」參見〔明〕張所望撰，《閱耕餘錄》，卷 4，〈唐伯虎〉，收入《四庫全書存目叢書》，版本同註 14，子部，雜家類，第 110 冊，頁 189。

遵生之趣。

至於「茶」，高濂於「茶泉類」中品評茶的品第，論述採茶與藏茶之法，甚至煎茶、試茶的步驟也一一詳述，從實際的飲茶生活中，形成所謂風雅的「茶藝」生活，這是明代文人雅士的生活文化特色與格調。無論是鑑賞名物、焚香彈琴、譏談吟詠、賦詩書畫、山水攬勝、聽僧談經、棋局角勝或庭園幽居都可以茗茶助興。費元祿在霧氣濛濛的春雨之晚，篝燈夜讀，就少不了以茶提神：

> 春雨淋漓，寒聲淅瀝，竹枝松蓋之下，霏微霧塞。入夜，齋格孤燈一檠，瓦爐茶火。命童子拭鼎燃生龍腦。撤去帖括，取東西漢、魏晉南史校閱，稍微商略，覺爾時神爽清越，身世兩忘。〔註47〕

溫熱的爐火與茗茶，驅散了冰冷的霧氣，也一掃心中煩悶，頓覺神清氣爽，寵辱皆忘。蘇州吳縣名士都穆嘗遊華山：「泉出竇間，飲之甘冽，名涼水泉。眾倦甚，少休泉上青柯平。道士聞予之遊也，持茗來獻。」，〔註48〕都穆遊山攬勝，不僅有山水之樂，更有山中佳泉與道士獻茗的茶泉幽趣。飲茶與各種風雅生活結合在一起，互相輝映成趣。

1、茶之種類與擇水

明代是茶類生產和製茶技術空前發展的階段，各地名茶競起，黃一正的《事物紺珠》就輯錄了雅洲的雷鳴茶、荊州的仙人掌茶、蘇州的虎邱茶、天池茶，長興和宜興的羅岕茶、陽羨茶，霍山的六安茶……等九十六種名茶，〔註49〕明代飲茶風氣之盛與茶品種類之多由此可見。〈飲饌服食箋〉「茶泉類」也輯錄了多種茶品，如劍南的蒙頂石花，湖州的顧渚、紫筍，常州的陽羨……等等，其中，高濂特別推崇龍井茶，認爲「西湖之泉以虎跑爲最，兩山之茶以龍井爲佳，穀雨前採茶，旋焙，時激虎跑泉烹享，香清味冽，涼沁詩脾。」（卷之三，「四時幽賞」，『春時幽賞』，頁 112）。「龍井茶、虎跑水」是杭州的「雙絕」，以虎跑泉的泉水來烹煮龍井茶可說是「佳茗配佳泉」，其芳香甘美的滋味自不待言，從中也可以看出美食鑑賞家對水質的重視。

煮茶先擇水不僅是古人的經驗之談，也是具有科學依據的，許次紓在《茶

〔註47〕〔明〕費元祿，《鼂采館清課》，卷上，收入《百部叢書集成》之 18，版本同註 32，頁 26。。

〔註48〕〔明〕都穆，《游名山記》，卷 1，〈華山〉，收入《叢書集成初編》，（北京：中華書局出版發行，1991 年），頁 2～3。

〔註49〕參見〔明〕黃一正輯，《事物紺珠》，卷 14，〈食部〉，收入《四庫全書存目叢書》，版本同註 14，子部，類書類，第 200 冊，頁 739～740。

疏》中說：

> 精茗蘊香，藉水而發，無水不可與論茶也。〔註50〕

張大復在《梅花草堂集》中也說：

> 茶性必發於水，八分之茶，遇十分之水，茶亦十分矣；八分之水，試十分之茶，茶只八分耳。〔註51〕

水質直接影響了茶質，水質不佳，也難烹出好茶。高濂的『煎茶四要』將擇水列爲第一點，在『論泉水』中將泉水分成「石流」、「清泉」、「寒泉」、「甘泉」、「香泉」、「靈水」、「井水」等類，並評以等第：「凡水泉不甘，能損茶味。故古人擇水最爲切要，山水上，江水次，井水下。」（卷之十一，「茶泉類」，『一擇水』，頁316）他認爲山泉水最好，厚、奇、清、幽的泉水，都是佳品。而「乳泉漫流者爲上，瀑湧湍激勿食，食多令人有頸疾。江水取去人遠者，井水取汲多者，如蟹黃混濁鹹苦者，皆勿用。」（卷之十一，「茶泉類」，『一擇水』，頁 316）此種論點相當科學，山泉溪流含有豐富的礦物質，對人體有益，所以列爲上品。但湍流奔騰，溶解過多的礦物質，反而有害，多含鐵質，遇茶將產生沉澱而湯色暗濁；多含石灰或其他金屬，則易使茶變味。流動之江河水則需注意潔淨，不淨之水會改變茶特有之色香味，人跡罕至的江河水，較少污染；井水若有很多人汲取，便能保持鮮活，不會陳腐。〔註52〕「靈水」是從天上降下來清明而不混雜的水，又名膏露、天酒，〔註 53〕雨水、雪水都屬此類，人們把它當作仙人的飲料。雨水是「陰陽之和，天地之施，水從雲下，輔時生養者也。」（卷之十一，「茶泉類」，『靈水』，頁 320），飲雨水應取和風順雨、明雲甘雨。而閃電雷鳴後下的雨、暴雨、霪雨、乾旱之後的雨、冰凍之後的雨、腥臭的雨、黑色的雨及屋瓦上溜下來的檐水都不可以食用。雪水則是天地之積寒，被認爲是五穀之精，尤宜配茶。

而將水汲回來後，還須有正確的貯藏方法，稱之爲「養水」。多用瓷甕盛水，取白石子入甕中，可以養其味，亦可澄水不混。高濂擇水頗多經驗之談，

〔註50〕〔明〕許次紓，《茶疏》，版本同註19，〈擇水〉，頁391。

〔註51〕〔明〕張大復著，《梅花草堂集》，卷 2，〈試茶〉，收入《筆記小說大觀》29編，（台北：新興書局，1988年），頁3224。

〔註52〕參見徐希平著，《高尚的天祿——香茶藥酒》，（台北：雙笛國際事務有限公司出版部，1998年2月），頁143～144。

〔註53〕參見〈飲撰服食箋〉，「茶泉類」：「色濃爲甘露，凝如脂，美如飴，一名膏露，一名天酒是也。」，頁320。

且加入自己的判斷，誠有鑑賞家之風，例如他曾喝過列入首品的揚子江水，認爲與山東水無甚差別。並對最差等級的吳淞江水居然被列入品級而大感不解。在論『井水』中，他認爲：

> 若杭湖心水，吳山第一泉，郭璞井、虎跑泉、龍井、葛仙翁井俱佳；井水美者，天下知鍾冷泉矣，然而焦山一泉，余曾味過數四，不減鍾冷。惠山之水味淡而清，允爲上品。吾杭之水山泉以虎跑爲最，老龍井、珍珠寺二泉亦甘；北山葛僊翁井水，食之味厚；城中之水以吳山第一泉首稱，予品不若施公井、郭婆井二水清洌可茶，若湖南近二橋中水，清晨取之烹茶，妙甚，無伺他求。（卷之十一，「茶泉類」，『井水』，頁 321）

2、繁瑣講究的飲茶過程

風雅的「茶藝」生活，除了飲必擇水之外，從種茶、採茶、藏茶、煎茶、茶具的挑選、烹飲之道……等整套過程都有特別的講究與要領，如採茶要穀雨節前後採回最好，粗細都可以用。但要求在採摘之時，必須天色晴朗，炒焙時火候要適中，收貯時濕燥要適宜。收藏茶葉則適宜用箬葉而畏香葯，喜溫燥而忌冷濕。更有多種收藏法，或用與人體溫差不多的火溫來焙茶、或用稻灰保存茶葉、或將茶瓶倒放，使蒸氣不能侵入瓶中。〔註 54〕在烹茶之時，擇水爲第一要點，其次就是洗茶、候湯、擇品。洗茶是在烹茶之前，用熱水洗去茶葉的塵垢冷氣，才能烹煮出美味的茶。接著，就是煎茶中最重要的步驟——候湯，古人對煎茶中水的溫度適當與否，有一定的要求，因爲，水的溫度不同，對茶的色、香、味也會有影響。辨別湯候有兩個標準，一是水沸時沸泡的多少與大小；一是水沸時的聲響。陸羽《茶經》：

> 其沸如魚目微有聲，爲一沸；緣邊如湧泉連珠，爲二沸；騰波鼓浪爲三沸。〔註 55〕

陸羽認爲第三沸的水已是「老」而「不可食」。許次紓《茶疏》：

> 水一入銚，便須急煎，候有松聲，即去蓋，以消息其老嫩。蟹眼過後，水有微濤，是爲當時；大濤鼎沸，旋至無聲，是爲過時。過則湯老香散，決不堪用。〔註 56〕

〔註 54〕上述三種藏茶之法，詳參〈飲饌服食箋〉，「藏茶」，頁 315。
〔註 55〕陸羽撰，《茶經》，卷下，收入《百部叢書集成》之 2，版本同註 32，頁 1。
〔註 56〕〔明〕許次紓著，《茶疏》，版本同註 19，〈湯候〉，頁 393。

高濂的主張大致相同，他說：「當使湯無妄沸，庶可養茶。」（卷之十一，「煎茶四要」，『三候湯』，頁 316）

另外，煎茶需用活火，用柴葉煙熏煎茶最不可取。〔註 57〕茶與水的比例也要適中，否則就會「茶少湯多則雲腳散，湯少茶多則乳面聚」（卷之十一，「煎茶四要」，『三候湯』，頁 316）唐代蘇廙《湯品》中的「大壯湯」已注意到這個問題：

力士之把針，耕夫之握管，所以不能成功者，傷於麤也。且一甌之茗，多不二錢，茗盞量合宜，下湯不過六分，萬一快瀉而深積之，茶安在哉？〔註 58〕

至於茶具也有講究，高濂根據功用，整理了茶具十六器與總貯茶具七具。〔註 59〕他認爲茶瓶要稍小才好，這樣才易於注水，水量也適宜。如果水瓶太大，茶水存留太久，茶味就會變差。對茶瓶質地的要求，隨著時代風尚而有所不同，明代有人主張用鉛、錫作茶瓶，如文震亨《長物志》：「煎水茶瓶以鉛者爲上，錫者次之，銅者亦可用」，〔註 60〕高濂：「茶銚、茶瓶，磁砂爲上，銅錫次之。磁壺注茶，砂銚煮水爲上」（卷之十一，「煎茶四要」，『四擇品』，頁 317），而明代的茶盞，主要仍是瓷質，所用茶盞多爲白瓷或青花瓷。白瓷在明代有很高的藝術成就，胎白而緻密，釉色光潤，具有「薄如紙、白如玉、聲如磬、明如鏡」等優點。〔註 61〕以此注茶，方能觀察到茶湯的顏色，享受視覺的美感。所以高濂說：

茶盞惟宣窯壇盞爲最，質厚白瑩，樣式古雅，有等宣窯印花白甌，式樣得中，而瑩然如玉，次則嘉窯心內茶字小琖爲美。（卷之十一，「煎茶四要」，『四擇品』，頁 317）

不論注酒或茶，還是只有絕白色器皿爲最上乘品，其他間雜青色或花色的都不宜用。而且爲了不使茶味受損，並能夠最大限度地溶解浸出物，煮茶之前可先

〔註 57〕煮茶之燃料不同，對茶質影響頗大。唐宋之時，已把煮茶所用燃料之選擇作爲重要的品茶要道之一：「凡木可以煮湯，不獨炭也。惟沃茶之湯，非炭不可。在茶家亦有法律，水忌停，薪忌薰，犯律踰法，湯乖則茶殆矣」參見〔唐〕蘇廙撰，《湯品》，〈法律湯〉，收入《百部叢書集成》之 13，版本同註 32，頁 4。

〔註 58〕〔唐〕蘇廙撰，《湯品》，〈大壯湯〉，版本同註 32，頁 2。

〔註 59〕有關茶具的各項功能，整理於附錄（表 4）。

〔註 60〕〔明〕文震亨，《長物志》，卷 12，〈茶爐湯瓶〉，收入楊家駱主編，《觀賞彙錄》下，（台北：世界書局印行，1988 年 11 月），頁 225。

〔註 61〕參見劉昭瑞著，《中國古代飲茶藝術》，（台北：博遠出版有限公司，1992 年 4 月），頁 49。

將茶瓶、茶杯、生鋥洗滌乾淨，稱之爲「滌器」，再用熱水燙洗茶具，即所謂的「熁盞」，《茶錄》：「凡欲點茶，先須熁盞，令熱冷，則茶不浮」。〔註62〕

除此之外，高濂在「試茶三要」中還有「擇果」一項，此項是沿於宋人煎茶強調保存眞香的要求而來，認爲茶本身具有自己獨特的正色、眞香與佳味，飲好茶時，不應夾雜其他珍果香草，才能覺察茶的清味，否則會奪其香、奪其味、奪其色：

> 奪其香者，松子、柑橙、蓮心、木瓜、梅花、茉莉、薔薇、木樨之類是也；奪其味者，牛乳、番桃、荔枝、圓眼、枇杷之類是也；奪其色者，柿餅、膠棗、火桃、楊梅、橙橘之類是也。（卷之十一，「試茶三要」，『三擇果』，頁 317）

如果要用，則應該選擇核桃、榛子、瓜仁、杏仁、欖仁、栗子、雞頭、銀杏之類。

明代另有花茶，花茶的出現，是文人雅士別出心裁的清玩。花茶的範圍很廣，木樨、茉莉、玫瑰、薔薇、蘭蕙、桔花、梔子、木香、梅花，都可作茶（卷之十一，「茶泉類」，『藏茶』，頁 316），其製作頗具多樣性，一般花茶的製作方法爲：當花開放時，摘其中香氣未散、半開半合的花蕊，根據茶葉多少，摘花拌茶。如果拌入的花太多，會失去茶的韻味，花太少，則茶不香不美，三分茶葉一分花，才算適宜。其他還有「薰香茶法」、〔註63〕「製茉莉花水」、〔註64〕「製木樨花茶法」、〔註65〕「製蓮花茶法」、「製橙茶法」。〔註66〕

《茶疏》：「茶滋於水，水借乎器，湯成於火，四者相須，缺一則廢」〔註67〕

〔註62〕〔宋〕蔡襄，《茶錄》，版本同註 19，〈熁盞〉，頁 315。

〔註63〕〔明〕朱權，《茶譜》載有「薰香茶法」：即當花盛開時，用紙糊竹籠兩格，上層置茶，下層置花，宜密封固，經宿開換舊花，如此數日，香味自來。

〔註64〕屠隆，《茶說》載有「製茉莉花水法」：以茉莉花用半杯熱水放冷，鋪一層竹紙，上穿數孔，採初開茉莉花綴於孔內，用紙封不會泄氣，第二天早晨取花簪之，水香可以點茶。

〔註65〕「製木樨花」：木樨花須去其枝蒂及塵垢、蟲蟻，用瓷罐，一層花一層茶，投間至滿，紙箬縶固，入鍋，重湯煮之，取出待冷，用紙封裹，置火上焙乾收用，諸花倣此。參見〈飲饌服食箋〉，「茶泉類」，『藏茶』，頁 316。

〔註66〕「製橙茶」、「置蓮花茶」：如橙茶、蓮花茶，於日未出時，將半含蓮花撥開，放細茶一撮納滿蕊中，以麻皮略縶，令其經宿，次早摘花，傾出茶葉，用建紙包茶焙乾，再如前法，又將茶葉入別蕊中，如此者數次，取其焙乾收用，不勝香美。參見〈飲饌服食箋〉，「茶泉類」，『藏茶』，頁 316。

〔註67〕〔明〕許次紓著，《茶疏》，版本同註 19，〈煮水器〉，頁 392。

想要泡一杯好茶，水好、火足、具美，三種因素缺一不可。對茶品、茶具、茶水的精心考究，甚至掌握火候、煎製飲用方法……等一系列繁瑣講究的過程中，展現出一種雅致的風韻，此種雅飲是文人名士之飲，與普通百姓的豪飲濫飲大相逕庭。

（二）從烹調技法看美感的具體呈現

人的一切心理現象都是大腦對客觀事物的反應，對「美食」的感受也是如此，是透過外在感覺與刺激來實現對飲食生活的反映。而所謂「美感」，通常是比基本生理需求（飢餓、口渴）更高一層的心理活動，是心靈的品味慨歎，甚至是精神意趣的盡興愉悅。飲食活動中「美感」的產生與當時的用餐環境、食物的精美爽口、擺設的適當合宜、食器的賞心悅目……等時、空、人、事等因素大有關聯。唐人杜甫《麗人行》就云：「紫駝之峰出翠釜，水精之盤行素鱗，犀箸厭飫久未下，鸞刀縷切空紛綸。」，〔註68〕紅色的駝羹與翠白碗盤形成鮮明的色彩對比，除了視覺意像的賞心悅目之外，更予人羹湯柔滑細膩的質感。

張英則論及用餐的環境與地點應隨著四季節候的不同而有所改變，最好能一面欣賞自然的優美景緻，一面享用美食：

> 冬則溫密之室，焚名香，燃獸炭；春則柳堂花榭；夏則或臨水，或依竹，或蔭喬木之陰，或坐片石之上；秋則晴窗亮閣。皆所以順四時之序，又必遠塵埃，避風日。帘幕當施，則圍坐斗室；軒窗當啓，則遠見林壑，斯餐香飲翠可以助吾藜藿雞黍之趣。〔註69〕

這些都屬於飲食的意境之美。

高濂在〈飲饌服食箋〉中並未提及環境與美食之間的關係，各類饌食的美感主要來自食物烹飪過程中精巧的烹飪技術與加工過後的精美食餚，是一種藝術之美，主要是以食物的色、香、味、形來呈現。據說蘇東坡曾用山芋做成玉糝湯，其色、香、味都堪稱一絕，是精緻美食藝術的代表：「香似龍涎仍釃白，味如牛乳更全清，莫將北海金虀鱠，輕比東坡玉糝羹」（卷之十一，「序古諸論」，頁 313）；《菜羹詩》也說：「雲子香炒玉色鮮，菜羹新煮

〔註68〕〔唐〕李白，杜甫著，張式銘整理，《李白杜甫詩全集》，（北京：北京燕山出版社），〈杜甫詩集〉，卷1，「麗人行」，頁293。

〔註69〕張英撰，《篤素堂文集》八，〈飯有十二合說〉，「之地」，收入《文淵閣四庫全書》，（台北：台灣商務印書館發行，1983年），集部，別集類，第258冊，頁715。

翠茸纖。人間膾炙無此味，天上酥陀恐爾甜。」（卷之十一，「序古諸論」，頁 313）

1、烹飪技術

就烹飪技術而言，〈飲饌服食箋〉所輯錄的湯品類、果實粉麵類、熟水類、粥糜類、脯鮓類、家蔬類、野蔬類、甜食類等品類，在烹調技術方面是相當進步且多樣化的：

類　別	技　　法
普通菜	炒、煎、煎熬、煎煮、煎膏、煮、白煮、鹽水煮、炙、糖炙、燒、燒烤、清燒、焯、蒸、清蒸、烹、爆、擘燒、油炸、灼、風
甜食	脯、烘、烤、炕、焙
冷菜	鹵、醬、拌、醃、糟、漬、泡
刀功	有切絲、切片、切碎、切塊、切丁、切段、切條、切腰花之分，也有丸、餅、球、花之別。

而麵食製作技術的精良，在甜食類中可見一般，其大部分是麵粉作成的餅狀點心，有葷有素，共有五十幾種，葷者加入豬油、豬肉、羊乳、牛乳、鵝肉等，如「麻膩餅子方」、「肉餅方」、「酥餅方」，素的餅則加些果實、蔬菜、白糖、芝麻、蜜水等製成，如「荆芥糖方」、「高麗栗糕方」、「酥黃獨方」。製作這些點心最重要的是起糖鹵與酥油，製作方法高濂也有詳細記載。另外，除了麥、米之外，還出現了許多果實製成的食品。有用蓮實製成的藕粉、用蕨菜頭製成的蕨粉、用菱角製成的菱角粉、用芋頭製成的芋頭粉、用栗子製成的栗子粉、芡實粉、茯苓粉、山藥粉……等等。

2、食餚之色

另外，食品的色、香、形、味是美感的主要來源，也最能展現食之藝術風格與特色。張岱的《詠方物》詩以蘋果、棗子、菱藕、佛手、河蟹、火腿等爲對象，譜出一首首絢麗、逼眞的詩句，營造出色彩與形狀兼具的美感飲食意境，每種食物在詩歌的詠嘆之下，彷佛都充滿了無比的美味，宛如精緻的藝術品般，美不勝收，令人垂涎三尺卻又不忍下箸。福建的佛手柑：「岳聳春纖指，波皺金粟身」；紹興的獨山菱角：「花擎八月雪，殼卸一江楓」；杭州的花下藕：「雪腴藏月色，壁潤雜冰光」；定海的江瑤柱：「柱合珠爲母，瑤分玉是雛」；瓜步的河豚：「干城二卵滑，白壁十雙纖」；金華火腿：「珊瑚同肉

軟，琥珀並脂明」；蠶豆：「蛋青輕翡翠，蔥白淡哥窯」……〔註 70〕

就食餚之色而言，食品菜餚中色彩的配置與運用是美食不可或缺的要素，如隋唐名菜「吳郡鱸魚鱠」，是於八九月間有霜下時，「收鱸三尺以下，劈作膾，浸洗，布包瀝水，盡散置盤內，取香柔花葉相間細切，和膾拌，令勻。霜鱸肉白如雪，且不作腥，謂之金虀玉膾，東南佳味」（卷之十一，「序古諸論」，頁 313），以潔白如雪的鱸魚肉配上香柔花葉，充滿了奪目誘人的視覺美感。〈飲饌服食箋〉中，具色彩美感之菜餚很多，湯品類中的「綠豆湯」是將綠豆淘洗乾淨，放入鍋裡，加水，猛火燒滾後取湯冷卻，此時湯汁呈現美麗的碧綠色；粥糜類中的「梅粥」是揀回落地的梅花瓣洗乾淨。用雪水煮粥，粥熟後再下梅瓣，潔白淡雅的粥裡飄著幾許梅花瓣，令人有心曠神怡的感覺；果實粉麵類中的「松柏粉」顏色相當美麗，在晚上有露水時將松柏葉採回來，選擇嫩葉搗汁，澄清後粉便像嫩草一樣，蔥鬱可愛；野蔌類中的「黃香萱」採回後先洗乾淨，開水稍煮，馬上放到清水裡漂一下，榨乾水後即可加拌料食用，顏色青翠；「芙蓉花」採回後，去掉心蒂，用滾開水泡一兩次，放到豆腐裡，再加少量胡椒，芙蓉紅，豆腐白，形成紅白分明的強烈對比，不僅可愛且刺激食慾；甜食類中有「雪花餅方」其色極白；「酥黃獨方」將熟芋切片，同杏仁、弄碎的榧子，和麵粉拌勻，然後帶點醬放到油鍋裡炸，除了味道香美以外，顏色也變成誘人的金黃色。

3、食餚之香

食物的香氣會刺激嗅覺神經，而引起食趣、振奮食慾。食物原料本身含香氣的很少，只有花茶湯具自然的香氣，大部分需要經由烹調才能表現出來，所以掌握一定的烹飪技巧，才能烹製出香味四溢的食餚。在烹飪技巧中主要是採取加熱與添加香料兩種方法來使食餚增加香氣。加熱法多採用煎、炸、炒、烤來使食物所含芳香物質釋放出來，特別是麵食甜品，其用料往往較爲單一，因此常以油煎、炸或烤，來使其甘香酥脆。

〈飲饌服食箋〉的「甜食類」，共載有五十四種麵食點心的製作方法，其中就有十八種採用炒、炸、煎、烤等烹飪技法來增加香氣。用烤的有『椒鹽餅方』、『雪花餅方』、『到口酥方』、『火燒餅方』、『爐燒餅法』、『糖薄脆法』；用炒的有『蕎麥花方』、『麩鮓』、『豆糕餅方』；用炸的有『酥兒印方』、『酥餅方』、『糖榧

〔註 70〕〔明〕張岱著，夏咸淳校點，《張岱詩文集》，（上海：上海古籍出版社出版，1991 年 5 月），〈詠方物二十首〉，頁 92～95。

方』、『煎麩』、『酥黃獨方』；用煎的有『芋餅方』、『韭餅方』、『油夾兒方』、『神仙富貴餅』。如『酥餅方』是用酥油、蜜、白麵等和勻，後拉扯成條，再切小段，印按成餅子後以豬油炸或烤，其香脆爽口，不言可喻，又如『神仙富貴餅』將白术、菖蒲、山藥、麵粉、白糖等一起拌和，拉扯成薄餅後，以極少的油煎熱，據說有一番餅子之外的清香味。『糖薄脆法』與『酥黃獨方』也是氣味香美的點心之一。其他像「野蔌類」中的蔬菜也有用炸或煎的，如『梔子花』將花洗乾淨，以清水漂去其腥氣，然後加點糖、鹽和麵粉，拉扯成條，再用油炸。『蓬蒿』是選用二三月間的嫩頭，洗乾淨後放點鹽，稍醃一些時候，和粉作成餅子，再用油炸，味道香美。「粥糜類」中的『荼蘼粥』將採回的荼蘼花片放到甘草水中焯過，等粥將熟時一起下鍋煮。也可以採木香花嫩葉用甘草水焯過，以油鹽姜醋調勻爲菜。據說味道清香可人，風味獨特。

至於添加香料法，是在食餚烹調過程中添加香料以去腥和增加食物香氣。如：「夏月魚肉安香油內不臭」；「薄荷去魚腥」，〔註 71〕也有以蔥、醋等香料入菜的「蔥醋雞」。〔註 72〕明代的調味品種類眾多，還分爲鹹味類、酸味類、甜味類、鮮味類、辣味類、異香味類七種，〔註 73〕糖、鹽、醋、油、醬油、生薑、醬……等都包括在內。〈飲饌服食箋〉中用調味料來調理的食物很多，特別是「脯鮓類」和「家蔬類」，因爲是醃製食品，所以鹽的使用是不可少的。另外，糟、草果、茴香、砂仁、花椒、胡椒、糖、醋、醬、薑、川椒、豬油、香油、酒、蔥、大蒜、芫荽、醬油、麻油等都是常見的調味料，甚至還以桔皮、芳香花果進行配菜。如『蟹生』是將生蟹剁碎，把麻油先熬熱，冷卻後，與草果、茴香、砂仁、花椒末、水姜、胡椒以及蔥、鹽、醋共十味調味料一起放入蟹內拌勻，即時可吃。『大熬肉』更有細熬料的製作方法，是以官桂、白芷、良姜、桂花、檀香、霍香、細辛、甘松、花椒、宿砂、紅豆、杏仁、甘草等十三味研爲細末備用。

4、食餚之味

除此之外，完美食餚的決定性因素是味道，美味可口或芳香撲鼻同樣可

〔註 71〕〔宋〕蘇軾著，《格物麤談》，卷下，〈飲饌〉，收入《四庫全書存目叢書》，版本同註 14，子部，雜家類，第 117 冊，頁 15。

〔註 72〕轉引自陳偉明著，《唐宋飲食文化發展史》，（台北：臺灣學生書局印行，1995 年 5 月），頁 28。

〔註 73〕伊永文著，《明清飲食研究》，（臺北：洪葉文化事業有限公司，1997 年 12 月），頁 180。

以增進食慾。雖說「食無定味，適口者珍」，〔註74〕但烹調技法的精良與品類繁多的調味佐料，仍是製作美味食餚的不二原則。在食餚烹製過程中，烹調方法越多樣化，調味品的使用越廣泛，菜餚的味道就越豐富多采。如前所述，〈飲饌服食箋〉中的烹調技法共有三十幾種之多，各類調味料的使用也很頻繁，特別是在魚肉類食品的烹調中最爲突出，高濂作爲一個美食養生家，並不追求異品珍饌，往往用最簡單且容易取得的食材，調製出美味可口的食物。如用肉類與調味料煮過，再放到太陽下曬的『千里脯』，味道相當好；將瘦精肉切成細而薄的小片子，用醬油洗淨，放入鍋中爆炒，再取出切細絲，與其他調味料一起拌炒的『肉生法』，味道奇美；甘菊嫩苗用油炸過，味道香美可口；錦帶花做湯，柔脆宜人；胡麻取嫩葉入湯，其味甘美清脆；自己發的黃豆芽菜，加香蕈、橙絲、木耳、佛手、甘絲拌勻，放些麻油、糖霜等，或加點醋，吃起來味道佳美。

5、食餚之形與名

其他與食餚藝術相關的是食餚之形與名，所謂形分三種層次，一是食物自然之形，如全雞、全鴨、魚、蝦等，一是刀工技巧的呈現，根據實際需要加工成塊、片、條、絲、丁、粒、末等一般形狀與花式形狀，「脯鮓類」有一道『算條巴子』，將豬肉分別切成三寸長的條形，如算子樣，用砂糖、花椒末、宿砂末一起調和拌勻，曬乾之後蒸熟，充分展現了刀工技巧的變化。其三則是所謂造型雕刻，將瓜果雕刻成形或將麵食點心製作成賞心悅目的形狀，如「甜食類」『酥兒印方』用生麵粉攙豆粉一起拌和，以手擀成條，像筷尖大，切做二公分長，逐個用小梳子印齒花；『荆芥糖方』將荊芥的細枝捆紮成花朵狀，蘸一層糖鹵後再蘸一層芝麻，焙乾備用。而有些菜餚的名稱雅致、獨特，讓人有無限的臆想空間，並帶來具像的美感，如「湯品類」中的『天香湯』、『暗香湯』、『茉莉湯』、『桂花湯』;「熟水類」中的『丁香熟水』、『花香熟水』；「粥糜類」的『梅粥』，皆以花爲名，一看就知食餚是以「香」爲特色，是一種嗅覺想像力的發揮，『無塵湯』、『清韻湯』則予人清新絕塵的高雅感受，彷彿是只應天上有的仙家之飲，「醞造類」的『香雪酒』、『碧香酒』、『菊花酒』，「湯品類」的『綠雲湯』，「甜食類」的『雪花酥方』、『玉灌肺方』，雪、碧、綠、玉等字眼，讓人有具體的色彩印象，是視覺想像力的開展。

〔註74〕〔宋〕林洪著，《山家清供》，〈冰壺珍〉，收入《叢書集成新編》，（台北：新文豐出版公司印行，1985年），第47冊，頁583。

〈飲饌服食箋〉的各類飲饌食品透過色、香、形、味的互相搭配，將食餚由果腹充飢的基本生理需求，提昇爲豐富多采的藝術品，高濂美感紛呈的美食世界也就這樣構築出來了。

值得一提的是，〈飲饌服食箋〉中除了多采多姿的精美養生菜餚深具藝術成就之外，釀酒技術與食品保藏、加工技術也相當進步，在酒類釀造方面，高濂介紹了『白麯』、『內府秘傳麯方』、『蓮花麯』、『金莖露麯』、『襄陵麯』、『紅白酒葯』、『東洋酒麯』、『蓼麯』等八種麯類，「脯鮓類」與「家蔬類」所輯錄的也以醃製類食品居多，豐富的食材，加上適當的調味，使得醃製食品也能展現出不同的風采，即使與鮮食烹調相比也毫不遜色。其「治食有法條例」更是高濂於烹飪過程中所獲得之秘訣，有點類似今日的小偏方。如「用麵粉洗豬肚、用砂糖洗豬臟可以洗去臭味」、「夏天裡，單獨用醋煮肉，肉可以保留十天」、「煮筍時如果加點薄荷，一點點鹽（或草灰），煮出來的筍便沒有蘞味」。（卷之十一，「治食有法條例」，頁 336～337），這些偏方，流傳至今日仍然適用，可見是相當科學的。

第六章　適於養生的人間天堂——〈起居安樂箋〉析論

本箋卷首有小序形式的「高子曰」，闡明此箋編寫要旨。此箋由「恬逸自足條」、「居室安處條」、「晨昏怡養條」、「溪山逸遊條」、「三才避忌條」、「賓朋交友條」六部分組成。每一部分的類項如下：

「恬逸自足條」	『序古名論』	搜羅古名家言。如謝靈運、蘇東坡、白居易……等，共五十餘則。
	『高子漫談』、『高子自足論』	高濂自己的體認心得。
「居室安處條」	『序古名論』	搜羅古名家言，共十九則。
	『居室建置』	言居室的幾種必要建築，如：煴閣（去藏物濕霉之閣樓）、觀雪菴（觀雪用的帳棚）……共四種。另『高子書齋說』中除了高濂自己的書齋佈置心得，還有茶寮（供長日清談、寒宵兀坐）、藥室（製藥之所）……等五種居室建築。
	『高子花謝詮評』、『高子盆景說』、『擬花榮辱評』	高濂論園木盆栽的佈置，言草花百種，將草花分類爲上乘高品、中成妙品與下乘具品。（『高子花謝詮評』）並言各類植物如何製成盆栽，以供清齋。（『高子盆景說』）後以花之遭遇比擬人世景況，勸人憐花惜花。（『擬花榮辱評』）

	『家居種樹宜忌』、『選擇黃曆臺曆二說』、『居處生旺吉凶宜忌』	言家居宜忌。家居四周方向適宜與忌諱的樹種，如東種桃柳、西種拓榆、南種梅棗，北種奈杏爲吉，又屋後種榆，百鬼退藏，屋內不可多種芭蕉，久而招祟……等。（『家居種樹宜忌』）並有教讀曆書之法（『家居種樹宜忌』）及對住宅方位與時序相配之吉凶判斷。（『居處生旺吉凶宜忌』）
「晨昏怡養條」	『序古名論』	搜羅古名家言，共十一則。
	『高子怡養立成』	高濂自言一日自雞鳴醒起開始之後的種種怡養細節。
	『怡養動用事具』	怡養所需的各式用品。有二宜床（製如涼床，冬夏兩用）、無漏帳（帳製幔天罩床，使無隙可漏）、竹榻（午睡）、蒲花褥（以蒲花製成之臥褥或坐褥）、印香供佛方、竹缽、插瓶花法……等四十餘種。
「溪山逸遊條」	『序古名遊』	搜羅古名家言，共二十則。
	『高子遊說』	高濂自己的逸遊說。
	『遊具』	山行水遊時的備具。竹冠、披雲巾、文履、韻牌（刻詩韻每一韻爲紙牌一葉，山遊水泛，人取一葉，吟以用韻）、輕舟，……共二十餘種。
「三才避忌條」	『天時諸忌』	對天象自然之敬崇與順畏。如：勿指天爲證，勿怒視日月星辰，莫裸體以褻三光……等。
	『地道諸忌』	對土地、山川、湖泊的敬畏。如：勿輕掘地，深三尺即有土氣傷人，入山至山腳先退數十步方上山……等。
	『人事諸忌』	養生泛論。如：大樹下不可坐，防陰氣傷人；食勿語，寢勿言；雞鳴時叩齒三十六遍，舌抵上齶，待神水滿口，漱而嚥之...等。
「賓朋交接條」	『序古名論』	搜羅古名家言，共二十餘條。
	『高子交友論』	高濂自論交友之道。

〈起居安樂箋〉分上下卷，上卷是高濂對「自足常樂」人生觀的闡述，精闢的見解分別見於「高子曰」、「高子漫談」與「高子自足論」。「恬逸自足條」所引的『序古名論』則是歷代名人文士的悠閒生活寫照，也是高濂對閒適快意生活的嚮往。下卷則分別從日常生活的行、住、坐、臥之中去落實養生的審美生活，是審美生活的實踐。作者透過日常生活中隨處可得的美感經驗，來構築出一個適合隱居、養生、怡情的人間天堂。以悠然自得的閒情逸致營造出獨特的審美生活。

中國傳統文人有其特殊的心靈趨向，因此造就了獨特的生活美學。他們對周遭的人、事、物總是保持高度的興味與細膩的觀察，有別於世俗對「物」的「實用」價值取向，文人是以「心靈」來觀照萬物的，是著重於事物的「意境」的。因此，一般人引爲俗事的，在文人眼中未必如此，「落花水面皆文章，好鳥枝頭亦朋友」，自然界中的草木、竹石、山水、蟲魚、花鳥……等，在文人看來無一不是美感的來源，他們善於將日常生活中的平常事物，透過直覺思維與個人美感經驗結合，將生活「藝術化」，將「平凡無奇」轉化成「高雅情趣」。這種轉化過程通常是透過藝文活動（讀書、文學、繪畫、書法、音樂）、遊山玩水、庭園遊觀、器物賞玩、飲酒品茗、蒔花蓺樹、遊宴美食、奕棋遊戲、參禪養生等諸種型態來完成的。〔註1〕而在構築美感生活的同時，也一步一步的確立自己的價值觀，找到身心的安頓與自適。

《遵生八箋》一書據《四庫全書》提要云：「皆論賞鑑清玩之事……書中所載，專以供閒適消遣之用。」，〔註2〕物品賞鑑是該書主要內容，〈起居安樂牋〉中有關生活用物的鑑賞活動就占了大部分。因此，審美生活的構築是本箋的重點，透過審美生活的營造，高濂個人的人生觀與生命情懷也躍然紙上，浮現出明顯的脈絡。筆者擬先論本箋中的具體審美生活，次論高濂於審美生活中所展現出的生命情懷。

第一節　具體的審美生活營造

明人陳繼儒在所著之《太平清話》中提到：

> 焚香、試茶、洗硯、鼓琴、校書、候月、聽雨、澆花、高臥、堪方、經行、負暄、釣魚、對畫、漱泉、支杖、禮佛、嘗酒、晏坐、翻經、看山、臨帖、倚竹、喂鶴，右皆一人獨享之樂。〔註3〕

這二十餘種文人家居生活的樂趣，無論焚香品茗、看花聽雨、悠遊山林、臨帖賞畫、參禪禮佛，都顯示出「清風明月本無主，閒者自爲主人」的閒適雅緻。除此之外，園林居室的佈置、與友朋交接問道、賞鑑名物……等，也都

〔註1〕參見羅中峰著，《中國傳統文人審美生活方式之研究》，（台北：洪葉文化事業有限公司，2001年2月），頁95。

〔註2〕〔清〕永瑢等撰，《四庫全書總目》，（北京：中華書局出版，1981年7月），卷123，子部，雜家類七，頁1059。

〔註3〕參見陳繼儒著，《太平清話》，收入《百部叢書集成》之18，（台北：藝文印書館印行，1965年），頁17～18。

是文人雅士營造美感生活所從事的活動之一。湯顯祖爲友人汪廷訥所作的一篇筆記〔註4〕也提到：

> 先生詩文之外，好爲樂府、傳奇種種，爲余賞鑑……有園一區，堂曰環翠，樓曰百鶴，湖曰昌湖，其中芝房菌閣露榭風亭，傳記大備，諸名賢之詩歌辭賦不可指數。先生灌花澆竹之暇，參釋味玄，雅好靜坐，間爲局戲，黑白相對，每有仙著，……。

汪廷訥在園林齋室中所進行的賦詩、作文、寫曲、灌花、澆竹、參禪、靜坐、局奕等活動，就是一種具體而微的文人審美生活全貌。高濂〈起居安樂牋〉所揭示的也就是這種閒居雅趣的生活態度，而逍遙自得的環境應如何營造呢？序文說得非常清楚：

> 余故曰知恬逸自足者爲得安樂本，審居室安處者爲得安樂窩，保晨昏怡養者得安樂法，閒溪山逸遊者得安樂歡，識三才避忌者爲得安樂戒，嚴賓朋交接者爲得安樂助，加以內養得術，丹藥效靈，耄耋期頤，坐躋上壽，又何難哉？（卷之七，「高子曰」，頁187）

想獲得身心安樂的生活，必須從：知恬逸自足、審居室安處、保晨昏怡養、閒溪山逸遊、識三才避忌、嚴賓朋交接做起，再加以丹藥道術來自我修練，最後終能臻於養性全壽的最高境界。

整體言之，〈起居安樂牋〉的審美生活，是由古典雅緻的內在環境（包括居室佈置、日常生活物類佈置）與閒適自然的外在環境（供逸遊的山水勝景）所構築出來的。〔註5〕

一、典雅的內在環境

（一）居室佈置

居室環境象徵著個人的小宇宙，人在其間俯仰生息，自然會加進個人的思維與關照。〔註6〕居室作爲文人起居的空間，不僅是怡情養閒的獨處場域，也

〔註4〕參見湯顯祖著，《湯顯祖集》（二），（上海：上海人民出版社，1973年），卷50，「補遺」，〈坐隱乩筆記〉，頁1475。

〔註5〕《晚明閒賞美學研究》：「……高濂此書中的〈起居安樂牋〉，極詳贍地以文字構設了一個恬逸安樂的起居環境，層層推展，由居室建築到山水，以至天地四時的避忌順應，揭示一個宏偉眼光下的居室環境。」參見毛文芳著，《晚明閒賞美學》，（台北：臺灣學生書局，2000年4月），頁196。

〔註6〕參見范宜如、朱書萱合著，《風雅淵源——文人生活的美學》，（台北：台灣書店發行，1998年3月），頁46。

是文人應酬交際的場所。因此，文人將居室佈置得古典雅致，素雅古樸，以各種書籍、古玩珍品、奇花異卉加以裝飾，使人極目所見，無物不美，從而產生美化心境的作用，這也就無可厚非了。加之明代是一個家具蓬勃發展的年代，不僅創造了獨樹一幟的風格，更有造型洗練、形象渾厚、作工精巧、典雅的藝術特色。〔註 7〕因此，在家具的擺設上，甚爲用心，無不極力運用巧思與創意來彰顯個人的風格與品味。所謂「位置之法，煩簡不同，寒暑各異，高堂廣榭，曲房奧室，各有所宜，即如圖畫鼎彝之屬，亦需安設得所。」，〔註8〕因著位置擺設的不同，就能呈現截然不同的設計美感。

〈起居安樂箋〉中對居室、書齋、園林的佈置，不僅注重雅趣，更注重實際功能與養生價值。對居室的環境、功能、物品擺設等，無不採集各家說法，巨細靡遺地加以詳述，「高子書齋說」中的書房擺設，正是兼具實際功能與美趣的居室設計，高濂自述：獨坐其中對日吟詠或秉燭夜讀，可以享受到一份清福，也可以從學問中得到樂趣。觀其書齋內外環境佈置，彷彿是人間幽境：

> 高子曰：書齋宜明靜，不可太敞，明靜可以爽心神，宏敞則傷目力。窗外四壁，薜蘿滿墻，中列松檜盆景，或建蘭一二，遶砌種以翠云草，令遍茂則青葱鬱然，旁置洗硯池一，更設盆池，近窗處蓄金鯽五七頭，以觀天機活潑。（卷之七，「居室安處條」，『高子書齋説』，頁 201）

書齋的位置應選僻靜處，以防喧擾，最好的環境是：

> 松竹迷道，庭花合圍直堂屋之後，人事之所不及，賓遊之所不至，往往獨坐於此，解衣盤礴箕踞胡床之上，含毫賦詩，曝背閱書，以釋怱怱之氣自妙。（卷之七，「居室安處條」，『序古名論』引唐子西云，頁 199）

光線的擇取以明亮爲宜，但若要得安處之道，則又有所避忌：

> 吾謂安處者，非華堂邃宇，重裀廣榻之謂也，在乎南面而坐，東首而寢，陰陽適中，明暗相伴，……，故明多則傷魄，暗多則傷魂，……。

〔註 7〕簡，是指他的造型洗練，不繁瑣、不堆砌，落落大方。厚，是指他形象渾厚，具有莊穆、質樸的效果。精，是指它作工精巧，一線一面，曲直轉折，嚴謹準確，一絲不苟。雅，是指它風格典雅，令人耐看，不落俗套，具有很高的藝術格調。參見洪達仁，〈簡、厚、精、雅——明代家具概述〉，《產品設計與包裝》，（台北：中華民國對外貿易發展協會，1992 年 11 月），第 53 期，頁 35。

〔註 8〕〔明〕文震亨撰，《長物志》，收入楊家駱主編，《觀賞彙錄》下，（台北：世界書局印行，1988 年 11 月），卷 10，〈位置〉，頁 211。

（卷之七，「居室安處條」，『序古名論』引《天隱子》，頁 198）

故明亮適宜方能安心目，爽心神。至於書齋之外，最好有山有水，有奇花佳木，有鳥叫蟲鳴，隨時隨地能一覽山水勝景與品味山川泉水之妙：

> 嘗坐小樓之上，萬樹蒼然，照映几席；鳴禽之音，間關在耳，而清風時至，明月滿樓。看飛鳥於雲際，聽流泉之涓涓，所以發吾之性靈，而除其煩穢之思者，蓋觸處而在，其或雲霧之朝，風雨之夕，閉户靜息亦足以收斂其性情。誦於斯，讀於斯，考德而論道恒於斯。〔註 9〕

近在耳目之外的自然景緻，可以消煩解悶，更可以啓發性靈，增進德性的修持，若景致再隨四季流轉變換，更可使身心得到不同的感受與洗滌：

> 當春之時，膏雨溶液，宿草回青，遙山獻碧，登玆樓也，景與心融而神情暢適；當夏之時，南薰送涼，新苗薿薿，茂樹蒼蒼，登玆樓也，神隨氣爽而寵辱俱忘；時乎秋也，炎方多燠，百卉未零，而吾心悠然與秋俱清；時乎冬也，松篁繞屋，蓊鬱蔥蒨，而吾心盎然，歲寒不變。若夫日出而林霏開，雲歸而巖穴冥，朝暮之景，變態萬狀，亦無往而不可樂也。〔註 10〕

若是無法得此自然山水之勝，也可在書齋之外植樹、栽花、養魚，將其佈置成賞心悅目的園林景觀，如劉士龍的「烏有園」就是極富巧思、意境高妙的園林設計：

> 憑山帶水，高高下下，約略數十里。園之大者在山水，園外之山，群峰螺髮；園内之山，疊嶂黛秀。或橫見，或側出，或突兀而上，或奔趨而來。煙嵐出沒，曉夕百變。時而登眺，時而延望，可謂小有五嶽矣。山泉眾注，疏爲河渠，一棹中流，隨意蕩漾。傲睨放歌，頓忘人世。穿爲池而匯者，以停雲貯月，養魚植藕。分爲支而導者，以灌樹澆花，曲水行觴。瀹其滯而旁達者，接竹騰飛，焦巖沾潤。刳木遙取，隔澗通流，此吾園山水之勝也。〔註 11〕

〔註 9〕〔明〕許孚遠，《敬和堂集》，（台北：漢學研究中心景照明萬曆二二年序刊本），卷不明，〈德清山館記〉，頁 9。

〔註 10〕《未軒公文集》，（明嘉靖 34 年莆田黃氏家刊本），卷 7，〈環翠樓記〉，頁 32 下。

〔註 11〕劉士龍，〈烏有園記〉，收入周作人編，《明人小品集》，（台北：金楓出版有限公司，1987 年 1 月），頁 194～195。

而高濂書齋內部的擺設也深得古意，令人發思古之幽情：

> 齋中長桌一、古硯一、舊古銅水注一、舊窯筆格一、班竹筆筒一、舊窯筆洗一、糊斗一、水中丞一、銅石鎮紙一、左置榻床一、榻下滾腳凳一、床頭小几一、上置古銅花尊或哥窯定瓶一，花時則插花盈瓶以集香氣，閒時置蒲石于上收朝露以清目，或置鼎爐一，用燒印篆清香，冬置暖硯爐一，壁間掛古琴一，中置几一，如吳中雲林几式佳，壁間懸畫一。（卷之七，「居室安處條」，『高子書齋說』，頁 201）

書齋中的佈置不僅有供閱讀的長桌、古硯、筆洗、筆筒、銅石鎮紙，還有供休憩用的榻床、床頭小几，在閒暇之時，可以臥坐看窗外的景致，可以夢遊太虛：

> 草堂之中，竹牕之下，必置一榻，時或困倦，偃仰自如，日間牕下一眠甚是清爽，時夢乘白鶴，遊于太空，俯視塵壤，有如蟻壘，自爲莊子，夢爲蝴蝶，入于桃溪，當與子休相類。（卷之七，「居室安處條」，『序古名論』引《神隱》，頁 198）

此種閒情逸趣，頗得養生之義。另外，書齋中所掛畫作也須講究，只能懸掛山水與花木畫，「書室中畫惟二品，山水爲上，花木次之，禽鳥人物不與也，或奉名畫山水雲霞中神佛像亦可，名賢字幅以詩句清雅者可共事，……。（卷之七，「居室安處條」，『高子書齋說』，頁 201），在《長物志》中也載有懸掛之法：

> 懸畫宜高，齋中僅可置一軸於上。若懸兩壁及左右對列，最俗。長畫可挂高壁，不可用挨畫竹曲挂。書桌可置奇石，或時花盆景之屬，忌置朱紅漆等架。堂中宜挂大幅橫披，齋中宜小景花鳥。若單條扇面斗方挂屏之類，俱不雅觀。畫不對景，其言亦謬。〔註 12〕

「齋」與「堂」因空間感不同，書畫的懸掛就有不同的擺放方式與配置，雅俗之美顯然是重點之所在，要讓整個空間呈現雅致的美感，符合文人儒雅的氣質，若是畫不對景，偃仰其中也覺言語無味。佛座上置小石盆一個，盆內所置石頭也有等級之分，〔註 13〕另外，几外可放置花瓶、座椅、爐具等，但

〔註 12〕〔明〕文震亨撰，《長物志》，收入楊家駱主編，《觀賞彙錄》下，版本同註 8，卷 10，〈懸畫〉，頁 212。

〔註 13〕石頭的等級有靈壁應石、或樂石、昆山石、大不過五六寸，以天然怪奇，透漏瘦削，無斧鑿痕跡的最好，稍次的如燕石、鐘乳石、白石、土瑪瑙石，裝石頭的盆，也有等級，白定官哥青東磁均州窯爲上，而時窯次之。原文請詳

都需選擇最適合的品類來擺設。〔註 14〕至於書齋中必備的書籍，其分門別類與排列方式更是重要，說明、解說方面的書籍自成一排，佛教、道教、醫學、書法字帖等方面的書籍各成一排，井然有序：

> 右列書架一，上置《周易古占》、《詩經傍註》、《離騷經》、《左傳》、林注《自徵》二編、《近思錄》、《古詩紀》、《百家詩》、王李詩、《黃鶴補註》、《杜詩說海》、《三才廣記》、《經史海篇》、《直音》、《古今韻釋》等書。釋則《金剛鈔義》、《楞嚴會解》、《圓覺註疏》、《華嚴合論》、《法華玄解》、《楞伽註疏》、《五燈會元》、《佛氏通載》、《釋氏通鑑》、《弘明集》、《六度集》、《蓮宗寶鑑》、《傳燈錄》。道則《道德經新註指歸》、《西升經句解》、《文始經外旨》、《陰符集解》、……。
>
> （卷之七，「居室安處條」，『高子書齋說』，頁 202）

如此書齋，永日據席，長夜篝燈，紅塵俗事不擾其心，自能有「別有天地非人間」的自在與無礙。

而除了書齋的佈置之外，尚有許多居處必要的建築，如：煴閣（去藏物濕霉之設）、清閟閣（收藏清玩之雅閣）、觀雪庵、松軒、茆亭、檜柏亭、圜室、九徑（花室）、茶寮（供長日清談，寒夜兀坐）、藥室（製藥、和藥之所）。這些居室不僅有實用功能更兼具審美雅趣，如「觀雪庵」與「松軒」，其居室名稱一開始就予人如圖畫般的具體意象，再深究其功能，更是爲欣賞自然美景而設。「觀雪庵」以輕木爲格，紙布糊之，前面設帷幔可像蚊帳一樣方便打開與收攏，走到哪裡帶到哪裡，在雅勝之地，背風以就花就山水，既得美景之勝，又寄悠然之情，寫意自適，充滿自然的天趣。「松軒」則以清幽爲主，設玲瓏八窗，周圍遍植青松、中立奇石，松下植吉祥、蒲草、鹿葱等花，更擺設建蘭一二盆，外面空地，種竹，種梅，站在松軒內極目望去，恍若身在圖畫中。

（二）居室怡養與旅遊用品佈置

怡情養性除了需注意種種養生法則之外，更可從日常怡養物品的設計與佈置來獲得詩意般的美感享受。〈起居安樂箋〉中記載的怡養用具林林總總不

見〈起居安樂箋〉，「高子書齋說」，頁 202。

〔註 14〕几外擺放之爐具，惟汝爐、鼎爐、戟耳彝爐三者爲佳，大以腹橫三寸極矣。花瓶用膽瓶花觚爲最，次用宋磁鵞頸瓶，餘不堪供，壁間當可處懸壁瓶一，四時插花，坐列吳興竹凳六、禪椅一、拂塵、搔背、棕帚各一、竹鐵如意一。原文請詳見〈起居安樂箋〉，「高子書齋說」，頁 202。

下二三十種：「二宜床」（置如涼床，冬夏兩可）、「無漏帳」（帳製幔天罩床，使無隙可漏）、「竹榻」（午睡）、「石枕」、「藥枕」、「蒲花褥」、「隱囊」（供榻上睡起以兩肘倚之小坐）、「靠背」、「靠几」（靠肘，上可置燻爐）、「蘆花被」（北方不用，取其清也）、「倚床」、「短榻」、「藤墩」、「書枕」、「蒲石盆」、「仙椅」（默坐凝神用）、「隱几」、「滾凳」、「蒲墩」、「如意」、「竹缽」（物外高品）、「禪椅」、「禪衣」、「禪燈」、「鐘磬」等。遊具則有：「竹冠」、「披雲巾」（避風寒）、「道服」（用以坐禪、策蹇、披雪、避寒）、「文履」（白布做的鞋子）、「道扇」、「拂塵」、「雲舄」（山人濟勝之鞋）、「竹杖」、「瘿杯」、「瘿瓢」（飲泉水之用）、「斗笠」（遮風日）、「葫蘆」（小葫蘆用以綴爲衣紐或懸於念珠，長腰鷺鷥葫蘆可懸於藥籃左側）、「藥籃」（裝方藥、膏藥，以便隨處濟人）、「棋籃」（圍棋罐子）、「詩筒葵牋」、「韻牌」（刻詩韻每一韻爲紙牌一葉，山遊水泛人取一葉吟以用韻）、「葉牋」、「坐氈」、「衣匣」、「便轎」（入山用之）、「輕舟」（用以泛湖）、「疊桌」（置之坐外，列爐焚香，置瓶插花，以供清賞）、「提盒」（裝置酒食器具）、「提爐」（可用以烹煮）、「備具匣」（裝文房、理容、酒牌、詩筒、韻牌、葉牋等物）、「酒尊」（攜山遊者，宜蒲蘆）。〔註15〕

這些用具的設置，予人一種閒適淡雅的況味，以及充滿詩意的想像與美感，深得設計美學的精髓。如：

> 「無漏帳」……夏月以青紵爲之，吳中疏紗甚妙，冬月以白厚布或厚絹爲之，上寫蝴蝶飛舞種種意態，儼存蝶夢餘趣。
>
> 「蘆花被」深秋採蘆花，裝入布被中，以玉色或蘭花布爲之，仍以蝴蝶畫被覆蓋，當與莊生同夢。
>
> 「倚床」高尺二寸，長六尺五寸，用藤竹編之勿用板，輕則童子易抬，上置倚圈靠背，如鏡架後有撐放，活動以適高低，如醉臥偃仰觀書，並花下臥賞俱妙。
>
> 「詩筒葵牋」白樂天與微之常以竹筒貯詩往來賡唱……既有詩，可無吟牋？……乃採帶露蜀葵葉，研汁用布揩沫，竹紙上伺稍乾，用石壓之許……不獨便於山家。
>
> 「葉牋」余作葉三種，以蠟板砑肖葉紋，用翦裁成紅色者肖紅葉，

〔註15〕居室頤養與旅遊用具之種類繁多，筆者在此不再贅述，詳細內容，請參閱附錄（表5）。

綠色者肖蕉葉，黃色者肖貝葉，皆取閩中羅紋長牋爲之……若山遊偶得絕句，書葉投空，隨風飛颺，泛舟付之中流，逐流水浮沉，自有許多幽趣。

起居生活中所用的涼床、枕頭、蚊帳、棉被、靠椅……等，一應俱全，畫蝴蝶飛舞的情狀於棉被與紋帳之上，企求與莊周同夢。不僅深具視覺的美感，更有審美的聯想與移情作用。又有倚床，可以於花下臥賞或醉臥偃仰觀書，書讀累了，又可於竹榻上午睡，舒適寫意莫過於此。而山林冶遊，可以帶竹冠、穿道服、著文履、拿竹杖、背葫蘆裝飾的藥籃，以瓔瓢暢飲山泉水，以葉牋賦詩，書葉投於空，隨風遠颺，或付之水流，逐流水以浮沉，沉醉於詩意盎然的大自然之中，悠然自得。

二、閒適的外在環境

晚明文人鍾情自然山水，在明代，旅遊活動已成爲一種時代風尙的文化活動，其成因複雜，與當代的政治、經濟、社會、思想等各層面都有密不可分的關係，《晚明性靈小品研究》中有一段話，頗能說明：

晚明文人親近自然山水，有其時代背景因素，如不滿意於政治，許多人頹放其用世之心，往尋山林之樂；如工商起步，城鎮市民逐漸形成旅遊風氣；如良知之學的傳播，教人體認鳶飛魚躍、鳥鳴花落的景象亦是天理流行的境界；這些都縮短了人與山水之間的距離。〔註16〕

大自然的山光水色、鳥語花香是文人閒遊觀賞的最佳場域，清雅自然的山水逸趣也適可聯繫內在的心靈世界。如若能於閒適自然的大自然場域中盡情遊賞，恰也是審美生活的一種體現。因此，不論是柳子厚的隨性漫遊〔註17〕或臞仙精心安排、充滿詩意雅趣的樂遊，〔註18〕皆深得遊賞的美趣。山水雄奇、險峻、

〔註16〕曹淑娟著，《晚明性靈小品研究》，（台北：文津出版社，1988年7月版），頁206。

〔註17〕上高山，入深林，窮迴溪，幽泉怪石，無遠不到，到則披草而坐，傾壺而醉，醉則更相枕以臥，意有所極，夢亦同趣。（〈起居安樂箋〉，「溪山逸遊條」，『序古名遊』引柳子厚），頁226。

〔註18〕……河內置一小舟，繫於柳根陰處，時乎閒暇，執竿把釣，放乎中流，可謂樂志於水，或於雪霽月明、桃紅柳媚之時，放舟當溜，吹簫笛以動天籟，使孤鶴乘風唳空，或扣舷而歌，飽食風月，迴舟反棹，歸臥松窗，逍遙一世之情，何其樂也！（〈起居安樂箋〉，「溪山逸遊條」，『序古名遊』引臞仙，頁227。）

秀麗、幽遠、曠遠、奧秘的各種形象，往往可以讓人獲得某種體會、感悟與啓發，所謂：「清冷之狀與目謀，瀯瀯之聲與耳謀，悠然而虛者與神謀，淵然而靜者與心謀。」，〔註19〕「春山煙雲連綿，人欣欣；夏山佳木繁陰，人坦坦；秋山明靜搖落，人肅肅；冬山昏霾翳塞，人寂寂。」，〔註20〕自然景觀不僅有視覺、聽覺的效應，更有精神上的心理作用。而不同的季節，更有不同的審美趣味，在四季的流轉中，人的心情也隨自然景觀的變化而有不同的感受。

在〈四時調攝箋〉「四時幽賞」中，高濂藉由四季遊賞，將審美的意趣發揮得淋漓盡致，春季可以賞梅花、看桃花、春草、望春樹、看曉山、品茗、看雨、玩落花、觀柳，而黃昏月下，孤山賞梅，攜尊吟賞，有暗香浮動，疏影橫斜之趣；高臥山中，沉酣新茗一月，有沁涼心脾之樂；春時山翠繞湖，容態百逞，或霧截山腰，或霞橫樹杪，或淡煙隱隱，搖蕩晴暉，山景變幻莫測，頃刻萬狀，有氣象萬千之妙；春中笋抽正肥，就竹下掃葉煨笋至熟，刀截剝食，不僅清世俗腸，更可享竹林之清味；登高望麥桑，綠疇平野，一望無際，竹籬茅舍，相間其中，令人有村家閑逸之想；登台望春樹，樹色青青，高下參差，或苒苒浮煙，或依依帶雨，或叢簇山村，或掩映閣樓，或就日向榮，或臨水漾碧，令人頓覺生氣蓬勃；柳樹意態風流，惹人愁緒，雪滾花飛，上下隨風若絮，令人頓生色身幻影，浮生若夢，如風裡楊花之嘆；春天桃花與人爭豔，於花叢間醉眠席地，放歌詠懷，落花沾衣，殘香撲鼻，有幽歡流暢之幽趣；霪雨霏霏，乍起乍歇，陰晴不定，倚樓遠望，水色迷濛，悟人生盡是過眼繁華。夏季可以避暑、採蓴、觀虹、郊遊踏青、剖蓮雪藕、坐月鳴琴、賞野花幽鳥。三月中旬，桃柳新葉，暗暗成陰，淺翠嬌青，與知己對酌，世事兩忘；倉庚促織，柳外鳴梭，布穀催耕，風和日麗，歌詠郊遊，令人心曠神怡；炎天月夜，煮茗烹泉，與禪僧詩友，分席相對，談禪說偈，滿空孤月，露浥清輝，四野輕風，如在仙境；夏日與友朋同坐舟中賞蓮，清芬隱隱襲人，四圍山色交映，相與枕藉，月香度酒，露影濕衣，相對忘言；湖山過雨，殘日烘雲，長虹亘天，五彩熾焰，影落湖波，光彩奪目；山樓一枕，晚涼臥醉，雷聲隱隱，四山靜寂，兀坐人閑，忽送晚鐘，一清俗耳；清晨乘露

〔註19〕柳宗元撰，楊家駱主編，《柳河東全集》，（台北：世界書局印行，1988年4月），卷29，〈記山水〉，「鈷鉧潭西小丘記」，頁315。

〔註20〕〔宋〕郭熙，郭思編，《林泉高致集》，〈山水訓〉，收入《藏書傳世》集庫，（北京：海南國際新聞出版中心出版，1996年12月），頁2847。

剖蓮，有幽閑之雅趣；山深幽靜，眞趣頗多，殘春初夏之時，步入林巒，曲徑通幽，野花生香，山禽關關弄舌，遠處山村茅屋傍午雞鳴，伐木丁丁，樵歌相答，如入世外桃源之境。秋季可以賞楓葉、桂花、聽落雁、望月、雨後聽泉、峰頂觀雲海、林園訪菊、山下看石筍、乘舟聽蘆、觀海日、玩風潮。楓葉秋來轉紅，出遊時攜紅葉箋書，臨風擲水，泛泛隨流，寄人幽情；策蹇入山賞桂花，珠英瓊樹，香滿空山，此時，汲水煮茶，心清神逸；秋風起，雁群來集，夜坐舟中，聽雁聲嘹嘹，秋聲滿耳，不覺黯然神傷；中秋月滿，光如合璧，當與師朋酒友，賡和清賞，更聽萬壑江聲，滿空海色，自得一種世外玩月意味；山泉聲韻金石，且泉味清甘，雨後之泉，更多音之清泠，直勝樂奏；登高峰看雲海，霄霧溟蒙，朝煙霏拂，洩洩縈紆，英英層疊，橫截半空，溷合無際，四野晚山，浮浮冥漠，頓興脫塵絕俗的塵外之想；秋來扶杖遍訪城市林園、山村籬落，與花主相對，談花之勝景，或評花品、或較栽培、或賦詩相酬、或介酒相勸，有採菊東籬下，悠然見南山之樂；於風雨連朝之日，乘舟臥聽秋聲，遠近瑟瑟離離，蘆葦蕭森，蒼蒼蔌蔌，或雁落啞啞，或鷺飛濯濯，此時，放懷閑逸舟中，可修心養志；秋時夜宿僧房，至五鼓起，登絕頂望日，將起時，紫霧氤氳，金霞漂蕩，亘天光彩，千變萬化，忽聽雞鳴報曉，大地雲開露華影，令人目眩神迷；夜觀潮汎，頃焉，風色陡寒，海門潮起，月影銀濤，光搖噴雪，雲移玉岸，浪捲轟雷，白練風揚，奔飛曲折，勢若山岳聲騰，沉吟良久，始覺追名逐利如隨潮逐浪，終將淹沒於滾滾浪潮之中。冬季可以策蹇尋梅、望江天雪霽、玩雪、玩賞茗花、聽說書、掃雪、烹茶、玩畫、煨芋談禪、除夕看松盆、聽雪、雪後觀晚炊。踏雪尋梅，於梅樹下席地浮觴，梅香撲袂，有超然出俗之趣；積雪初晴，疎林開爽，江空漠漠，時得僧茶烹雪，村酒浮香，坐傍幾樹梅花，助人清賞；仲冬花發，若月籠萬樹，折數枝插觚爲供，枝稍苞萼，顆顆俱開，足可一月清玩；茶以雪烹，味更清洌，不受塵垢，幽人啜此足以破寒，此時靜展古人畫軸，模擬古人筆趣；飛雪有聲，惟在竹間最雅，山窗寒夜時，聽雪洒竹林，淅瀝蕭蕭，連翩瑟瑟，聲韻悠然，逸我清聽。

宋代郭熙說：「山有四時之色，春色淡冶而如笑，夏天蒼翠而如滴，秋山明淨而如妝，冬山慘澹而如睡。」，〔註21〕詩人在時間的交替變換中窺見了山景的

〔註21〕轉引自任仲倫著，《遊山玩水——中國山水審美文化》，（台北：地景企業股份有限公司，1993年6月），頁42。

動人姿態，具色彩意像的描述給人生動活潑的審美印象，不僅寫景，也抒發了個人的情志。〈起居安樂箋〉的「高子遊說」，正是藉由四季不同的遊賞方式，在各具風貌的自然美景中，建構出充滿視覺、聽覺、味覺等感官享受的美感饗宴，就像一幅幅具像的圖畫，令人賞心悅目，試舉「春」、「秋」兩季爲例：

> 「春」：時值春陽，柔風和景，芳樹鳴禽，邀朋郊外踏青，載酒湖頭泛棹，問柳尋花，聽鳥鳴於茂林，看山弄水，脩禊事於曲水，香堤艷賞，紫陌醉眠，杖前沽酒，陶然浴沂舞風，裀草坐花，酣矣行歌踏月，喜鸂鶒之睡沙，羨鷗梟之浴浪，夕陽在山，飲興未足，春風滿座，不醉無歸，此皆春朝樂事。
>
> 「秋」：秋則凭高舒嘯，臨水賦詩，酒泛黃花，饌供紫蟹，停車楓林中，醉臥白雲堆裏，登樓詠月，飄然元亮高閒，落帽吟風，不減孟嘉曠達，觀濤江渚，興奔雪浪雲濤，聽雁汀沙，思入蘆花夜月，蕭騷野趣，爽朗襟期，較之他時似更閒雅。

春天有著令人陶醉的紫色花海，此時可以賞花、飲酒、泛舟、靜聽鳥鳴，與友朋相偕踏青，芳草爲被，鮮花爲坐，踏著月色盡情歌唱；秋天氣候清爽，可以憑高舒嘯，臨水賦詩，醉臥白雲，燈樓詠月，觀濤賞蘆花，有著曠達閒雅的韻味。

高濂認爲，人的一生短暫，應盡量忙裡偷閒，寄情山水，方爲豁達者。袁中道以自然山水來抒發情志，修身養性：「予少年心浮志躁，內多煩火，家居目若枳而神若錮；獨看山聽泉，則沉痾頓消，神氣竦健，可以度日。」，〔註 22〕楊應詔則以山水怡情：「生平雅樂于山水爲伍，每遇山水奇崛處，則終日怡然與忘，故所居、所到、所遊處，率多山水與余相與環列。」，〔註 23〕明代士人各有不同的身世背景，但對自然山水的感悟卻是一致的：

> 夫天下之樂，莫過於山水、泉石、煙雲、花竹、魚鳥之物。會於心而觸於目，以供遊賞之適，臨眺之娛，使人神志舒暢，意態蕭散，無一毫塵累，足以動其中，然後有以浮游於萬物之表，此其快且適，當何如哉！〔註 24〕

〔註 22〕〔明〕袁宗道、袁宏道、袁中道著，《三袁隨筆》，（成都：四川文藝出版社，1996 年 11 月第 1 版，江問漁點校本），〈前浮梟記〉，頁 290～291。

〔註 23〕〔明〕楊應詔，《天游山人集》，（台北：漢學研究中心景照明刊本），卷 16，〈環山亭記〉，頁 8。

〔註 24〕〔明〕金善撰，《金文靖公集》（二），（台北：文海出版社印行，1970 年 3 月），以溪山、泉石、煙雲、花竹、魚鳥來娛適身心，山光水韻溢乎耳目，至此，山水已不僅只是山水，而是當代士人寄情養志的最佳場域了。

第二節　審美生活中的生命情懷

晚明政治敗壞、綱紀廢弛，萬曆以後，變本加厲，帝王荒佚於上，政風敗壞於下，產生許多不合理的政治措施與現象，縱有憂國之士，不能秉掌政權，也無法力挽頹勢。〔註 25〕在這種政治環境中，有人選擇繼續仕進，更有大部分的士人採取投閒置散的生活態度以保身安命。袁中道與「與丘長儒」書中就云：「天下多事，有鋒穎者，先受其禍，吾輩惟嘿與謙可以有容。」，〔註 26〕因此，失意的士人將他們的心力轉而投注於賞鑑名物、山林冶遊、飲酒品花，焚香操琴、友朋交接……等活動中，以各種藝術形式來建構個人自足閒適的美感世界，將自己的生命情懷寄託其中。晚明人特別強調人不可無所寄，袁宏道與李子髯書云：

> 人情必有所寄，然後能樂。故有以奕爲寄，有以色爲寄，有以技爲寄，有以文爲寄。古之達人，高人一層，只是他情有所寄，不肯浮泛，虛度光景。〔註 27〕

這些不同的審美形式的追求，正代表了晚明士人人生方向的抉擇與生命內容的認取過程。

這種寄情於文學、宗教、山水……之間的「隱士」行徑，就表面上看似乎是對於無道政治的一種逃避的行爲，但就某個角度來說，其實蘊含了更深層的意義。隱逸舉動的本身，無疑帶有某種程度的價值取向或質素，歷代都有一些爲自由而隱的人，他們追求一種屬於身心的自由。〔註 28〕或者也可以說他們其中的某些人是尊重生命價值的，所以從審美活動自由的時間與空間中找到人生的安頓與自適，有別於傳統士人以仕進作爲價值實現的目標，而

卷 8，〈澹湖八景記〉，頁 627～628。

〔註 25〕參見曹淑娟著，《晚明性靈小品研究》，版本同註 16，頁 92。

〔註 26〕〔明〕袁中道著．錢伯城點校，《珂雪齋集》(中)，(上海：上海古籍出版社)，卷之 23，〈與丘長儒〉，頁 978。

〔註 27〕〔明〕袁宏道著．楊家駱主編，《袁中郎全集》，(台北：世界書局印行，1990 年 11 月)，「尺牘」，〈與李子髯〉，頁 9。

〔註 28〕參見徐波著，〈從「仕」與「隱」看歷史上知識分子的價值實現與阻斷〉，《歷史月刊》，台北：歷史智庫出版股份有限公司，1996 年 4 月號，頁 37。

是以另一種形式開始了人格完成的追尋過程，審美與尊生就這個角度而言，其實是一體兩面的。晚明許多叢書收錄了與養生主題相關的書籍，如《格致叢書》「尊生」類收書十八種、《夷門廣牘》列「尊生」門、《山林經濟籍》列「達生類」……等，顯示了「養生」課題深受重視的程度。

高濂的《遵生八箋》是從尊生、養護的觀點出發，收集儒、道、釋三家的養生觀念並加入自己對生命價值的領會，集結而成的養生美學代表作，除了養生的美學概念之外，或多或少寄託了個人的情志。前一個章節已略述了作者在〈起居安樂箋〉中審美生活的營造過程，接下來筆者想進一步論述審美生活的營造過程中所呈現出來的生命情懷。

一、感時憂生，淡薄名利

大抵上高濂對自己在政治上的表現與整個大環境是失望的，他曾說：

> 吾生七尺，豈不欲以所志干雲霄？挾劍寒星斗耶？命之所在，造化主宰之所在也，孰與造化競哉？（卷之七，「逸遊自足條」，『高子漫談』，頁196）
>
> ……豈果不以華彩爲榮，甘以寂寞爲樂哉！是皆不得於造化意，……。（卷之七，「逸遊自足條」，『高子漫談』，頁196）
>
> 又若迫於饑寒，困於利達者，謂人可以勝天，乃營營於飽暖聲華，孰知此命也，非人也……。（卷之七，「逸遊自足條」，『高子自足論』，頁196）

他將政治的失意歸結爲命運的安排，人不能與天爭，隱隱有消極無奈的宿命觀，又曾自述：

> 余寡交，自少及老無幾人，皆余社友也，況性不能附人就事成苟合，追復古道雖拳拳，奈何世之涼德往往耳。（卷之八，「賓朋交接條」，『高子交友論』，頁243）

又舉《毛詩序》云：

> 自天子以至庶人未有不需友道以成者也，但今之世，友道日偷，交情日薄，見則握手相親，背則反舌相詆，何人心之不古？（卷之八，「賓朋交接條」，『高子交友論』，頁241）

不僅對世態炎涼、人心不古的現世社會感到痛心疾首，更感嘆共歡之友難尋。我們可以從字裡行間勾勒出一個學養豐富，有意仕進卻抱負難伸的孤獨身影。或許正因為對世道人心的極度失望，使他轉而對名利採取淡薄的態度，「凡遊帝王之門者，欲以立身揚名耳，而名不常存，人生易滅……」（卷之七，「恬逸自足條」，『序古名論』引仲長統言，頁 188），人的生命尚且不能由自己決定，那又何須追名逐利呢？名利如「滾滾馬頭塵，匆匆駒隙影」，如「鏡花水月」轉眼成空。在「擬花榮辱評」〔註 29〕中，高濂藉品花來寄託人的一生遭遇，花能開在萬物復甦的春季，並得到清蔭蔽日、淡日蒸香、薄寒護蕊、……等二十二種境遇，就是花春風得意之時；而如果受到狂風摧殘、淫雨無度、烈日銷爍、嚴寒閉塞、種落俗家、惡鳥翻啣……等二十二種不堪的遭遇，就是花的遭時不遇。花的榮辱恰與人的遇與不遇相似，人的生命也如花般短暫易逝，得時則榮，不得時則辱，又或同其天時，但遭遇卻大不相同，時運由天授，又何必鑽營於名聞利養中，累心勞形呢？

二、知足樂生，逍遙自適

高濂曾自述：「……而朱門無容轍，遂使諸君冥心物外，介然絕俗，高枕岩阿，而無意海宇，使中原意氣，化作秋雲……」（卷之八，「賓朋交接條」，『高子交友論』，頁 243），在遭受了世道不彰、時運不濟的挫折後，高濂轉而內省關照自己的內心世界，得出了精闢的「高子自足論」。〔註 30〕他認為生命的悅樂來自曠達的心靈，曠達的心靈源自知足常樂，自足者自能在日常生活情境中實現自己的人生觀：

能自足於窮通者，是得浮雲富貴之夷猶。

能自足於取捨者，是得江風山月之受用。

能自足於眼界者，是得天空海闊之襟懷。

能自足於貧困者，是得簞瓢陋巷之恬澹。

〔註 29〕高濂藉花之遭遇榮辱來比喻人的一生，見於〈起居安樂箋〉，「居室安處條」，頁 208。

〔註 30〕作者對「知足」有精闢的見解：「知足者，雖富貴不艷於當時，芳聲必振於千古，……足則無日而不自足……人能受一命榮竊升斗祿，便當足於功名，弊裘、短褐、糲食、菜羹，便當謂足於衣食，竹籬、茅舍、蓽竇、蓬牕，便當謂足於安居，籐杖、芒鞋、蹇驢、短棹、便當謂足於騎乘，有山可樵，有水可漁，便當謂足於庄田，殘卷盈床，圖書四壁，便當足於珍寶，門無剝啄，心有餘閒，便當足於榮華，布衾六尺，高枕三竿，便謂當足於安享，看花酌月，對月高歌，便當足於歡娛，詩書充腹，詞賦盈編，便當謂足於豐贍，是謂之知足。」參見〈起居安樂箋〉，「逸遊自足條」，『高子自足論』，頁 196～197。

能自足於辭受者，是得茹芝採蕨之清高。

能自足於燕閑者，是得衡門泌水之靜逸。

能自足於行藏者，是得歸雲倦鳥之舒徐。

能自足於唱酬者，是得一詠一觴之曠達。

能自足於居處者，是得五柳三徑之幽閑。

能自足於嬉遊者，是得浴沂舞雩之瀟洒。（卷之七，「恬逸自足條」，『高子自足論』，頁 197）

「安命於生成」方能「靜觀物我，認取性靈，放情宇宙之外，自足懷抱之中，狎玩魚鳥，左右琴書」（卷之七，「恬逸自足條」，『高子漫談』，頁 196），幣裘、短褐、糲食、菜羹、竹籬、茅舍、籐杖、芒鞋、蹇驢等，一般人棄若敝屣之物，在知足的人看來不啻是平淡生活的最佳享受，正因爲「知足」才能捨棄眾人趨之若鶩的榮華富貴，甘於平淡，正因爲「知足」，才能盡情享受與體會天地萬物的美，藉由各種不同的審美形式發掘出不同的審美情趣，如東坡所謂：

凡物皆有可觀，苟有可觀，皆有可樂，非必怪奇偉麗者也。餔糟啜醨，皆可以醉；果蔬草木，皆可以飽。推此類也，無安往而不樂。〔註 31〕

明月清風不值一錢，但：

耳得之而爲聲，目遇之而成色，取之無盡，用之不竭，是造物者之無盡藏也。〔註 32〕

此種樂趣惟有「知足」之人方能享受。

因此，作者選擇隱居山林，享受閒雲野鶴般的自適快意，他嚮往的是「優游偃仰可以自娛，卜居清曠以樂其志」的隱居生活，羅鶴林的山居生活雅趣恰可用來詮釋：

余家深山之中，每春夏之交，蒼蘚盈階，落花滿徑，門無剝啄，松影參差，禽聲上下。午睡初足，旋汲山泉，拾松枝，煮苦茗啜之。隨意讀《周易》、《國風》、《左氏傳》、《離騷》、《太史公書》及陶、杜詩、韓、蘇文數篇。從容步山徑，撫松竹，與麂犢共偃息於長林

〔註 31〕〔宋〕蘇軾撰・楊家駱主編，《蘇東坡全集》，（台北：世界書局印行，1996 年 2 月），上冊，第 32 卷，〈超然臺記〉，頁 232。

〔註 32〕〔宋〕蘇軾撰・楊家駱主編，《蘇東坡全集》，版本同註 31，上冊，第 19 卷，〈赤壁賦〉，頁 349。

豐草間。坐弄流泉，漱齒濯足。既歸竹窗下，則山妻稚子，作筍蕨，供麥飯，欣然一飽。弄筆窗間，隨大小作數十字，展所藏法帖、墨跡、畫卷縱觀之。興到則吟小詩，或草《玉露》一兩段。再煮苦茗一杯，出步溪邊，邂逅園翁溪友，問桑麻，說梗稻，量晴校雨，探節數時，相與劇談一晌。歸而倚仗柴門之下，則夕陽在山，紫綠萬狀，變換傾刻，恍可入目。牛背笛聲，兩兩來歸，而月印前溪矣。（卷之七，「恬逸自足條」，『序古名論』，頁 187）

山居隱居歲月中，可以讀書寫作、優遊山水、吟詩戲墨、賞玩書畫、品茗飽餐、閒賞美景、聆聽琴聲笛聲、與動物和諧共處於山林之中，以及偶遇園翁溪友則相與閒談農務時令等，一派和諧寧靜的自然審美生活呈現在眼前，勾勒出一幅令人神往的歸隱圖。

又或駕車乘舟恣意遨遊，探幽尋壑臨溪賦詩，此時寵辱皆忘，有著「只將波上鷗爲侶，不把人間事繫心」〔註 33〕的瀟灑，也有「一櫂春風一葉舟，一綸繭縷一輕鈎，花滿渚，酒滿甌，萬頃波中得自由」〔註 34〕的逍遙，這樣的生活，所表達出來的不是對現世生活的退縮逃避，而是對生活與生命的熱愛以及自我性靈的審視與關照。大自然的永恆對照出人生的短暫，惟有知足樂生，才能「隨在皆安，無日不足，人我無競，身世兩忘，自有無窮妙處，打破多少塵勞。」（卷之七，「恬逸自足條」，『高子自足論』，頁 197）

三、怡情養生，尊重生命

「造物生人一場，爲時不滿百歲」，因此，長壽延年是凡人所企求的目標，神仙思想興起以後，人們更進一步透過各種修練方法，妄想能得道成仙，以達長生不死的境界，但人的生命仍是短暫易逝的。高濂是熱愛生命與生活的，他的尊生思想接近道家，道家對人的重視，是把生命本身的價值置於首位的。〔註 35〕因此，高濂藉由溪山逸遊、焚香鼓琴、讀書對畫……等審美活動，試圖建構出一個起居安樂的審美環境，來達到養生延壽的目的。逸遊、讀書、

〔註 33〕杜荀鶴撰，《唐風集》，〈贈彭蠡釣者〉，收入《叢書集成續編》14，（台北：藝文印書館印行，1989 年），頁 35。

〔註 34〕李煜，〈漁父〉，收入張璋、黃畬編，《全唐五代詞》，（台北：文史哲出版社，1986 年 10 月），頁 492。

〔註 35〕參見廖果著，《自養之道——中國古代個體差異養生學說》，（北京：北京華藝出版社，1993 年 7 月），頁 190～191。

品花、賞畫……等能怡情養性固不待言，值得一提的是，居室的建築、佈置，日常生活用物的安排，不僅深具審美情趣，更是怡情養生最具體的表現，如前所介紹的「天漏帳」、「石枕」、「二宜床」……等，林林種種的養生用具中，除了視覺上賞心悅目的設計之外，還具有實際養生功能。像「石枕」的種類繁多，其中有以磁石製成的。這種磁枕對於明目益睛有獨特的功效，長期使用，則到老年後仍然可以將很細的東西看得清清楚楚。其他尚有佛堂所用蠟燭、香方、鐘磬……等，使人在佛堂打坐時能心凝神釋，進入禪定的境界。怡養用具之外，高濂在「高子怡養立成」中又提到了一日怡養的法則，有關飲食、運動、衣著、睡眠……等各種怡養方法，試舉數例如下：

> 或往禮佛、焚香、誦經、念佛，作西方功德，或課兒童學業，或理家政，就事歡然，勿以小過動氣，不得嗔抖用力，杖入園林，令園丁種植蔬菜，開壓溝畦，刈草灌花，……。
>
> 或晝眠起，或行吟古詩，以宣暢胸次幽情，能琴者撫琴一二操，時自酌量身服寒煖，即爲加減，毋得忍寒不就增服，於焉杖履門庭林薄，使血脈流通。（卷之八，「晨昏怡養條」，『高子怡養立成』，頁 216）

另有「三才避忌條」：

> 聖人曰：勿怨天。又曰：君子敬天之威則省其過。……故人當勿指天爲證，勿怒視日月星辰，行住坐臥莫裸體以褻三光，勿對三光濡溺，勿月下歡淫，勿唾流星……‧勿濆寒而寢，日出則出，日入則入……。（卷之八，「三才避忌條」，『天時諸忌』，頁 235）
>
> 坤主厚載，萬物生成，人賴以生，敢不寅畏，以褻地靈，勿以刀杖怒擲地，勿輕堀地，深三尺即有土氣傷人，勿裸臥地上，入深山當持明鏡以行，精魅不敢近……。（卷之八，「三才避忌條」，『地道諸忌』，頁 235）
>
> 人爲萬物之靈，有生之所當重者也，豈可不以生我者爲急，乃以賊我者爲務也，尊生者當知所重，五臟喜香潔，惡腥羶，食必擇可，勿搔首披髮覆面，……飲食飽，熱汗出於胃，胃飽甚胃滿，故汗出於胃也……（卷之八，「三才避忌條」，『人事諸忌』，頁 235～236）

另外，〈延年卻病箋〉的「身心當知所損論」是論精、氣、神三寶的保養之法，保全精、氣、神方可長年，其與本箋的頤養法則，實際上是共通的：

吾人一身所籍三寶具足，足則形生，失則形死，故脩養之道，保全三者可以長年。夫人一日之中，一家之事，應接無窮而形勞百拙。起居不知節宣，萬感不令解脫，乃恣意行爲，盡力動蕩，不知五臟六腑之精所當珍惜，以養吾形，六欲七情之傷所當遠避，以安吾體，恃年力之壯，乃任意不以爲勞，何知衰朽之因，死亡之速由此而致，令人髮槁形枯，蠶眠蜎縮，欲求金石以起吾生，草木以活吾命，有是理哉！（卷之十，「高子三知延壽論」，『身心當知所損論』，頁 279～280）

大小二便勿強閉忍，忍小便成淋，忍大便成痔，或澀或滑，又勿過度，皆傷氣害生，爲禍甚速。（卷之十，「高子三知延壽論」，『身心當知所損論』引書云，頁 281）

因此，平素的生活起居是禍患安樂的關鍵，人能「安所遇而遵所生，不以得失易吾心，不以榮辱勞吾形，浮沉自如，樂天知命，休休焉無日而不自得也。」（卷之七，「高子曰」，頁 187），若是「偃仰時尚，奔走要塗，逸夢想於燕韓，馳神魂於吳楚，遂使當食忘味，當臥忘寢，不知養生有方，日用有忌，毒形蠱心，枕戈蹈刃，禍患之機乘之矣。」（卷之七，「高子曰」，頁 187），名利如毒蛇猛獸，汲汲營求終將身死族滅，陷於不復之地，不可不謹慎視之，當於日用起居，喜怒哀樂，行住坐臥，視聽笑談，逐髮戒謹，則身無所損，元氣日充，精神日足。

高濂自述身心知損者的延年之效有二十：

四時順攝，晨昏護持，可以延年。三光知敬，雷雨知畏，可以延年。孝友無間，禮義自閑，可以延年。謙光辭讓，損己利人，可以延年。物來順應，事過心寧，可以延年。人我兩忘，勿兢炎熱，可以延年。口勿妄言，意勿妄想，可以延年。勿爲無益，常愼有損，可以延年。行住量力，勿爲形勞，可以延年。坐臥順時，勿令身怠，可以延年。悲哀喜樂，勿令過情，可以延年。愛憎得失，揆之以義，可以延年。寒溫適體，勿侈華艷，可以延年。動止有常，言談有節，可以延年。呼吸精和，安神閨房，可以延年。靜習蓮宗，敬禮貝訓，可以延年。詩書悅心，山林逸興，可以延年。兒孫孝養，童僕順承，可以延年。身心安逸，四大閑散，可以延年。積有善功，常存陰德，可以延年。（卷之十，「高子三知延壽論」，『身心當知所損論』，頁 281～282）

綜而言之，怡養用具的佈置，在建構一個優質的養生環境，以利養生，一日怡養法則強調「精神」怡養對養生的重要性，不論行、住、坐、臥……都要求精神的安樂，而「三才避忌」則是敬天、敬地、敬人，順應天時，摒絕一切外來因素對生命的干擾，以達到養生延壽的目的。在這些繁複的養生過程中，我們看到了高濂對自然萬物的關照愛護之情及對生命的尊重態度。

第七章　邀遊百物以清心樂志——〈燕閒清賞箋〉析論

本箋分上、中、下三卷，上、中二卷是論供清賞的古董、書畫、文房器物與香品等，下卷主要是瓶花、盆栽的擺設與種植之法。

「敘古鑑賞」	搜羅古名家言，共十五則。
「敘古諸品寶玩」	言古來之珍品寶玩。如：昆吾割玉刀、夜光常滿杯、吉光裘、避塵針……等。
「清賞諸論」	高濂對古董（銅器、瓷器、玉器、漆器）、名物（字畫、碑帖、藏書、古琴）、文房器具（古硯、筆、古墨、箋紙、印章）、香品（古今中外諸香品）的賞鑑、花木盆栽。因品類繁多，筆者將其分類整理，附錄於後。〔註1〕
「花竹五譜」	是牡丹、芍藥、蘭花、菊、竹的栽培法。

晚明的美學風格以「閒賞」〔註2〕爲主，許多文學作品往往針對閒暇時所從事的各種活動和所獲得的「閒情逸趣」進行詳細且深刻的描寫，如安世鳳撰《燕居功課》，〔註3〕就提及燕居可以讀書、進德、修業、造醫、寒菹、栽

〔註1〕參見附錄（表6）。

〔註2〕「閒賞」釋義：「『閒賞』包含了兩個理解層次，『閒』是界定『賞』的先決條件，必須有燕閒之情始能爲賞，這代表文人處於閒適和樂的情緒與生活狀態；而『賞』是『閒』所應從事的活動，得閒便要觀覽遊賞，這是文人閒適和樂的生活內容。」參見毛文芳著，《晚明閒賞美學》，（台北：台灣學生書局印行，2000年4月），頁42。

〔註3〕〔明〕安世鳳撰，《燕居功課》，27卷，收入《四庫全書存目叢書》，（台南：莊嚴事業文化有限公司，1995年9月），子部，雜家類。

花、植木、閱古、賞玩、作畫、高臥、冥坐、出遊……等；陳子壯「屛居無事，挈雙僮攜一小榼，一琴，一簫，一茶鐺，泛小舫於芙蓉洲畔」；〔註 4〕吳從先則從讀書、弄風研露、輕舟飛閣、訪竹、試茗、趺坐、展古蹟、老衲問偈、垂釣……等活動中得到娛興適意、賞心怡情的快意生活。進行這些審美活動的首要條件是「閒」，唯「閒可以養性、可以悅心、可以怡生安壽」（卷之十四，「高子曰」，頁 384），張潮也言：

> 人莫樂於閒，非無所事事之謂也。閒則能讀書，閒則能遊名勝，閒則能飲酒，閒則能著書。天下之樂，孰大於是。〔註 5〕

但「閒」另有精義，富貴人家擁有「良田廣宅」、「足以息四體之役」，且「無勞身之苦」是閒，「『名利不如閒』，世人常語也，然所謂閒者，不循利，不求名，澹然無營，俯仰自足之謂也」〔註 6〕也是閒，只是富貴之人日日追名逐利，縱然有富足的物質享受，卻缺乏文學素養，即使附庸風雅，恐怕也只能追逐藝術的皮毛罷了，怎麼能識得生活眞正的旨趣呢？若是世俗紛擾，案牘勞形，那就必須「忙裡偷閒」或「借境調心」〔註 7〕以養情了。因此，身閒或心閒都不一定是眞正的閒適，理想的閒適生活是「心無馳獵之勞，身無牽臂之役，避俗逃名，順時安處」（卷之十四，「高子曰」，頁 384）。在「身心閒適」的環境中，方能經營美感生活，品味生活情趣。

而所謂會心之處不在遠，美感的經營通常就是在日常生活中營造一個古典雅致的環境，追求一份清淡雋永的意境與神韻。如雪後尋梅、霜前訪菊、雨際護蘭、風外聽竹、空山聽雨，是一種閒情，也兼具雅趣。華淑在〈題閒情小品序〉中，將山居生活隨處可見的自然界景物與一切居處言動都冠上「閒」字：閒花、閒鳥、閒雲、閒月、閒庭、閒侶、閒編、閒想、閒辭、閒地、閒屋、閒身，想來也在刻意追求一份閒情逸趣與難得的清福。陸紹衍描述文人

〔註 4〕〔明〕陳子壯，〈泊舟種花溪記〉，收入周作人編著，《明人小品集》，（台北：金楓出版公司，1997 年 1 月），頁 162。

〔註 5〕張潮著，《幽夢影》，（台南：大夏出版社印行，1992 年 12 月），頁 56。

〔註 6〕參見謝肇淛《五雜俎》，卷 13，〈事部〉，收入《筆記小說大觀》八編，（台北：新興書局，1988 年），頁 4213。

〔註 7〕所謂「借境調心」即是「取境冥心」：「傳統文人欲捨忙入閒、臻於閒適的心靈狀態，或將採行『取境冥心』的生活策略，藉由生活場域的空間轉移，以隔絕塵緣、重新安排閒散自適的從容步調，藉以形成閒居無事的外在生活環境，從而操持恬淡悠閒的心靈世界。」參見羅中峰著，《中國傳統文人審美生活方式之研究》，（台北：紅葉文化事業有限公司，2001 年 2 月），頁 115。

性靈生活態度：

> 淨几明窗，一軸畫、一囊琴、一隻鶴、一甌茶、一爐香、一部法帖。
> 小園幽徑，幾叢花、幾群鳥、幾區亭、幾卷石、幾池水、幾片閒雲。
> 〔註8〕

這些在世人眼中幾無用處的日用物品與自然風光，透過文人雅士獨特的心靈感知，皆成了俯拾即得的審美樂趣。

第一節　賞與養生的關係——進階式的養生理念

高濂〈燕閒清賞箋〉的著作旨意，即是在「身心閒適」的條件下，進行鐘鼎、卣彝、書畫、法帖、窯玉、古玩、文房器具等各種物類的鑑賞活動與焚香、鼓琴、栽花、種竹等風雅活動。而以眾多的物類來供閒暇賞玩，從審美養生的觀點言之，是要從清賞寄情，進而怡情悅性，謝賞入冥，神與物遊，終而達到養生的目的，整體而言，是一種進階式的養生活動：

一、寄　情

高濂說：「虞燕閒之溺邪僻，敘清賞端其身心」，（高濂「尊生八箋敘」，頁 7），其眞意即在以物冶情，讓自己於閒暇之時，不至於無所事事，而淪於博奕樗蒲，或以聲色爲樂，《春秋繁露》早就有閑欲止惡以養生的說法：

> 君子閑欲止惡以平意，平意以靜神，靜神以養氣，氣多而治，則養生之大者得矣。〔註9〕

又所謂：

> 才人必有冶情，有所爲而束之則近正，否則進衰。〔註10〕

各種稽古、考古、賞玩的活動，即在端正身心，攝斂心神，使精神不外馳，以免縱情不制，而成爲慾望的奴隸，不能自拔，終至累行勞身，離養生之道日遠，甚至逐物而流，滿足了享樂的慾望，卻失卻了生命。

〔註8〕〔明〕陸紹衍，《醉古堂劍掃》，（臺北：老古文化事業公司，1990 年 3 月 5 版），卷 5，〈集素〉，頁 145。

〔註9〕參見賴炎元註譯，《春秋繁露今註今譯》，（台北：台灣商務印書館發行，1987 年 4 月），卷 16，〈循天之道〉，頁 417。

〔註10〕〔明〕袁中道，〈殷生當歌集小序〉，收入朱劍心選注，《晚明小品選注》，（台北：台灣商務印書館發行，1991 年 9 月 1 版），頁 48。

更進一步說，「以物冶情」其實也是一種寄託或「借境調心」，高濂自謂：

> 時乎坐陳鐘鼎，几列琴書搨帖松牕之下，展圖蘭室之中，簾櫳香靄，欄檻花妍，雖咽水餐雲，亦足以忘饑，永日冰玉吾齋，一洗人間氛垢矣，清心樂志，孰過於此。（卷之十四，「高子曰」，頁385）

洪應明說：

> 徜徉於山林泉石之間，而塵心漸息；夷猶於詩書圖畫之內，而俗氣潛消。〔註11〕

沈春澤也說：

> 夫標榜林壑，品題酒茗，收藏位置圖史、杯鐺之屬，於世爲閑事，於身爲長物，而品人者，於此觀韻焉，才與情焉，何也？挹古今清華美妙之氣於耳目之前，供我呼吸；羅天地瑣雜碎細之物於几席之上，聽我指揮；挾日用不可衣，飢不可食之器，尊踰拱璧，享輕千金，以寄我之慷慨不平。〔註12〕

費元祿謂：

> 聚書萬卷，演以縹緗；搜帖千軸，束以異錦。琴一、笛一、劍戟、尊罍、名香、古鼎、湘榻、素屏、茶具、墨品。暇日嘯咏其間，無俗客塵世之累。當是震旦淨土，人世丹丘。〔註13〕

悠遊山林是自然景觀的遊賞，讀書觀畫則是藝文活動的欣賞，目的都在藉外在環境的改變來消除塵世俗心。

若依沈春澤所言，羅列萬物於耳目之前，除了可以用來品人之才、韻、情之外，尚可寄託不平之氣，一吐胸中塊壘。文鎮亨則在器物品鑑之餘，創造了一個遠離俗世喧囂塵煩，如淨土般的閒適世界，身處其中，渾然忘世，遂生天際眞人之想。王羲之《蘭亭集序》云：「仰觀宇宙之大，俯察品類之盛，所以遊目騁懷，足以極視聽之娛，信可樂也。」，〔註14〕一個鑑賞家，著眼於宇宙萬物，從不同的角度俯仰觀察，極目遊騁，方能騁懷寄情，樂在審美中。

〔註11〕〔明〕洪應明撰，《菜根譚》，（台北：漢藝色研出版，1991年9月），下集，頁149。

〔註12〕〔明〕文鎮亨撰，《長物志》，〈序〉，收入楊家駱主編，《觀賞彙錄》下，（台北：世界書局印行，1988年11月），頁227。

〔註13〕〔明〕費元祿撰，《鼂采館清課》卷上，收入《百部叢書集成》之18，（台北：藝文印書館印行，1965年），頁26～27。

〔註14〕參見謝冰瑩，林明波，邱燮友，左松超註譯，《新譯古文觀止》，（台北：三民書局印行，1986年2月），〈蘭亭集序〉，頁349。

二、樂　志

高濂除了以賞鑒名物、焚香鼓琴、植花種竹來滌煩消俗，用助清歡之外，更提昇境界以慧眼靜觀眾物，將心安住一處，使之達到安定寂靜的境界，在「外不勞形於事，內無思想之患，以恬愉爲務，以自得爲功」（卷之一，引《黃帝內經》，頁 30）的清虛寂靜中，人與物之間，有了更深刻的聯繫與交流，物融入了自己的精神意志，納入了自己的人生觀。如白居易《讀謝靈運詩》：

> 謝公才廓落，與世不相遇；壯志鬱不用，須有所泄處。泄爲山水詩，逸韻諧奇趣。大必籠天海，細不遺草樹。豈唯玩景物，亦欲攄心素。〔註 15〕

張彥遠也說：

> 圖畫者，所以鑒戒賢愚，怡悅情性。……宗炳，王微皆擬跡巢、由，放情林壑，與琴酒而俱適，縱煙霞而獨往。各有畫序，意遠跡高。〔註 16〕

鍾敬伯則認爲功名富貴皆有窮盡之時，作詩著書才是永遠的志業，不僅可以留予後世子孫，作爲傳家之物，更可藉此明志樂生：

> 功名富貴，皆有盡時。此物終是路遠味長。晚年骨肉，便用此爲安樂窩也。……所謂樂生者，此物是也。可存此紙，以見我志。〔註 17〕

至此，物已不僅是物，而是能托人情思，引人清致，發人清興，攄人心素，怡情悅性，使人清心樂志的美好事物了。

更進一步來看，對書畫、法帖、窯玉、古玩、文房器具等藝術作品的鑑賞與花鳥蟲魚等自然景觀的觀賞，其實也正是自我人格的欣賞與主觀意識的投射。宋朝包恢就有：

> 春蘭、夏蓮、秋菊、冬梅、則皆意味風韻含蓄韻藉，而與眾花異者，惟其似之，是以愛之。求其人，其爲屈大夫、周濂溪、陶靖節與林和靖之徒乎！〔註 18〕

〔註 15〕〔唐〕白居易撰，楊家駱主編，《白香山詩集》，（台北：世界書局印行，1987 年 2 月），〈閒適〉三，「讀謝靈運詩」，頁 64。

〔註 16〕〔唐〕張彥遠撰，《歷代名畫記》，卷 6，收入《叢書集成新編》，（台北：新文豐出版公司印行，1985 年），第 53 冊，頁 128。

〔註 17〕〔明〕鍾伯敬，〈與弟恮〉，收入《晚明二十家小品》（下），（台北：廣文書局印行，1990 年 10 月），頁 25。

〔註 18〕〔宋〕包恢撰，〔清〕李之鼎輯，《敝帚稿略》，〈書徐志遠無弦稿後〉，收入《叢將春蘭、夏蓮、秋菊、冬梅四種花與屈原、周濂溪、陶靖節　林和靖並列而論，人的品德精神與君子之風與花的神致互相交流，賞花之餘，也能養志，此正是透過藝術的涵咏來獲得道德與人格的體驗，也就是孔子所謂「至於道，據於德，依於仁，游於藝」，〔註19〕將藝術的體驗過程，作爲立身養德的基礎。成復旺《神與物遊——論中國傳統審美方式》中就提到：

> 審美不是孤立的，它是社會文化的組成部分。生活在以倫理爲中心的文化氛圍中的人們，心之所想，主要是自己人格的高尚與完善；……目之所見，無不可與自己的性情相通；他們覺得萬物都含有人格的意韻。〔註20〕

養生活動至此，則由純然的賞物寄情，進入了樂生體志的階段。

三、忘　我

清賞雖可以陶冶性情，寄託身世，怡養天性，但溺情於物類，畢竟不是養生之道，其最終目的還是要達到物我兩忘，離形去智，在神與物遊的至樂中，讓靈魂得到昇華與解放。對物類的所思所感，都須放下，進而臻於無我無物之境。蘇軾《寶繪堂記》曾說：

> 君子可寓意於物，而不可留意於物。寓意於物，雖微物足以爲樂，雖尤物不足以爲病；留意於物，雖微物足以爲病，雖尤物不足以爲樂。〔註21〕

「寓意於物」與「留意於物」的差別在於心涉入物的深淺程度，「寓意」是將心神暫時棲止於眾多物類之中，「留意」則心神過於執著於眾物而成痴成癖，再難抽離。因此，高濂有「謝清賞玩好，俾視空幻花」、「得魚忘筌」之說，希望能「心朗太虛，眼空天界，物我無礙，身世兩忘」。屠隆對此也有深闢的見解：

> 人心本來虛空，奈何物態紛拏，汩沒已久，一旦欲掃而空之，無所棲泊。及至馳驟飄蕩而不知止，一切藥物補元，器玩娛志，心有所

書集成續編》，（台北：新文豐出版公司印行，1989年），第130冊，頁755。

〔註19〕（魏）何晏等注，〔宋〕邢昺等疏，張文彬等分段標點，《十三經注疏分段標點》19——《論語注疏》，（台北：新文豐出版公司發行，2001年），卷7，〈述而〉，頁151。

〔註20〕成復旺著，《神與物遊——論中國傳統審美方式》，（台北：商鼎文化出版社，1992年），頁89。

〔註21〕〔宋〕蘇軾撰，楊家駱主編，《蘇東坡全集》，（台北：世界書局印行，1989年10月），上冊，卷32，〈寶繪堂記〉，頁389。

寄，庶不外馳，亦清靜之本也。及至豁然縣解，躍然超脫，生平寄寓之物，并劃一空，名爲舍筏，名爲甩手，嗟乎，此爲知道者可與語此耳。(屠隆，「尊生八箋序」，頁 4)

人心與物類的關係，從本來虛空，物態紛擾，無所栖泊，繼而寄情娛志，又復歸於寂然超脫。在恬淡、寂寞、虛無、無爲的境界中，可以感通天下，可以去邪止辟，更能全德而神不虧。〔註 22〕

此時所得之樂，是精神境界達到「無天怨，無人非，無物累，無鬼責」〔註 23〕的樂，是人合於天的天樂。〔註 24〕莊子又說：

忘足，履之適也；忘要，帶之適也；忘是非，心之適也。不內變，不外從，事會之適也。始乎適而未嘗不適者，忘適之適也。〔註 25〕

忘記了所有外物的感知，進入忘我之境，這就是一種精神的絕對自由與解放，也就是屠隆「舍筏」與「甩手」的眞義。得此眞義，則「形體不敝，精神不散，可壽百歲」(卷之一，引《黃帝內經》，頁 30～31)的養生之道已在其中。

第二節　名物鑑賞的情感體驗

〈燕閒清賞箋〉中除了養生的階段意涵之外，眾多用以清賞的藝術作品與審美的關係爲何？如前所述，將生命寄託於這些物類之中，是爲了寄情悅性，是風雅生活的體現，是爲了「遨遊百物，以葆天合」(李時英，「尊生八箋敘」，頁 6)，是爲了遵養生命。而聯繫藝術作品(審美客體)與人的精神(審美主體)，使兩者產生契合，從而獲得人生體會、感悟、啓迪與關照，完成一個完整的審美活動，主要是透過形象感知、藝術通感〔註 26〕與移情作用來完

〔註 22〕《莊子・刻意》:「夫恬淡、寂寞、虛無、無爲，此天地之本而道德之質也。故聖人休焉。休焉則平易，平易則恬淡矣。平易恬淡則憂患不能入，邪氣不能襲，故其德全而神不虧。」參見張耿光譯注，《莊子全譯》，(貴陽：貴州人民出版社出版發行，1991 年 7 月)，頁 263。

〔註 23〕張耿光譯注，《莊子全譯》，版本同註 22，〈天道〉，頁 223。

〔註 24〕「天樂」一語，出自《莊子・天道》:「知天樂者，其生也天行，其死也物化。靜而與陰同德，動而與陽同波。……言以虛靜推於天地，通於萬物，此之謂天樂。」參見張耿光譯注，《莊子全譯》，版本同註 22，頁 223。

〔註 25〕張耿光譯注，《莊子全譯》，版本同註 22，〈達生〉，頁 333。

〔註 26〕「藝術通感」是藝術直覺活動中的一種心理現象，也是直覺活動的一種形式；對象世界中兩種屬於不同感覺類型但又具有某種相似或共同意象特點的事物在藝術感知中打破藩籬，實現了感覺轉換和溝通，這就是藝術思維中的通感。

成的。形象的感知與藝術通感是藝術創造的法則，也是藝術鑑賞的重要條件，唐代書法家李陽冰說：

> 緬想聖達立卦造書之意，乃復仰觀俯察六合之際焉；於天地山川，得方圓流峙之形；於日月星辰，得經緯昭回之度；於雲霞草木，得霏布滋蔓之容；於衣冠文物，得揖讓周旋之禮；於鬚眉口鼻，得喜怒慘舒之分；於蟲魚禽獸，得屈伸飛動之理，於骨角齒牙，得擺拉咀嚼之勢。隨手萬變，任心所成，可謂通三才之品滙，備萬物之情狀者矣。〔註27〕

書法家從自然界中萬物的形象，得到藝術的啓發，任由豐富的想像力在藝術世界裡恣意漫遊，這種藝術創作上的頓悟與突破，得力於藝術家深刻的觀察與體悟，是形象感知與藝術通感交互作用的結果。

藝術家或鑑賞家進一步將自己的情感投射到物的身上，使萬物富有人的情感，或融入萬物之中，神與物遊，心物因此契合無間，這都是藝術的移情作用。我們可以說，藝術的鑑賞是「情感」投入的一種活動，也是「情感」體驗的歷程。朱光潛就說：

> 美不僅在物，亦不僅在心，它在心與物的關係上面；但這種關係並不如一般人所想像的，在物爲刺激，在心爲感受；它是心藉物的形象來表現情趣。世間並沒有天生自在，俯拾皆是的美，凡是美都要經過心靈的創造。〔註28〕

欣賞者透過藝術作品，調動自己意識深層的生活累積與經驗，在內心重新喚起作者曾經經歷過、包含一定社會內容的情感，共同復原與再造藝術情境，這就是一種極富積極開創精神的心靈創造過程。

綜觀〈燕閒清賞箋〉中所列舉的清賞之物，可分爲古物鑑賞類與書齋常用、擺設物品，古物鑑賞類包括古銅、窯器、漆器、藏書、歷代碑帖、古玉器、古畫；書齋常用與擺設物品包括筆、墨、紙、硯、各式文房器具、香方、琴、瓶花、盆栽、養鶴等。古物鑑賞類也稱爲古玩，其具有雜、古、眞、精、奇的特點。所謂「雜」意指古玩種類繁多，非僅一類，被稱爲「鑑賞家指南」

參見鄭曉華，駱紅編著，《藝術概論》，（台北：五南圖書出版公司印行，2000年4月初版二刷），頁263。

〔註27〕〔唐〕李陽冰撰，《論篆》，收入《百部叢書集成》之71，版本同註13，頁1。

〔註28〕參見朱光潛著，《朱光潛美學文集》，（上海：上海文藝出版社，1982年），頁153。

的《洞天清祿集》，將鑑賞的種類分爲古琴、古硯、古鐘鼎彝器、怪石、研屛、筆格、水滴、古翰墨眞跡、古金石刻、古畫諸辨等。曹昭《格古要論》將其分爲十三門，董其昌《古董十三說》也分四類十一品。〔註 29〕各家分類或有不同，但都突顯了作爲鑑賞品類的古玩「雜」的特性。「古」則是相對於「今」的概念，泛指前代而言。如鐘鼎必求三代，印章必求秦漢，法書必求魏晉，琴瓷必於唐宋。「眞」是古物鑑賞的目的所在，「精」與「奇」則是對古玩的品質和藝術特性所進行的概括。〔註 30〕〈燕閒清賞箋〉所輯錄的古物，就具備了這五個藝術特點，其中，對古意的追求尤其是物類鑑賞的重點所在，因此，古銅器以三代爲尊，印章推崇漢唐，窯器以宋朝爲尊，藏書以宋刻爲善本，書帖以宋書宋帖爲第一珍品，玉器尊漢，漆器尊宋，論畫則推崇唐人之畫。在這種充滿古典意蘊的審美活動中，高濂所要追求的即是自然的天趣與活潑的生機，而若從古物「精」與「奇」的藝術特性觀之，〈燕閒清賞箋〉中的古玩與文房器物則呈現出新巧、雅緻、美觀、適用等特色。在高濂博古鑑賞的名物世界裡，物既是當然的主角，因此，物與鑑賞家交感所營造出來的古典情懷、藝術境界與生命情境是筆者要探討的三個議題，以下擬由「古」、「眞」、「精」、「奇」等藝術特性之間的關連性出發，來進一步深究：

一、古典情懷

（一）懷古以求自然天趣

以古爲雅的尚古觀念，是傳統的審美觀，泛見於各類典籍中，如鍾嶸《詩品》以「古雅」作爲品人審物的審美標準，他稱讚應璩：「善爲古語，指事殷勤，雅意深篤，得詩人刺激之旨。」；稱讚顏延之：「喜用古事，彌見拘束。雖乘透逸，是經綸雅才。」，〔註 31〕善爲「古語」，就具備了「雅意」，喜用「古事」，方是經綸「雅才」，古即雅的觀點，在此顯露無遺。艾南英云：

〔註 29〕《格古要略》三卷爲〔明〕曹昭所撰。其分古銅器、古畫、古墨跡、古碑法帖、古琴、古硯、珍奇、古窯器、古漆器、錦綺、異木、異石；〔明〕董其昌《古董十三說》認爲金、玉二品爲一類，書畫墨跡、石印、鐫刻三品爲一類，窯器、漆器二品爲一類，琴、劍、鏡、硯四品爲一類，共四類十一品。

〔註 30〕有關古物「雜」、「古」、「眞」、「精」、「奇」五個特點的論述，參見吳龍輝主編，《古董秘鑒——古玩藝術鑑賞經典》，（北京：中國社會科學出版社出版發行，1993 年 12 月第 1 次印刷），頁 2～3。

〔註 31〕鍾嶸撰，《詩品》中，（北京：中華書局出版發行，1911 年，據夷門廣牘本影印），分見於頁 25、28。

文之古者，高也，樸也，疏也，拙也，典也，重也。文之卑而爲六朝者，輕也，渺也，詭也，俊也，巧也，排也。〔註32〕

樸拙的古文與綺靡的六朝文相較，特別突顯出其質樸、典雅的高遠意境。其所揭櫫的仍是以質樸、淡雅爲美的一種審美標準。張丑在《清河書畫舫》中引趙孟頫云：

作畫貴有古意，若無古意，雖工無益。今人但知用筆纖細，傅色濃艷，便自以爲能手，殊不知古意既虧，百病橫生，豈可觀也。吾作畫似乎簡率，然識者知其近古，故以爲佳，此可爲知者道，不爲不知者說也。〔註33〕

作畫要有古意，就不能一味講求工巧，簡率近古，方可稱爲佳作。這種對古意追求的堅持，究竟代表了何種意義？孫克強說：

古典作品經過長時間的考驗仍爲人們所欣賞，它們就是抓住了自然中普遍永恆的東西。它們可以教會我們怎樣去看自然，表現自然。古典就是自然。〔註34〕

這是對美好事物起源的迷戀，認爲古典就是自然，自然就具備了後世難以企及、完美的天然韻趣。

高濂的鑑賞風格正是以古雅爲標準。古物雅致與否，通常可由質料、技法、顏色上去探究。高濂認爲秦漢之物不及三代，唐宋之物不及秦漢，與質料不精、技法過於工巧、形式太過華美有很大的關係：

孰知愈巧愈拙，愈工愈失，敦朴古雅三代之不可及也，反謂己能勝之，改式改紋，務尚形似，所謂醜婦效顰，愈逞醜態耳。（卷之十四，「論新舊銅器辨正」，頁397）

宋工製玉，發古之巧，形後之拙，無奈宋人焉，不特製巧，其取用材料，亦多心思不及。（卷之十四，「論古玉器」，頁419）

如唐天寶年間，由官方設置的官場所鑄銅器，其花紋細密可愛，崇尚華藻，任意將三代的器物型式加以改變：

或改爲錦地，或改夔龍爲螭，或改雷紋爲方勝，或易篆款爲隸書眞

〔註32〕轉引自孫克強編著，《雅文化》，（北京：中國經濟出版社出版發行，1995年3月），頁66。

〔註33〕張丑，《清河書畫舫》，（臺中：學海出版社，1975年），第三冊，酉部，頁52。

〔註34〕孫克強編著，《雅文化》，版本同註32，頁69。

書，於上古淳朴之意大左，更恨質薄，取便一時，無意千古。(卷之十四，「論新舊銅器辨正」，頁396)

因此，質料精純，技法平實，形式簡樸，才能稱爲「雅」。此觀點也出現在論玉器中：

其製人物、螭玦、鈎環并殉葬等物，古雅不煩，無意肖形，而物趣自具，尚存三代遺風。(卷之十四，「論古玉器」，頁420)

簡潔樸實的藝術風格，不僅接近古雅，更兼具自然的物趣。至於顏色，也以淡色爲雅，高濂在論官窯時云：

官窯品格大率與哥窯相同，色取粉青爲上，淡白次之，油灰色，色之下也。(卷之十四，「論官哥窯器」，頁405)

古之窯器進御用者，體薄而潤，色白花青。(卷之十四，「論窯器新窯古窯」，頁408)

正所謂「古淡天眞，不著一點色相者，高雅也。」〔註35〕古物難得，若不能得眞古物而賞之，退而求其次，仿古之物也深具雅趣。高濂自述曾在京師，見到二件古物，皆爲仿古之物，其中一件是父子鼎，小巧實用，花紋、制式，人見人愛；元時，杭州城姜娘子家鑄法，撥蠟既精，煉銅亦淨，細巧錦地花紋，亦可入目：「其製務法古，式樣可觀」(卷之十四，「新鑄僞造」，頁399)；近日淮安鑄法古鎏金器皿：「有小鼎爐、香鴨等物，做舊頗通，人不易識。」(卷之十四，「新鑄僞造」，頁399)論官窯形制：

論制如商庚鼎、純素鼎、蔥管空足沖耳乳爐、商貫耳弓壺、大獸面花紋周貫耳壺、漢耳環壺、父己尊、祖丁尊、皆法古圖式進呈物也。(卷之十四，「論官哥窯器」，頁405)

近日吳中僞造細腰小觚、敞口大觚、方圓大尊、花素短觶、雨雪金點戟目彝爐……種種色樣，規式可觀，自多雅緻。(卷之十四，「論宣銅倭銅爐瓶器皿」，頁400)

又在「論畫」中以元代趙松雪爲例，認爲他的畫雖仿效法古人，但絕無邪筆，其成功之處，就在於師古而不泥古，自成一家，因而畫中自然呈現一種溫潤清雅之態。

這種在技法、顏色、形式上，講求自然、天然的創作態度和方法，使得

〔註35〕孫克強編著，《雅文化》，版本同註32，頁39。

古器物外形樸實無華，實際上卻蘊含自然的天趣。天趣是一種質樸、自然的精神，王弼《老子·二十二章注》就將質樸與自然的關係闡述得非常清楚：

> 自然之道，亦猶樹也。轉多轉遠其根，轉少轉得其本。多則遠其眞故曰惑也，少則得本，故曰得也。〔註36〕

自然之道猶如一顆樹，越往上長就離根部越遠，長得越少就離根部越近，以此比喻雕琢愈甚，離純樸與眞實之道就會越來越遠。因此，不爲工而自工，並非有意追求形式的「工」，而是由性情學問濃厚而發於外，自然能取得較高的藝術成就。〔註37〕高濂於「論古玉器」中提到一件子母貓玉器，母貓用白玉製成，身上背負六隻小貓，顏色有黃黑色的，有純黑的，有黑白相間的，也有黃色的，其型態自然，巧手天工。以玉的本色來做造型，不僅取法自然，且形制上渾然天成，妙趣橫生，具有很高的藝術價值。

朱光潛說：「藝術都要帶若干理想性，空間和時間是『距離』的兩個要素，愈古遠的東西愈易引起美感。」〔註38〕古物歷經時間的淘洗與空間的變換，仍能呈現於後人眼前，突顯出的是美化後的理想典型與永恆的象徵意義，「慕古」情懷，其實就是藉由對古物自然天趣的探求，來找尋原始與初創的痕跡。

（二）鑒古以識活潑生機

古物歷經久遠的年代，而流傳至今，自具有珍貴的不可替代性。高濂認爲古物具有特殊的顏色、質地、製作方法、花紋、款識，後世難以模仿，即使模仿也不能得其精髓。「凡銅器出自三代，不惟青綠瑩潤，其質其製，其花紋款識，非後人可能彷彿，自不容僞。」（卷之十四，「論古銅色」，頁396）；論「漢唐銅章」：

> 其鐫玉之法，用力精到，篆文筆意，不爽絲髮，此必昆吾刀刻也。即漢人雙鈎碾玉之法，亦非後人可擬，故玉章寶章，更爲鑑賞家珍重。（卷之十四，「論漢唐銅章」，頁403）

> 古帖受裱數多，歷年更遠，其墨濃者，堅若生漆，且有一種不可稱

〔註36〕（魏）王弼著，〔日〕石田羊一郎刊誤，《老子王弼注》，（台北：河洛圖書出版社發行，1974年10月），頁30。

〔註37〕孫克強編著，《雅文化》，版本同註32，頁69。

〔註38〕朱光潛撰，《文藝心理學》，（台北：漢京文化事業有限公司印行，1984年3月20日初版），頁34、35。

> 比異香，發自紙墨之外，若以手揩墨色，纖毫無染。（卷之十四，「論帖眞僞紙墨辨正」，頁 417～418）

> 古畫落墨著色，深入絹素，樊染既多，精采迥異，其花草紅若初陽，綠如碧瑱，粉則膩滑如玉，黑則點墨如漆，僞者雖極力模擬，而諸色間有相似，惟紅不可及，且求其入絹深厚則不能矣，神采索然。（卷之十五，「畫家鑑賞眞僞雜說」，頁 428）

古物的特殊性，除了時間的鎔鑄之外，工匠們對於質料的要求與製作的用心，也是古物流傳至今的原因之一，高濂就列舉了質地不純粹，亦或工匠不用心思，而無法通過時間考驗的古物，從顏色觀之：

> 余思鑄時銅質清瑩不雜者多發青，質之混雜者多發綠，譬之白金成色足者，作器純白，久乃發黑，不足色者，久則發紅發綠。（卷之十四，「論古銅色」，頁 395）

> 今之贋帖，多用油蠟搨者，間有效法松煙墨搨，色似青淺，而敲法入石太深，字有邊痕，用墨深淺不勻，濃處若烏雲生雨，淺者如白虹跨天，殊乏雅趣。（卷之十四，「論帖眞僞紙墨辨正」，頁 417）

從作工觀之：

> 古鑄，工在精細，撥蠟清楚，紋內地子光滑，即轉角方圓深竅，有如刀槌雕刻，花地爽朗，周身如一，並無砂眼欠缺，分地不勻之病夫矣。（卷之十四，「新舊銅器辨正」，頁 397）

因此，僞造之物，即使外表形似，裝飾精美，幾可亂眞，但卻缺少了古器的眞趣。要知古雅出自天然，古嵌器物，即使周身無一處完整，仍具質樸與眞實之美，若過分求其逼眞，自然美相對的就欠缺了。還有些刻擬漢章的人，以漢篆刀筆自負，甚至追奇逐異，刻損邊旁，殘缺字畫，自認爲具有古意，高濂認爲都是荒謬可笑之舉。

因此，「鑒古」的目的是在求物之「眞」，物眞則情眞，此「情」爲藝術作品天趣具足的精神，同時也是藝術家從事作品創作之時，所投注的性靈、情感與思想之眞實呈現。更進一步說，天地萬物，各具天理，皆出於自然，人與物之間皆秉受天地之氣而生，莊子《知北遊》有一段氣化的理論：

> 人之生，氣之聚也。聚則爲生，散則爲死。若死生爲徒，吾又何患？故萬物一也，是其所美者爲神奇，其所惡者爲臭腐。……故曰通天

下一氣耳。〔註39〕

萬物皆由氣形成，氣構成世界萬物的本體和生命，構成藝術家的生命力和創造力的本體，也構成藝術作品的生命。〔註40〕所謂「霜天聞鶴唳，雪夜聽雞鳴，得乾坤清絕之氣；晴空看鳥飛，活水觀魚戲，識宇宙活潑之機。」〔註41〕這「清絕之氣」與「活潑之機」盈滿於自然界的山水花鳥中，只要肯用心去聽、去看，自能得到無比的樂趣。

而「山之玲瓏而多態，水之漣漪而多姿，花之生動而多致，此皆天地間一種慧黠之氣所成，故備爲人珍玩」。〔註42〕山水花鳥既是天地慧黠之氣所成，其多態、多姿、多致的各種情狀，自然能與人「感氣相通」。不惟自然界的萬物如此，那些情眞意切、境界深遠的藝術作品，因皆爲古人元氣所鍾，故都能顯現出活潑的生機。因爲，藝術是精神生命的產品，是個人精神生命活動的物質呈現。董其昌就謂：

先王之盛德在於禮樂，文士之精神存於翰墨，玩禮樂之器可以進德，玩墨跡舊刻可以精藝，居今之世，可與古人相見，在此也。〔註43〕

透過古玩的鑑賞可以跨越時空的阻隔，與古人精神感通，而達到進德、精藝的境界。各種藝術品類中，繪畫特別重視畫家性靈情感、思想的注入，畫家的畫，可說是他生命的自白，靈魂的披露，理想的關照。一花一鳥，一山一水，原本只是世界之一物象，惟有透過畫家巧妙的筆墨，寫出畫家心底之感情及理想，方能成爲一幅不朽的繪畫。〔註44〕

而在繪畫理論上則強調「氣韻生動」，〔註45〕「氣韻生動」的「氣」是指

〔註39〕〔清〕郭慶藩撰，王孝魚點校，《莊子集釋》，（天工書局印行，1989年9月10日出版），卷7，〈知北遊〉，頁733。

〔註40〕葉朗著，《中國美學史》，（臺北：文津出版社，1996年1月），頁145。

〔註41〕〔明〕陸紹珩著，《醉古堂劍掃》，版本同註8，卷2，〈倩〉，頁66。

〔註42〕〔明〕袁中道著，錢伯城點校，《珂雪齋集》（上），（上海：上海古籍出版社出版，1989年1月），卷10，〈劉玄度集句詩序〉，頁456。

〔註43〕董其昌，《古董十三說》，收入吳龍輝主編，《古董秘鑒——古玩藝術鑑賞經典》，版本同註30，頁27～28。

〔註44〕賴瑛瑛，〈胸中丘壑——宋元的繪畫〉，收入郭繼生主編，《美感與造型》，（台北：聯經出版事業公司，1986年5月），頁503。

〔註45〕「氣韻生動」的命題，最早見於南朝畫家謝赫（生卒年不詳）的《古畫品錄》一書，其在序中提到繪畫的「六法」：「六法者何？一、氣韻生動是也；二、骨法用筆是也；三、應物象形是也；四、隨美賦彩是也；五、經營位置是也；六、傳移模寫是也。」收入《百部叢書集成》之22，版本同註13，頁1。

元氣，有了「氣韻」，畫面自然生動，畫也就活了，有生命了。高濂論畫也重視「氣韻生動」的原則，首先他強調「天趣、人趣、物趣」三者兼具，「天趣」是得其精神；「人趣」是生動活潑；「物趣」是指形似。至於三者之間如何協調配合的問題，高濂云：

> 夫神在形似之外，而形在神氣之中，形不生動，其失則板，生外形似，其失則疎。（卷之十五，「論畫」，頁 423）

一幅好的作品應該求神氣於形似之外，取生意於形似之中。畫作若不以活潑生動爲法，白白學得紙上的形似，天趣、物趣全無，終是俗品、下品。倘若能於形似之中，求得畫中和畫外的氣韻，方能求得畫的天趣。

高濂特別推崇唐人的繪畫作品，認爲唐人之畫，莊重律嚴，不求工巧，而自生出許多妙處，有一種渾然天成的氣韻。其親眼賞鑑過的，如吳道子《水月觀音》、閻本立《六國圖》、《四王圖》、李思訓《驪山阿房宮圖》、周昉《美人圖》、《過海羅漢》、《龍王清齋》、戴嵩《雨中牧歸》都屬此類作品。若就人物、花鳥、山水……等類別來區分的話，唐、宋二代各有名家，〔註 46〕至於元代，雖承襲宋朝的家法與流派，但也有天趣具足者，高濂將其風格分爲士氣、雅致、精工、閑逸四種。〔註 47〕另外，宋人繡畫中，也有許多天趣、人趣、物趣具備的精品，其「設色開染，較畫更佳，以其絨色，光彩奪目，丰神生意。」（卷之十五，「賞鑒收藏畫幅」，頁 429），刻絲則以山水、人物、花鳥爲體裁：「每痕剜斷，所以生意渾成，不爲機經掣。」（卷之十五，「賞鑒收藏畫幅」，頁 429）

而書法藝術雖不似繪畫有著具象的外表，但其抽象的點畫線條，是書家在體會自然界的變幻之後，形諸於筆墨的，因此，一筆一畫都蘊含著無限的生機。歷來的書論書評多用自然景觀、人物情態來形容各家書法，高濂在「論歷代碑帖」中就說古人的書法：

> 若鳥獸飛走，風雲轉移，若四時代謝，二儀起伏，利若刀戈，強若弓矢，點滴如山頹雨驟，而纖輕如煙霧遊絲。（卷之十四，「論歷代碑帖」，頁 411）

透過此「無聲之音，無形之相」的書法鑑賞，可以與書家產生心靈的共鳴，感受到自然界中萬物律動的聲音。

〔註 46〕參見附錄（表 7）。
〔註 47〕參見附錄（表 8）。

除了古書畫之外，玉的質地堅實，色澤柔美，其產於山川，可說是自然的精華。因此，自古以來，玉器就是相當珍貴的，三代時，玉質禮器是貴族們的「權杖」，朝享會盟，用以表徵其身分地位；又是通神的禮器，用以祭拜神靈祖先。漢代的方術之士，認為玉可以招吉祥除凶慝，更可以保持屍體不朽。儒家更將之視為具有仁、義、禮、智等多種美德，是君子的象徵。許慎《說文解字》：

玉，石之美有五德者。潤澤以溫，仁之方也；鰓理自外，可以知中，義之方也；其聲舒揚，專以遠聞，智之方也；不撓而折，勇之方也；銳廉而不忮，絜之方也。〔註48〕

所以，玉器最能代表古代中國人的精神。自唐宋以來，玉器形式不一，可謂達到隨心所欲的地步，如用玉裝飾管笛、鳳釵、乳絡龜魚、帳墜、哇哇樹、石爐鼎、帽頂、提攜袋掛、壓口方圓細花帶板、……扇墜、梳背、玉冠、簪珥、條環等，玉器上又有以動物（猿、馬、牛、羊、犬、貓）、花鳥、童子玩耍為主題的寫實花紋，〔註49〕其琢磨細膩，質地溫潤，形象生動。透過觀察玉器的造型、文飾和色澤，更能感受到上古遺風與渾然天成的無限生機。

文房器具中，不論人工雕琢亦或自然之物，講求的也都是自然生動的氣韻。自然之物的生動，由其紋理、材質與天然的造型中可深刻感受到，如高濂提到親眼所見的天生筆格：

余見友人有一老樹，根枝蟠曲萬狀，長止七寸，宛若行龍，鱗角爪牙悉備，摩美如玉，此誠天生筆格。……余齋一石，蟠曲狀龍，不假釜鑿，亦奇物也，可架筆三矢。（卷之十五，「筆格」，頁444）

樹與石的自然成形，是大自然奇特造型的結晶，不假雕飾而栩栩如生。至於人工雕琢之物，在巧奪天工的精湛工藝之下，所強調的是如何烘托出天然質地與色澤的雅致，其紋飾大多以自然界的花鳥、動物、山樹……等生動造型為主。

二、藝術境界

（一）追奇逐異的新穎風格

高濂在古器物鑑賞風格上雖偏向尚古，但對一些新奇與製作精巧的古玩

〔註48〕〔漢〕許慎撰，〔清〕段玉裁注，《說文解字注》，（台北：天工書局印行，1992年11月10日再版），一篇上，〈玉部〉，頁10。

〔註49〕鄧淑蘋，〈山川精英——玉器的藝術〉，收入郭繼生主編，《美感與造型》，版本同註44，頁291。

仍抱持肯定的態度，並將之歸於雅緻一類。這與晚明文人社會尚「奇」的風氣，或有關聯，「奇」可以是理想人格的一種呈現，也可以是對事物的獨特品味與好奇。湯顯祖云：

> 天下文章所以有生氣者，全在奇士。士奇則心靈，心靈則能飛動，能飛動則上下天地，來去古今，可以屈伸長短生滅如意，如意則可以無所不知。〔註 50〕

文學藝術的價值著重於是否具備了「奇」趣，「奇」則心靈飛動，作品也因此有了蓬勃生氣，能與古今至理相通。器物的賞鑑也是如此，「新奇」器物的出現，是藝術家「心靈飛動」後的成果，不僅展現出無比的創造力，更爲百年不變的工藝品注入新的活力。

而「奇」與「古雅」並非一分爲二，毫無關聯的兩種風格型態，其間仍透過某些原則互相聯繫，如高濂在論「商質周文」這個問題時，曾提出了所謂「巧而不繁」的鑑賞原則：

> 其質者，製度尚象，款式規模，鑄法工巧，何文如之；其文者，雕篆雖細，文理不繁，瑱嵌雖工，而矩度渾厚，質亦在也。（卷之十四，「論新舊銅器辨正」，頁 396）

對製作工巧，款式講究的三代銅器，頗多讚美之詞。在「論官哥窯器」、「論定窯」中更是把式樣精巧等同於「古雅」，列爲上品。〔註 51〕高濂就曾自述其收藏有一件蒲蘆大壺，其式制奇妙：「圓底，光若僧首，圓處密排細小掙釘數十……腹大，徑尺。」（卷之十四，「論官哥窯器」，頁 404），「論定窯」指出：定窯紋彩有畫花、繡花、印花紋三種，大多用牡丹、萱草、飛鳳圖案，所造器皿，式多工巧，其上品如「獸面彝爐」、「子父鼎爐」、「獸頭雲板腳桶爐」、「膽瓶」、「花草」、「花觚」等都略似古意，多用己意。尤其是「定燈檠」、「小大碗甖」、「酒壺」、「茶注」等，式樣繁多，構思都相當精巧。像水注，有用蟾蜍的，也有用瓜茄、鳥獸的，件件入神，活潑生動。而「巨觥」、「承盤」、「厄匜」、「盂斝」、「柳斗」、「柳升」、「柳巴」等的製作非常工巧，編條穿線模塑，絲毫不斷。因此，只要符合「巧而不繁」、「式樣精妙」等原則，不論是否爲新工藝、新作品，高濂同樣給予很高的評價。

〔註 50〕湯顯祖撰，徐朔方校，《湯顯祖集》（二），（上海：上海人民出版社，1973 年），卷 32，〈序邱毛伯稿〉，頁 1080。

〔註 51〕高濂將官哥窯器物分爲上、中、下三品，其分類不再贅述，請詳見附錄（表 9）。

在「論新舊銅器辨正」中，他提到明朝宣廟製造的銅器，有許多式樣雅緻的精品，但不同於三代銅器的矩度渾厚，大多屬於小器物類，如「百折彝爐」、「乳爐」、「雨雪點金片貼鑄戟耳彝爐」、「石榴足爐」、「赤金霞片小元鼎爐」、「象頭鬲爐」、「五供養細腰橐盤」、「糝金雙螭箸」、「架香盒匙瓶」、「蟠螭鎮紙」等。大件的也有少數式樣古雅，精美可愛的，但並不多見，如「鼎爐」、「角端獸爐」、「方耳壺」、「商從尊」等。又如宣德年所鑄的銅器，花紋極少，也符合雅緻的審美原則。由此可知，銅器到了明代，已由三代的渾厚轉變成小巧。那些「大香猊」、「香鶴銅人」、「燭臺」、「香球」、「酒爐」、「投壺」、「百斤獸蓋香爐」、「花瓶」、「火盆」等物，更是新奇無比，爲前代所無，恰可塡補古器之空白。

在「論宣銅倭銅爐瓶器皿」中，更不分倭國與我國，純粹以器物製作的精巧與否來作爲「雅」的判斷標準。有一工匠習倭人技藝十年，其鑿嵌金銀倭花式樣，眞正得到倭製眞傳。其所製「倭尺」之類，「藏數十件文具，摺疊剪刀，古人未有。」;「其銅合子、途利筒、彝爐、花瓶，無一不妙。」（卷之十四，「論宣銅倭銅爐瓶器皿」，頁 399），又杭州舊時有以刻鈕著稱的名家，岑東雲、沈菿湖兩人，極工雕模。岑東雲更善於連環，三五層疊，並奇異錦文套挽等鈕，技藝相當精良。而「刻玉章」則推崇王心魯，其刻玉精妙，有漢章古意。而且其仿刻的《季直表》，細書及篆文俱佳。

至於瓷器，則以描畫不苟，小巧精美者爲上品：

> 明永樂年造壓手杯，坦口折腰，沙足滑底，中心畫有雙獅滾毬，毬內隸書永樂年造四字，細若粒米。（卷之十四，「窯器新窯古窯」，頁 408）

而鴛鴦心者，稍次，花心者，更次。除此之外，更著重表現屬於個人的特點與標榜個性，將富於創意、勇於求新的審美心態加諸於器物賞鑑上。因此，一些前所未有的新穎設計也成了鑑賞家認同的精品：如「竹節把罩蓋滷爐」、「小爐」都是前所未有之式樣；

> 宣德年造紅魚把杯，以西紅寶石爲末，圖畫魚形，自骨內燒出突起，寶光鮮紅奪目。（卷之十四，「窯器新窯古窯」，頁 409）

> 又等細白茶盞，較壇盞少低，而瓮肚釜底綿足，光瑩如玉，內有絕細龍鳳暗花，底有大明宣德年制暗款，隱隱桔皮紋起，雖定瓷何能比方，眞一代絕品，惜乎外不多見。（卷之十四，「窯器新窯古窯」，頁 409）

> 又若坐墩之美，如漏空花紋，塡以五色，華若雲錦。有以五彩實塡花紋，絢艷恍目，二種皆深青地子，有藍地，塡畫五彩，如石青剔花，有青花白地，有冰裂紋者，種種樣式，似非前代曾有。（卷之十四，「窯器新窯古窯」，頁 409）

漆器以宋朝的雕紅漆器爲尊，高濂盛讚「刀法之工，雕鏤之巧，儼若圖畫。」，而其色彩對比鮮明，艷麗奪目：「有錫胎者，有蠟地者，紅花黃地，二色炫觀。」；「有用五色漆胎刻法，深淺隨粧露色，如紅花綠葉，黃心黑石之類，奪目可觀」；「又等以朱爲地刻錦，以黑爲面刻花，錦地壓花，紅黑可愛。」（卷之十四，「論剔紅漆倭漆雕刻鑲嵌器皿」，頁 421）。明朝永樂年間的果園漆，款文超過宋元，宣德年間的漆器，朱色更爲鮮豔。有塡漆器皿，用五色稠漆，堆成花色，磨平如鏡，雖年久日深，卻仍長新如故，可見其製作之用心。其中盤、盒的大小，跟宋元差不多，民間所製黑漆，也稱得上工致精美。明朝初年的楊負描漆，汪家彩漆，高濂認爲其用色巧妙，技藝首屈一指。不過，漆器最好的當首推倭器，除了胎胚式制皆佳外，設計非常精妙。如有一個圓盒，可以嵌入三子小盒，乃至有五子、七子、九子盒，而外面圓盒的直徑也不過就是寸半多一點，裡面子盒還雕刻成蓮子殼，蓋口描金，一絲不苟。倭人製造的漆器，工巧精妙，幾乎已達登峰造極的地步。

其他像宋人王劉九在青田石、楚石上鐫刻呂洞賓、觀音、彌勒、神像，不僅是形象生動而已，其相對色笑，儼欲談吐；蚼殼鐫刻觀音、普陀坐像，山水、樹石，看上去像游絲白描，根根頭髮依稀可見；經面牙板、翻經的牙簽，種種精細，巧奪天工，神妙異常；宣德年間，夏白眼在烏欖核上，雕有十六個娃娃，每個娃娃只有半粒米大小，但其眉清目秀，喜怒躍然物上。凡此種種都是精妙絕倫，備受高濂肯定的新式工藝品，不僅別有意境，更可珍藏而爲傳世佳品。

（二）美觀與適用的調和統一

銅器、窯器、漆器等古器物與文房用具皆因實用而誕生，在漫長的使用過程中，不斷進行工藝的改善與功能的完善，形質方由簡粗而逐步精緻。如青銅器的鋒利與高硬度，最初被用來作爲攸關生存的兵器；其易於熔鑄，易於鑄出綺麗的花紋、耐久不易破裂的特點，又被用來作爲祭祀、宴享或埋葬的禮器；同時，又可用來鑄作器皿，盛放或炊煮食物。由鑄造簡單的工具、兵器，發展到鑄造比較複雜的容器和禮器，顯示青銅工藝已由實用往裝飾的方面發展了。誠如練正平云：

> 工藝美術既是一種物質產品，又是一種精神產品，它在爲人們的生活提供便利的同時，也要盡可能爲人們提供美的享受。〔註52〕

適用與美觀正是工藝美術有機統一的原則中重要的因素。

高濂對器物賞鑑有著相當進步的審美觀，除了肯定新工藝與新作品之外，對古玩的鑑賞的重點，也在注重「美感」的同時，將實用性列入器物是否可入清賞的條件之一。因此，美而不實用或實用但不精緻之物是不能列入清賞行列的，如「論定窯」中就舉出數種美而不實用之器：

> 他如高麗窯，亦能綉花盞甌，式有可觀。但質薄而脆，色如月白，甚不佳也。（卷之十四，「論定窯」，頁407）
>
> 若玉蘭花杯，雖巧，似入惡道，且輪迴甚速。（同上）
>
> 又若繼周而燒者，合爐、桶爐、以鎖子甲毬，門錦龜紋穿挽爲花地者，製作極工，不入清賞，且質較丹泉之造遠甚。（同上）
>
> 元時彭君寶燒於霍州者，名曰霍窯，又曰彭窯。效古定折腰製者，甚工。土骨細白，凡口皆滑，惟欠潤澤，且質極脆，不堪眞賞。（同上）

「論諸品窯器」中也有出自粵中的玻璃窯，其酒盅、高罐、盤盂、高腳勸杯等物，顏色有白纏絲、鴨綠天青、黃鎖口三種，雖可觀，但不耐用；又有近年新燒均州窯，制式雖有奇妙者，但也不耐用；而鑲嵌漆器也有不耐久傳的缺點：

> 倭人之製漆器，工巧至精極矣，又如雕刻寶嵌紫檀等器，其費心思工本，亦爲一代之絕，但可取玩一時，恐久則膠漆力脫，或霞有潤齃伸縮，似不可傳。（卷之十四，「論剔紅漆倭漆雕刻鑲嵌器皿」，頁422）

這些器物均因質地不佳，或過薄或易碎或脫漆，不堪摩挲，而不能作爲清賞佳品。

另外，不實用還包括不能適用於生活環境，如閩中牙刻人物，工緻纖巧，無奈東西太大，沒地方放置，因而也不列入清賞之列。又有吳歙所製，其制度花巧，與古人彝鼎之義，大相逕庭：

〔註52〕練正平，《遵生八箋》之陶瓷藝術觀初探，《臺灣工藝》，南投：國立臺灣工藝研究所，2003年7月第16期，頁41。

如以黃銅去腥，假名鈎金，打造方圓鼎爐、彝爐，花紋以博古圖爲式，外抹金葉，此等置之何地？惟可作神佛供也。(卷之十四，「論宣銅倭銅爐瓶器皿」，頁399)

而古物脫離了原來的時空，來到現在，若無適用場合或不適合生活機能，雖古亦俗。袁宏道在《瓶史》〈三器具〉就言：

嘗見江南人家所藏舊觚，清翠入骨，沙斑垤起，可謂花之金屋。……大抵斎瓶宜小而矮，銅如花觚、銅觶、尊罍、方漢壺、素溫壺、匾壺，窯器如紙槌、鵝頸、茄袋、花樽、花囊、蓍草、蒲槌，皆須形製減小者，方入清供，不然與家堂香火何異，雖舊亦俗也。〔註53〕

不實用的古物，最後只能退出「雅」的品級，淪爲清供之器了：

古無銅小香爐，即博古圖爲帝王收藏僅有一二遺式，後有小鼎爐、獸爐、博山爐，高二寸許者，不知漢唐人何用？想亦墓中物也。亦有中樣鼎爐、獸面脚桶爐，止可清供，不堪焚香手玩。(卷之十四，「論宣銅倭銅爐瓶器皿」，頁399)

至於，那些製作不夠精美雅緻的，當然只能拿來用，而不能觀賞了，這離「雅」的層次更遠，只能說具備了俗世的一般價值而已。「論諸品窯器」就提到龍泉窯中的「坐鼓高墩」、「大獸蓋香爐」、「燭台花瓶」、「并立地插梅大瓶」等，雖爲其他窯所沒有，但制不法古，工匠亦較拙，故不甚雅，然而器質深厚，極耐摩弄，不易開裂、損壞，因此，勉強可適用。

所以，藝術性與功能性統一，方爲賞鑑佳品。對這類古玩，高濂的評價相當高，如「論宣銅倭銅爐瓶器皿」中，有糝金香盤，製作精巧，口面四旁坐以四獸，上面用鑿花透空罩蓋，用來燒印香，別緻而有雅趣；酒銚、水罐、吸水小銅中丞、腰刀、石灰罐……等，種種精妙，不可勝數，高濂特以「無地不有精巧」稱讚之；吳中僞造的各式器物與出自徐守素之手的那些器物，精緻不讓古物，其質料之精，摩弄之細，功夫所到，非數月草草能成，也不是平常器物所能比擬的。高濂認爲，這些精緻與實用兼具的雅物，放置高齋，可以供清賞把玩，雖非古器，仍可使人想見上古遺風。「論定窯」中，高濂收藏有一瓷枕，其造型美，款式新，且切合實用：

余得一枕，用哇哇手持荷葉覆身葉形，前偃後仰，枕首適可，巧莫

〔註53〕〔明〕袁宏道撰，《瓶史》，卷下，〈三器具〉，收入《百部叢書集成》之48，版本同註13，頁2。

與並。（卷之十四，「論定窯」，頁 406）

其他，像碟子，長形兩角如錠翹起，旁邊作四折，又有方式四角聳立如蓮瓣，旁邊如蓮卷。或者中間作水池，旁作闊邊，可作筆洗、筆硯；有坐式雕花囊，可以用來插許多種花；有酒囊，用來勸酒。論「剔紅倭漆」中，高濂讚嘆倭漆的製作精妙且兼具實際效用，每一種設計都有其獨特的功能性：

> 有書櫥之製，妙絕人間。上一平板，兩傍稍起，用以閣卷，下此空格盛書，傍板鏤作絲環，洞門兩面糁金，銅滾陽線，中格左作四面板圍小櫥，用門啓閉，糁金銅鉸，極其工巧。右傍置倭龕神像，下格右方，又作小櫥，同上規制，較短其半。左方餘空，再下四面虎牙如意勾腳，其圓轉處，悉以糁金銅鑲陽線鈐制。兩面圓混如一，曾無交接頭緒。（卷之十四，「論剔紅倭漆雕鑲嵌刻器皿」，頁 422）

另外，還有「金銀片嵌光頂圓盒」、「蔗段盒」、「結盒」、「腰子盒」……等。「折酒盂」的設計也有巧思，上如大盞漏空，底座嵌一槖，用槖蓋住大碗，碗外泥金花彩，用這個物件倒酒，可免濺漬。

（三）精雅脫俗的裝飾性

文房器具中以「筆」、「墨」、「紙」、「硯」爲最基本的用具，其他還有「文具匣」、「筆屏」、「筆格」、「鎮紙」、「水注」、「蠟斗」……等附屬用具，林林總總，不勝枚舉。由其發展歷程來看，明代以前，大抵仍以實用爲主，後來，隨著封建經濟的繁榮、手工製造業的發展，漸漸在實用功能之外增添與實用無關的裝飾，裝飾美感的重要性甚至淩駕於實用功能之上。各種文房器具極盡工藝之巧思與設計之美感，文人將其置於几案，摩挲把玩，以供清賞，或作爲文房擺設，營造出一種精緻典雅、脫塵出俗的幽遠逸趣。

脫離了實用束縛的文房器具，在材質、形式、紋飾上呈現出多元的變化，融雕刻、書法、詩文、繪畫爲一體，成爲具有豐富文化底蘊的藝術珍品。文房四寶中的「筆」、「墨」、「紙」、「硯」，與書、畫、詩文的創作有直接的關係，因此，其材質的良窳最受到文人的重視。

1、硯

明代的「硯」是以石材爲主要原料，高濂於「論硯」中對「硯」的品質斷於「質之堅膩、琢之圓滑、色之光彩、聲之清泠、體之厚重、藏之完整、傳之久遠」（卷之十五，「滌藏研法」，頁 433），由此可知，硯之形制、色澤、雕工及流傳有緒的金石價值均成為評硯的標準。如前人喜歡的歙硯，有「龍尾」、「金星」、「峨眉角」、「浪松紋」等名，主要以其色澤與紋理而深為文人雅士所鑑賞，其色青黑，有芒而發墨，紋理則有「金星」、「眉子」、「羅紋」、「刷絲」之類。端石則是明代石硯中的首選，石中雜質聚若眼狀，〔註 54〕色在青黃之間，溫潤如玉，高濂認為它是「群硯之首」。石硯造型以長方形、方形、圓形為主，又另外創造出蛋形、斧形、鐘形、鼎形、花果形、幾何形等多種樣式。紋樣題材也十分廣泛，山水、人物、花鳥、魚蟲、走獸多有表現。〔註 55〕

2、墨

「墨」則質堅、膠好、香味佳、色澤黑亮，便是繪製書畫的佳品。高濂論墨的妙用在於「質取其輕，煙取其青，嗅之無香，磨之無聲。」（卷之十五，「論墨」，頁 439），墨品精緻者「不特於今為佳，存於後世更佳；不特詞翰藉美於今，更藉傳美於後。」（卷之十五，「論墨」，頁 440）。所以，「墨」與「硯」同樣具有傳世久遠的價值，如晉唐的書法、宋元的繪畫，雖流傳數百年，而墨色如漆。書畫作品藉「墨」而名顯，後人則藉「墨」而親炙古人的精神氣韻。「墨」到明代不僅需求量增加，也進入了商品的行列，因此，墨肆林立，名家輩出，據《墨志》〔註 56〕記載，當時徽州墨家有 120 家之多。高濂也在「論墨」中列舉當代許多製墨名家及所製名墨，如羅小華是世人所推崇的著名墨家，查文通有「龍忠迪墨」、「碧天龍氣墨」、「水晶宮墨」、「新安方正牛舌墨」、「石青填字赤金為衣墨」，蘇眉陽有「臥蠶小墨」，寥天一有「九玄」、「三極」、「國寶」、「非煙」等墨。

除了講究墨質之外，墨的形狀、紋飾當然也是注重的焦點，一些商品的裝飾技巧開始出現，《墨海》中就云：

> 假龍腦、麝劑以益其香；假金珠、箔屑以助其色；假龍紋、月團、香璧、烏玦以昭其象；假九子、五劍、天關、玄中以侈其名；假刃

〔註 54〕〈燕閒清賞箋〉「論硯」中記載端硯舊坑所採石料，石上生眼，有青綠暈圈五、六層，而中心略帶黃色，黃色中心圈內有小黑點，生得很像鴝鵒（俗名八哥）的眼睛，所以稱為「鴝鵒硯」。硯眼以暈的明顯與否分為「活眼」、「淚眼」、「死眼」三種。頁 431。

〔註 55〕華慈祥，〈文房四寶·鼎盛明代〉，（台北：《典藏古美術》，2003 年 6 月，NO.129），頁 115。

〔註 56〕〔明〕麻三衡撰，《墨志》，收入《百部叢書集成》之 63，版本同註 13，頁 4～6。

可截楮、鋒可削木、置之水中三年不壞，以神其造。〔註 57〕

墨的外形，則有圓形的規、正方的矩、長方的珽、多角形的圭，以及象形造物的雜珮類。〔註 58〕除了單一墨錠之外，將不同名品聚集成套，專供賞玩的叢墨也應運而生，高濂「論墨」中有汪中山的叢墨，用豆瓣楠做的匣子中，放有「太極」、「兩猊」、「三猿」、「四象」、「五雀」、「六馬」、「七鵬」、「八仙」、「九鷺」、「十鹿」等十種不同鳥獸圖案的墨品。

3、紙

而造紙工藝經過歷代的摸索與經驗累積，到了明代也有長足的發展，實用功能的改善之外，紙張的紋理、顏色、彩繪、暗花陪襯等製作技術也日益成熟，更以精細的畫工與造紙術結合，製作出深具視覺美感的紙張，充滿了裝飾的意味。高濂在「論紙」中就詳列了各式箋紙的做法，有「造葵箋法」，色綠可人，寓合「野人傾葵」之意，有「造金銀印花箋法」，印製而成之花如銀色，如銷金，相當雅緻，還有「造松花箋法」、「染宋箋色法」……等，各種箋紙，顏色不同，高濂推崇的是淡色系，如清淡怡人的白色、松花色、月下白，至於青色與紅色則不列入清賞。

4、筆

古代的筆重實用，筆毫不是狐毛就是兔毛；筆管不是犀牛角管就是象牙管。其裝飾意味僅表現在筆匣的雕金、飾玉、綴珠、紋翠上。到了明代，筆的製作不但追求實用，更注重裝飾。在實用的目的下，筆毫的製作，以「尖、齊、圓、健」〔註 59〕爲標準，但筆的品種、形式卻是多樣的，按筆毫分有紫毫、狼毫、羊毫、鬃毫、兼毫等；筆頭綑紮的樣式有尖筍式、蘭花式、細腰葫蘆式等。〔註 60〕至於精美的筆管因爲可以長久把玩，而成了裝飾意味最濃

〔註 57〕轉引自蔡玫芬，〈文房清玩——文人生活中的工藝品〉，收入郭繼生主編，《美感與造型》，版本同註 44，頁 619。。

〔註 58〕這五類名稱爲《方氏墨譜》之墨表所用，原文曰：「象有五，一曰規，二曰萬，三曰珽，四曰圭，五曰雜珮。圓爲規，方爲萬，正直爲珽，脩者、銳者、荼者、葵者爲圭，凡諸取數不齊者爲雜珮。」參見〔明〕方于魯撰，《方氏墨譜》，〈墨表〉，收入《四庫全書存目叢書》，版本同註 3，子部，譜錄類，第 79 冊，頁 316。

〔註 59〕《文房肆考圖說》對「尖、齊、圓、健」有詳細的解釋：「尖者，筆頭尖細也；齊者，於齒間輕緩咬開，將指甲撳之使扁排開，內外之毛，一齊而無長短也；圓者，周身圓飽如新出之土筍，絕無低限凹凸之處也；健者，於指上打圈子，決不澀滯也。」

〔註 60〕華慈祥，〈文房四寶‧鼎盛明代〉，版本同註 55，頁 116。

厚的部分。其花樣百出，高濂在「論筆」中就提到「古之王者以金管、銀管、班管爲筆紀功。」，「向有牙管、玳瑁管、玻璃管、鏤金管、綠沉漆管及棕竹、花梨、紫檀等管。」（卷之十五，「論筆」，頁 442），筆管上或雕鏤精到，或描繪細緻，有的還鑲嵌螺鈿、金銀等，紋式大多爲雲龍、螭虎、花卉、山水人物等。這些巧奪天工、爭奇競艷的筆類製品，無關筆法的運用，純粹成爲文人賞玩摩挲的精品了。高濂對此也云：「如持用，何惟取竹之薄標者爲管，筆之妙用盡矣，又何尚焉？」，「以其爲可貴耳。」（卷之十五，「論筆」，頁 443）。「筆」、「墨」、「紙」、「硯」跳脫了實用功能，以其珍貴的藝術性，增加了玩賞的樂趣，也增加了裝飾的效果。

5、其他文房器具

文房四寶之外，其他文房器物在材質與樣式上，也都具有多樣性與裝飾性，高濂云：「文房器具，非玩物等也。古人云：『筆研精良，人生一樂』。」（卷之十五，「論文房器具」，頁 444），文房器具以文具的輔助用途出現，放置文房之中，除了實用功能外，同時也是一種高雅精緻的藝術品。不同的質地、色澤、款式，因著不同的審美觀而有了不同的裝飾效果。在眾多的文房器物中，有不少新材質、新式樣，但舊材質與舊式樣也很多，爲了讓這些古物能適於日用，避免因不適用而束之高閣，或擺設不當而流於俗氣，因此，明代文人將古物原來的功能加以改變，重新改裝，成爲一種新的裝飾品。

高濂在「論古銅器取用」中即云：

> 上古銅物存於今日，聊以適用數者論之。鼎者，古之食器也，故有五鼎三鼎之供。今用爲焚香具者，以今不用鼎供耳。然鼎之大小有兩用，大者陳於廳堂，小者置之齋室。（卷之十四，「論古銅器取用」，頁 400）

古物新用，將古物從原有的脈絡中解放出來，使之融入當代生活中，扮演「日用品」的角色，不僅賦予古物一種新的生命意義，文人雅士也藉此得以佈置出充滿思古幽情的書齋環境，塑造一個不同凡俗的雅致生活。高濂還提出許多古物「取用」的建議，如：

> 又若方四五寸許青綠或糝金小方鼎，……可宜書室薰燎；彝盤……今可用作香櫞盤；觚、尊、兕皆酒器也，三器俱可插花；瓠壺，……今以此瓶注水，灌溉花草，雅稱書室育蒲養蘭之具。周有蟠虬瓿、魚瓿、罌瓶，與上蟠螭、螭首二瓶，俱可爲多花之用；他如羊頭鈎，

螳螂捕蟬鈎，糝金者，皆秦漢物也，無可用處，書室中以之懸壁，掛畫，掛劍，掛麈拂等用，甚雅；每有蛤蟆蹲螭，其製甚精，古人何用？今以鎮紙。又有大銅伏虎，長可七八寸，重有三二斤者，亦漢物也。此皆殉葬之器，今以壓書；古之布錢有金嵌字者，可作界畫軸用。小樣提卣，可作糊斗。（卷之十四，「論古銅器取用」，頁400～402）

在「論文房器具」中也有許多古物新用的例子，如「筆屏」：

……此皆古人帶板、灯板，存無可用，以之鑲瓶插筆，覺甚相宜。

銅有古糝金小洗，有青綠小盂，有古小釜，有小卮匜，其五物原非此製，今用作洗。(「筆洗」)

銅有古小尊罍，……今用作中丞者。(「水中丞」)

古有水晶淺碟，亦可爲此。(「筆覘」)（卷之十五，「論文房器具」，頁445～450）

而琴本用於彈奏，爲書室中的雅樂，文友一日不可或少的清音；劍本用於抵禦暴敵，但在時空轉換之下，琴與劍都跳脫了原有的功能，而成爲書齋佈置的元素之一。如「琴」不一定用來彈奏，而是取其古意；「劍」不一定要用來禦敵，而是能壯懷志氣。所以「居士談古，若無古琴，新琴亦需壁懸一床，無論能操總不善操，亦當有琴。」；「不得古劍，即今之寶劍，如雲南製者，懸之高斎，俾豐城隱氣，化作紫電白虹，上燭三台斗垣，令熒熒夜光，爍彼欃槍慧孛，不敢横焰逞色。」（卷之十五，「琴劍」，頁450～451）這種借用古物的符號、意象來佈置書齋環境的裝飾美學，將物類依其材質、樣式與實用性作了最佳的組合與運用。精巧而實用者有之，精巧而宜於佈置者亦有之，各種文房器物依其性能而各有用途，正如《長物志》云：

几榻有度，器具有式，位置有定，貴其精而便，簡而裁，巧而自然也。〔註61〕

器物擺設的有法有度，精緻而簡便，符合生活機能，正是裝飾藝術的最高境界。筆者在此，特將「論文房器物」中各種器物的材質、式樣、色澤、功用，加以整理，附錄於後，〔註62〕以便一窺各種配置元件精巧的藝術性。

〔註61〕〔明〕文震亨撰，《長物志》，〈序〉，收入楊家駱主編，《觀賞彙錄》下，版本同註12，頁227。

〔註62〕參見附錄（表10）。

6、瓶花與盆栽

而與文房清玩同樣具有裝飾意味的是瓶花與盆栽。花形之婀娜多姿，顏色之絢麗多采，自古就是文人欣賞歌詠的對象，在明代的居家生活中更佔有重要的地位，花卉的絢爛與美麗，爲居家環境的佈置，增添了無限的情趣；盆景是以自然植物爲主要材料，因著藝術家創作的手法不同，而呈現出不同的作品風格，它能隨著四季的遞嬗，而顯現出不同的景緻。宋人郭熙說：

> 君子之所以愛夫山水者，其旨安在？丘園養素，所常處也。泉石嘯傲，所常樂也。漁樵隱逸，所常適也。猿鶴飛鳴，所常觀也。……今得妙手鬱然出之，不下堂筵，坐窮泉壑；猿聲鳥啼，依約在耳；山光水色，滉漾奪目：此豈不快人意、實獲我心哉！此世人之所以貴夫畫山水之本意也。〔註63〕

山水畫將可遊、可樂、可觀的自然山水以尺幅天地的形態表現出來，讓酷愛山水風光的文人雅士可以不下堂筵，坐窮絕壑，就能享受「臥遊」之樂。而與山水畫有異曲同工之妙的是被稱爲立體繪畫的園林設計，將大自然的花草樹木移植於一園之內，並佈置以假山、曲岩、流水，以供暇日遊覽，掃除塵繁。如劉士龍的烏有園有著令人快意的林木與花卉之勝：

> 穠桃疏柳，以裝春妍；碧梧青槐，以垂夏蔭；黃澄綠橘，以點秋澄；蒼松翠柏，以華冬枯。或楚楚清圓，或落落扶疎，或高而凌霄拂雲，或怪如龍翔虎踞，葉栖明霞，枝坐好鳥。經行偃臥，悠然會心。
>
> 高堂數楹，顏曰：『四照』，合四時花卉俱在焉，五色相錯，爛如錦城。四照堂而外，一爲春芳軒，一爲秋馥軒，一爲冬秀軒，分四時花卉各植焉，艷質清芬，地以時獻，啣杯作賦，人以候乘。〔註64〕

型態與顏色各異的花草樹木，不僅可觀、可賞，還可遊，可息，頗得「壺中日月」的生活情趣。

而瓶花與盆栽的佈置，大抵若是，將自然界中的花草樹木以瓶或盆栽種植，移置於一室之內，將盎然的生意帶入居室中，不僅裝點環境，亦可藉此轉換心情。花與盆栽既隨四季遞嬗，因此，首先要注意的是，應隨時節搭配

〔註63〕〔宋〕郭熙，郭思編，《林泉高致集》，〈山水訓〉，收入《傳世藏書》集庫，（北京：海南國際新聞出版中心出版，1996年12月），頁2846。

〔註64〕劉士龍，《烏有園記》，收入朱劍心選注，《晚明小品選注》，（台北：臺灣商務印書館發行，1991年9月第十次印刷），頁187。

不同種類的花木，高濂「書齋清供花草六種入格」就云：

春時用白定、哥窯、古龍泉、均州鼓盆，以泥砂和水種蘭，中置奇石一塊；夏則以四窯方圓大盆，種夜合二株，花可四五朵者，架以朱几，黃萱三、二株亦可看玩；秋取黃、蜜二色菊花，以均州大盆或饒窯白花元盆種之，或以小古窯盆，種三五寸高菊花一株，傍立小石上几；冬以四窯方圓盆，種短葉水仙，單瓣者佳，又如美人蕉，立以小石，佐以靈芝一顆，須用長方舊盆始稱。（卷之十五，「書齋清供六種花草入格」，頁 451～452）

除此之外，瓶花的插植、擺放、瓶的選擇、盆栽的品級、形狀、盆的選擇……等，也都各有法度。首先在瓶的選擇上，依地點、花種、季節而有不同：

凡插貯花先須擇缾。春冬用銅，秋夏用磁，因乎時也；堂廈宜大，書室宜小，因乎地也。貴磁銅，賤金銀，尚清雅也。忌有環，忌成對，像神祠也，口欲小，而足欲厚，取其安穩，而不泄氣。〔註 65〕

高濂在「瓶花之宜」中也根據「堂廈宜大，書室宜小」的原則，列舉了適宜的各式容器：

瓶花之具有二用，如堂中插花，乃以銅之漢壺大古尊罍或官哥大瓶如弓耳壺直口廠瓶或龍泉蓍草大方瓶，高架兩傍或置几上與堂相宜。（卷之十六，「瓶花三說」，『瓶花之宜』，頁 463）

有饒窯白瓷花尊，高三、二尺者，有細花大瓶，具可供堂上插花之具，製亦不惡。（卷之十六，「瓶花三說」，『瓶花之宜』，頁 463～464）

若書齋插花，瓶宜短小，以官、哥膽瓶、紙槌瓶、鵝頸瓶、花觚、高低二種八卦方瓶、茄袋瓶、各製小瓶、定窯花尊、花囊、四耳小定壺、細口扁肚壺、青東磁小蓍草瓶、方漢壺圓瓶、古龍泉蒲槌瓶、各窯壁瓶、次則古銅花觚、銅觶小尊罍、方壺、素溫壺、扁壺，具可插花。又如饒窯宣德年燒製花觚、花尊、蜜食罐、成窯嬌青蒜蒲小瓶、膽瓶、細花一枝瓶、方漢壺式者，亦可文房充玩。（卷之十六，「瓶花三說」，『瓶花之宜』，頁 464）

因著花的種類與季節，也有與之相搭配的插花容器：

冬時插梅必須龍泉大瓶，象窯廠瓶，厚銅漢壺高三、四尺以上，投以硫黃五、六錢，砍大枝梅花插供，方快人意。（卷之十六，「瓶花

〔註 65〕〔明〕張謙德，《缾花譜》，〈品缾〉，收入《四庫全書存目叢書》，版本同註 3，子部，第 81 冊，頁 1。

三說」，『瓶花之宜』，頁 463）

冬間插花需用錫管，不惟不壞磁瓶，即銅瓶亦畏冰凍，瓶質厚者尚可，否則破裂。如瑞香、梅花、水仙、粉紅山茶、臘梅，皆冬月妙品。（卷之十六，「瓶花三說」，『瓶花之法』，頁 465）

至於瓶花之忌，在形製與擺設上，除了忌有環、忌成雙成對置放外，還有：

忌用小口甕肚瘦足藥罈，忌用葫蘆瓶，凡瓶忌雕花妝彩花架，忌置當空几上，致有顚覆之患。故官、哥古瓶，下有二方眼者，爲穿皮條縛於几足，不令失損。（卷之十六，「瓶花三說」，『瓶花之忌』，頁 464）

在瓶花的養護上「忌香煙燈煤燻觸，忌貓鼠傷殘，忌油手拈弄，忌藏密室，夜則須見天日。」（卷之十六，「瓶花三說」，『瓶花之忌』，頁 464）在用水方面須注意「忌用井水貯瓶，味鹹，花多不茂。用河水并天落水始佳，忌以插花之水入口，凡插花水有毒，惟梅花、秋海棠二種毒甚，須防嚴密。」（卷之十六，「瓶花三說」，『瓶花之忌』，頁 464～465）

插花的方法與原則，則要講究花與瓶相稱，瓶之大、小、高、矮，各有適宜的插花之法：

小瓶插花，折宜瘦巧，不宜繁雜，宜一種，多則二種，須分高下合插，儼若一枝天生二色，方美；花高於瓶四五寸則可，假如瓶高二尺，肚大下實者，花出瓶口二尺六七寸，須折斜、冗花枝，鋪撒左右，覆瓶兩傍之半，則雅；若瓶高瘦，卻宜一高一低雙枝，或屈曲斜裊，較瓶身少短數寸似佳；若小瓶插花，令花出瓶，須較瓶身短少二寸，如八寸長瓶，花止六七寸方妙；若瓶矮者，花高於瓶二三寸，亦可插花有態，可供清賞。（卷之十六，「瓶花三說」，『瓶花之宜』，頁 464）

插花忌花枝繁雜，若隨意縛成一把，則雅趣全無，要能得自然之態，又不落古板。總之，插花要注重意態，留意高低疏密的佈置之法，得畫家寫生之趣方佳。〔註 66〕高濂將上百種草花分爲上、中、下三品，上品不僅色態幽閑，

〔註 66〕陳眉公云：「插花著瓶中，令俯仰高下，斜正疎密，皆有意態，得畫家寫生之趣，方佳。」參見陳眉公錄，《小窗幽記》，（台北：文津出版社印行，1993 年 3 月），卷 12，〈集倩〉，頁 193。

丰標雅淡，而且可以插於盆架，供於高齋，常與琴書為伴，供人清賞，「四時花紀」中所錄的二十二種皆屬此類；中品香色間繁，丰采各半，但都能欄檻春風，共逞四季妝點；至於下品，則鉛華初具，姿度未閑，可種於籬落、池頭，以塡補花林之疏缺。

明代的盆栽在立意、選材、加工、用盆、點石、配架諸方面都相當講究，高濂論盆景，以「几桌可置者為佳」，那些可擺設在院子裡的大盆景，並不在討論範圍之內。在盆景的枝葉樹幹造型上，以具山林風致的天生盆景為佳，不論是瀟疏可人的細葉老幹、枝葉蟠結的老本蒼柯……都能予人山林之想。其中等級最高的天目松被認為古樸典雅第一，其形狀姿態是以宋元名家的繪畫作為藍圖，呈現出一種如畫的美感：

> 高可盈尺，其本如臂，針毛短簇，結為馬遠之欹斜詰曲，郭熙之露頂攫拿，劉松年之偃亞層疊，盛子昭之拖曳軒翥等狀。（卷之七，「居室安處條」，『高子盆景說』，頁206）

也有一種只有一根主幹，兩至三條小枝的，若能栽上三五盆，使其長成山林般的一條或一圈，上下參差，林下再放置些既透漏又窈窕的昆石、應石、燕石、腊石、將樂石、靈碧石、石筍等，臥遊其中，則「對獨本者，若坐岡陵之巔，與孤松盤桓對；對雙本者，似入松林深處，令人六月忘暑。」（卷之七，「居室安處條」，『高子盆景說』，頁206），而盆栽的盆式繁多，有方圓盆、八角圓盆、六角環盆、……等，種種形製中，以長盆為佳。適於盆栽的植物，則以生長期長，不易凋謝者為選擇標準，高濂就列舉了榆椿、山冬青、山黃楊、雀梅……等二十七種一到冬天便結實纍纍，進入春天仍不凋謝的植物，為入盆作景的最佳品類。又錄有結子可觀盆種樹木二十二種，果實顏色多樣，皆可移植盆中，具很高的觀賞價值。

三、與人交感的生命情境

在〈燕閒清賞箋〉所羅列的眾多物類中，不論是賞鑑用的銅器、玉器、書畫、文玩、琴、香品，或是擺設佈置用的花木、香品、修竹、仙鶴，都能藉由感官的接觸作用來激發人的情思，如文房古玩的賞鑑活動所構築出的是一個視覺與觸覺交感互動的審美場域，植木、蒔花、品香、鼓琴、養鶴等風雅活動則涵蓋了視覺、觸覺、嗅覺與聽覺四種感官娛樂。在層層開展的感官世界中，跨越了低層次的感性活動，各種物類皆被賦予更高層次的精神文化內涵，即是物的人格化。透過這個對象消解的過程，人不斷的體驗和感悟人生，不僅充實了自我，也對自身有了更深入與完美的認識。

如前所述，在中國傳統思想中，宇宙是一同質同構的有機整體，老莊思想中更強調「萬物與我爲一」，所以人的生命與天地萬物的生命皆可以交流感通，我性可以通物性，物我可以化爲一。在這個思想結構之下，不論是有生命的人、禽獸、草木，或無生命的玉石、書畫，都是天地的產物，人與物透過「生命類比」的運用，因而有了共通性。筆者茲取「玉」、「琴」、「香品」、「花木」、「竹」五種品類作爲論述的重點：

（一）玉

「玉」的溫潤含蓄，向來被視爲一種人格美的理想，是品德的表徵。《詩經》〈大雅· 泂酌〉就以玉來讚美貴族的風采和氣質：「顒顒卬卬，如圭如璋，令聞令望。」〔註67〕也把君子比作美玉：「言念君子，溫其如玉」，〔註68〕《禮記正義·聘義第四十八》更從玉的質地、光澤、色彩、結構、聲音……等各種屬性來賦予它十一種德性，進而推崇「君子貴玉」的道理：

> 夫昔者，君子比德於玉焉。溫潤而澤，仁也。縝密以栗，知也。廉而不劌，義也。垂之如隊，禮也。叩之其聲清越以長，其終詘然，樂也。瑕不掩瑜，瑜不掩瑕，忠也。孚尹旁達，信也。氣如長虹，天也。神見於山川，地也。圭璋特達，德也。天下莫不貴者，道也。〔註69〕

因此，文人雅士，佩掛各種玉飾、擺設賞玩，以彰顯自己是「有德」之君子。

（二）琴

琴不只是一種樂器，也不僅止於書齋裝飾，琴尚具有教化作用與言情明志的功能。高濂在「論琴」中說：「琴者，禁也。禁止於邪，以正人心。」（卷之十五，「清賞諸論」，『論琴』，頁 457），透過悠揚的琴韻，可以調節心緒，控制行爲，使自己的言行符合禮儀的要求。而以琴言志更是古來的傳統：

> 若亞聖操《懷古吟》，志懷賢也；《古交行》、《雪窻夜話》思尚友也；《漪蘭陽春》鼓之宣暢布和；《風入松》、《御風行》操致涼颸、解慍；

〔註67〕朱熹集註，《詩經集註》，（群玉堂出版事業股份有限公司，1991 年 10 月），第 6 卷，〈大雅·泂酌〉，頁 155。

〔註68〕朱熹集註，《詩經集註》，版本同註 67，第 3 卷，〈秦風·駟鐵〉，頁 59。

〔註69〕〔漢〕正玄注，〔唐〕孔穎達等正義，《十三經注疏分段標點》12——《禮記注疏》，（台北：新文豐出版公司發行，2001 年），卷 63，〈聘義〉48，頁 2561～2562。

《瀟湘水雲》、《雁過衡陽》起我興薄秋穹；《梅花三弄》、《白雪操》逸我神遊玄圃；《樵歌》、《漁歌》鳴山水之閑心；《古口引》、《扣角歌》抱烟霞之雅趣。（卷之十五，「清賞諸論」，『琴劍』，頁451）

唐代琴家薛易簡《琴訣》也云：

琴之爲樂，可以觀風教、可以攝心魂、可以辨喜怒、可以悅情思、可以靜神慮、可以壯膽勇、可以絕塵俗、可以格鬼神。〔註70〕

琴音流轉中，個人的喜、怒、哀、樂也隨之起伏盤旋，奏出律動的生命樂章，其所流露出的可以是清暢高逸的超凡神采，也可以是不願與世浮沉的高潔情懷；撫弄琴絃不僅能愉悅情感，更能使心靈超脫凡俗，進入自由逍遙的境界。琴音之所以能引起各種情思，並非音樂本身寓含哀樂之情，而是個人將情志投射於琴聲之中，也就是彈琴者藉動人的旋律，將豐富多彩的精神世界物質化、外顯化了。高濂就說：

故音之哀樂、邪正、剛柔、喜怒，發乎人心。而國之理亂，家之廢興，道之盛衰，俗之成敗，聽於音聲可先知也。（卷之十五，「清賞諸論」「論琴」，頁457）

琴既是雅樂，也是文士風雅的象徵，其移情於人的品格即是「高雅」，因此，只有那運動閑和、氣度溫潤的君子才能與琴的雅正之格相配，至於心中無德、腹中無墨的人，是無法體會琴韻眞正的意趣的。《新刻文會堂琴譜》就云：

黃門士、隱士、儒士、羽士、德士，此五者雅稱聖人之樂，故宜於琴。黃門士鼓大雅盛德之頌，隱士操流水高山之調，儒士撫清和治世之音，羽士操御風飛仙之曲，德士彈恬淡清虛之吟。……凡學琴，必要有文章能吟詩作者皆可也；貌必要清奇古怪，不麄俗之人也；心必要有仁慈德義，能甘貧守志者；言必要有誠信，無浮華薄觴者可也。〔註71〕

所以，「琴音」須與「琴人」互彰，彈琴者不僅要有高明的琴藝，也要有高潔的情操，才能奏出酣暢悠揚的雅音。

〔註70〕轉引自劉玉平，周曉琳著，《藝術的幽思——琴棋書畫》，（台北：双笛國際事務有限公司出版部，1998年2月），頁3。

〔註71〕〔明〕胡文煥撰，《新刻文會堂琴譜》，卷2，〈宜忌雜數〉第九，「琴有所宜」，收入《四庫全書存目叢書》，版本同註3，子部，藝術類，第74冊，頁32。

（三）香

香品是文人優雅生活的一種體現，文震亨云：

有明中葉，天下承平，士大夫以儒雅相尚。若評書、品畫、瀹茗、焚香、彈琴、選石等事，無一不精。〔註72〕

朱權《神隱》：

凡心上無事，神清氣平，便當入圜室焚一柱好香，將柴門關上，靜坐一回，待靜定了，可出神游於太清之上。〔註73〕

高濂在「琴窗雜記」中也說：

焚香鼓琴，惟宜香清煙細，如水沉生香之類，則清馥韵雅。（卷之十五，「清賞諸論」，『琴窗襍紀』，頁462）

焚香與評書、品畫、瀹茗、彈琴、讀經、修行等儒雅活動結合在一起，所展現出來的是情境各異的閑逸生活風姿。文震亨將香與茗同論：

香茗之用利最溥，物外高隱，坐語道德。可以清心悅神，初陽薄暝，興味蕭騷；可以暢懷舒嘯，晴窗搨帖，揮麈閒吟，篝燈夜讀；可以辟睡魔，青衣紅袖，密語談私；可以助情熱意，坐雨閉牕，飯餘散步，可以遣寂除煩，醉筵醒客，夜語蓬牕，長嘯空樓，冰絃戛紙，可以佐歡解渴。品之最優者，以沉香、岕茶爲首，第焚煮有法，必貞夫韻士，乃能究心耳。〔註74〕

香品可以清心悅神、暢懷舒嘯、辟睡魔、助情熱意，在不同的閑隱生活中，發揮著不同的作用，營造出不同的心境與生活情趣，《尋樂編》云：

早晨焚香一柱，清煙飄翻，頓令塵心散去，靈心薰開，書齋中不可無此意味。〔註75〕

香品儼然成爲風雅生活中不可或缺的重要元素之一了。

因此，高濂有所謂「嗜香者不可一日去香」（卷之十五，「清賞諸論」，『香都總匣』，頁457）的說法，「論香」中更對香品種類、焚香器具、用途、操作

〔註72〕〔明〕文震亨，《長物志》，〈跋〉，收入楊家駱主編，《觀賞彙錄》下，版本同註12，頁229。

〔註73〕〔明〕朱權，《神隱》，〈神游天闕〉，收入《四庫全書存目叢書》，版本同註3，子部，道家類，第260冊，頁8。

〔註74〕〔明〕文震亨，《長物志》，卷12，〈香茗〉，收入楊家駱主編，《觀賞彙錄》下，版本同註12，頁221。

〔註75〕〔明〕毛元淳撰，《尋樂編》，收入《四庫全書存目叢書》，版本同註3，子部，雜家類，第94冊，頁492。

法則……等有相當詳細的敘述，如輯錄名香品類七十餘種，不僅名目繁多，功能也具多樣性，除了風雅生活的營造功能之外，更有醫藥與裝飾的效果。如『茵犀香』、『石葉香』、『鷹嘴香』可避瘟疫、除惡瘡；『都夷香』食之不餓；『金鳳香』可掛玉香囊中，作爲配戴飾物；『返魂香』、『馬精香』、『返生香』、『卻死香』有起死回生之效；『辟寒香』焚之可以避寒；『薰肌香』焚之百病不生。而「焚香七要」則是焚香要訣，好香搭配好爐與各式器具，更能增添焚香的樂趣，之後更介紹十餘種被鑒賞家稱爲奇品且適用的「香方」，〔註 76〕明代文人雅士嗜香的程度與對香品的講究，由此可見一斑。

高濂更將香品作不同的歸類，以「幽閑」、「恬雅」、「溫潤」、「佳麗」、「蘊藉」、「高尚」等語，賦予香不同的人格特質，如「香之佳麗者，……謂古助情可也。」；「香之恬雅者……謂古半月可也。」（卷之十五，「清賞諸論」，『論香』，頁 453），香之特質不同，就能呼應不同的心境，讓焚香之人遠離現實之繁囂，融入各種情境之中，去體會生命的妙境：

香之特質	香之品類	情　　境	心　境
幽閑者	妙高香、生香、檀香、降眞香、京線香	物外高隱，坐語道德	清心悅性
恬雅者	蘭香、速香、沉香	四更殘月，興味蕭然，吟詩詠懷	暢懷舒情
溫潤者	越鄰香、甜香、萬春香、黑龍掛香	晴窗拓帖，揮毫閑吟，挑燈夜讀	提神醒腦，驅除睡意
佳麗者	黃餅香、芙蓉香、龍涎香、內香餅	紅袖在旁，密語談私，執手擁爐	薰心熱意
蘊藉者	玉華香、龍樓香、撒馥蘭香	坐雨閉關，午睡初足，就案學書，啜茗味淡，一爐初爇，香靄馥馥撩人	醉筵醒酒
高尚者	棋楠香、唵叭香、波律香	皓月清宵，冰絃戛指，長嘯空樓，蒼山極目，未殘爐爇，香霧隱隱繞簾	去邪辟穢

（四）花木松竹

花木用於佈置庭園與居室，可以觀賞，亦可以娛性。觀賞與娛性是視覺感官的初步開展，而從視覺感官出發，花木被擬態於人，不僅具備了人格，而且人格寄託於花格，花格依附於人格，互相滲透感染，人與花木有了更深層的互動。《王氏蘭譜》云：

〔註 76〕高濂所輯錄的「香方」有『玉華香方』、『聚仙香方』、『沉速香方』、『黃香餅方』、『印香方』、『萬春香方』、『撒馥蘭香方』、『日用諸品香目』。

> 萬物皆天地委形，其物之形而秀者，又天地之委和也。和氣所鍾，爲聖爲賢，爲景星，爲鳳凰，爲芝草，草有蘭亦然。〔註77〕

花木與人同源於生意盎然的宇宙機體，花木並非外在的自然物，而被視同於與人無異的有機生命，因此，花木也同人一樣，具有不同的情感與風貌。如袁宏道《瓶史》就認爲花具有喜、怒、寤、寐的情緒反應。〔註78〕

而將花比擬於人，則牡丹具有非凡的美艷狀貌與氣質，有國色天香的美譽，恰似一位傾國傾城的絕色佳人；周敦頤《愛蓮說》：

> 蓮之出汙泥而不染，濯清蓮而不妖，中通外直，不蔓不枝，香遠益清，亭亭靜植，可遠觀而不可褻玩焉。〔註79〕

蓮花具有不同流合污的高尙美德，爲有爲有守的高節君子；菊花之美，在於它遺世獨立的風姿，當萬木蕭疏、群芳凋謝的秋涼時節，惟見它凌霜不懼，傲然獨立，所謂高潔、隱逸、幽獨、清奇、素雅、剛毅、堅貞、無畏，都是人們所賦予它的崇高品格，爲隱逸之士的代表；蘭花有清雅的幽香，其生長於幽岩絕壑中，抱芳守節，獨立不倚，不求聞達，與有德君子立身處世的原則相符；梅的神、韻、姿、香、色俱佳，且有不懼嚴寒、迎風傲雪的勁拔氣節，其聖潔、高雅、清雋、超凡脫俗的美，象徵英勇無畏的高士精神；松竹雖無媚人的香花，但松「古貌蒼顏」有一種剛建雄壯之美，竹則有清新秀麗之美，荀子從比德的角度談到了松柏的堅貞操守：「歲不寒無以知松柏，事不難無以知君子。」；〔註80〕「松柏經隆冬而不凋，蒙霜雪而不變，可謂得其貞矣。」〔註81〕《王養靜文集》中則將竹的虛心直節　高聳入天、能傲霜雪的特點，與賢人能容、不屈、不撓、志堅、守節的德行相比類，賦予它謙謙君

〔註77〕〔宋〕王學貴撰，《王氏蘭譜》，〈序〉，收入《百部叢書集成》之13，版本同註13，頁2。

〔註78〕〔明〕袁宏道《瓶史・洗沐》:「夫花有喜、怒、寤、寐、曉、夕，浴花者得其候，乃爲膏雨。淡云薄日，夕陽佳月，花之曉也；狂號連雨，烈焰濃寒，花之夕也；唇檀烘日，媚体藏風，花之喜也；暈酣神斂，煙色迷離，花之繁也；欹枝困檻，如不勝風，花之夢也；嫣然流盼，光華溢目，花之醒也。」參見袁宏道撰，《瓶史》卷下，〈八洗沐〉，收入《百部叢書集成》之48，版本同註13，頁4～5。

〔註79〕（北宋）周敦頤撰，《周濂溪先生全集》（四），卷8，〈愛蓮說〉，收入《百部叢書集成》之26，版本同註13，頁1。

〔註80〕參見荀況撰，《荀子》（四），卷19，〈大略〉，收入《百部叢書集成》之33，版本同註13，頁13。

〔註81〕見《廣群芳譜》卷86引《荀子》，今本《荀子》未見。

子的風範：

> ……扣其心之虛也，若學者之有所容焉；望其節之直也，若賢者無所屈焉；其干霄漢。若其志之不汙也；其傲冰雪，若其操之不易也。〔註82〕

花木的人格化，使得人們每每將人生的盛衰興亡、人情的喜怒哀樂寄託於花，移情於花，高濂在「高子擬花榮辱評」中，就將花得時與不得時的境遇，比喻爲人生的盛衰遭遇，他說花具以下雅致的風韻可以稱爲「榮」：

> 輕陰蔽日、淡日爭香、薄寒護蕊、細雨逞嬌、淡煙籠罩、皎月篩陰、夕陽弄影、開值清明、傍水弄妍、朱欄遮護、名園閑靜、高齋清供、插以古瓶、嬌歌艷賞、把酒傾歡、晚霞映彩、翠竹爲鄰、佳客品題、主人賞愛、奴僕護衛、美人助妝、門無剝啄

相反的，花不得時且遭受疾憎，即爲花之「辱」：

> 狂風摧殘、淫雨無度、烈日銷爍、嚴寒閉塞、種落俗家、惡鳥翻銜、驀遭春雪、惡詩題詠、内厭賞客、兒童扳折、主人多事、奴僕懶澆、藤草纏攪、本瘦不榮、搓捻憔悴、台榭荒涼、醉客嘔穢、葯罈作盆、分枝剖根、蟲食不治、蛛網聯絡、麝臍薰觸。

《幽夢影》云：

> 梅令人高，蘭令人幽，菊令人野，蓮令人潔，春梅令人艷，牡丹令人豪，蕉與竹令人韻，秋海棠令人媚，松令人逸，桐令人清，柳令人感。〔註83〕

氣質、特色各異的花木，往往帶給人們不同的感受與情境，而賞花木者也藉由「賞」，體認出自身的精神氣質與思想感情。如高濂的松軒：

> 構立不用高峻，惟貴清幽，入窻玲瓏，左右植以青松數株，須擇枝幹蒼古，屈曲如畫，有馬遠、盛子昭、郭熙狀態甚妙。中立奇石，得石形瘦削，穿透多孔，頭大腰細，裊娜有態者立之。松間下，植吉祥、蒲草、鹿葱等花，更置建蘭一二盆，清盛雅觀。有隙地，種竹數竿，種梅一二，以助其清，共作歲寒友。想臨軒外觀，恍若在圖畫中矣。（卷之七，「居室安處條」，『居室建置』，頁 201）

其左右植以枝幹蒼古的青松，欣賞它如畫般的屈曲姿態，松間植花點綴，並

〔註82〕《王養靜文集》，卷 1，〈友竹軒記〉，頁 54。

〔註83〕〔明〕張潮著，《幽夢影》，（台南：大夏出版社，1992 年 12 月），頁 74～75。

在外邊隙地種竹、梅，放置建蘭一二盆，松、竹、梅是世所稱的歲寒三友，與蘭一起賞玩，能予人高潔比德的審美情緒，不僅構築出一個清幽雅緻的居家環境，更彰顯了居者的節操，展現出獨特的居處風韻。

花木既可彰顯自己的品格，又可寄託自己的志向，因此，文人雅士往往視花為友為客，有意傾心交好，於是就將直、淨、高、節　幽、雅、清……等雅號冠於花卉中，為其命名，而有了「歲寒三友」、花中「十友」、〔註84〕花中「十二客」〔註85〕……等種種說法。《瓶史》云：

> 夫取花如取友，山林奇逸之士，族迷於鹿豕，身蔽於豐草，吾雖欲友之而不可得。是故通邑大都之間，時流所共標共目，而指為雋士者，吾亦欲友之，取其近而易致也。余於諸花取其近而易致者，……取之雖近，終不敢濫及凡卉，就使乏花，寧貯竹柏數枝以充之。〔註86〕

賞玩與自己人格特質相通的花木，如同與逸士、雋士相交遊，奇逸之士難得，因此，取貼近自身且易得之高潔花木，視為知己、友朋，也可營造出寄託個人生命的風雅情境。

花既為知己、好友，則珍惜、愛護之情也屢為文人提及，如高濂對清閟閣周圍的花木照顧有加：

> 堂前植碧梧四，令人揩拭其皮，每梧墜葉，輒令童子以針綴杖頭亟挑去之，不使點污。如亭亭綠玉，苔蘚盈庭，不容人跡綠褥可愛。（卷之七，「居室安處條」，『居室建置』，頁200）

文鎮亨「弄花一歲，看花十日，故幃箔映蔽鈴索護持」〔註87〕道盡了植花種木所費的苦心；明人張子薪更是一個愛花成癖的人，其賞花的角度相當細膩深刻，可以從平凡的姿態中咀嚼出許多的奇妙情趣，足見其愛花之深、惜花

〔註84〕〔明〕都卬，《三餘贅筆》，〈十二友十二客〉：「宋曾端伯以十花為十友，各為之詞：荼蘼，韻友；茉莉，雅友；瑞香，殊友；荷花，淨友；岩桂，仙友；海棠，名友；菊花，佳友；芍藥，艷友；梅花，清友；梔子，禪友。」，收入《叢書集成新編》，（台北：新文豐出版公司印行，1985年），第87冊，頁569。

〔註85〕〔明〕都卬，《三餘贅筆》，〈十二友十二客〉：「張敏叔以十二花為十二客，各詩一章：牡丹，貴客；梅，清客；菊，壽客；瑞香，佳客；丁香，素客；蘭，幽客；蓮，淨客；荼蘼，雅客；桂，仙客；薔薇，野客；茉莉，遠客；芍藥，近客。」，收入《叢書集成新編》，版本同註84，第87冊，頁569。

〔註86〕〔明〕袁宏道撰，《瓶史》卷下，〈一花目〉，版本同註13，頁1。

〔註87〕〔明〕文鎮亨，《長物志》，卷2，〈花木〉，收入楊家駱主編，《觀賞彙錄》下，版本同註12，頁147。

之切：

> 花雖數莖，然參差掩映，變態頗具。其葩或黃，或紫，或碧，或素。其狀或含或吐，或離或合，或高或下，或正或欹；或俯或瞰，或仰而如承；或平而如揖，或邪而如睨；或來而如就，或往而如奔；或相顧而如笑，或相背而如嗔，或掩抑而如羞，或偃蹇而如傲；或挺而如莊，或倚而如困，或群向而如語，或獨立而如思。〔註 88〕

愛花、惜花，還表現在花木的種植與養護過程中，趙時庚云：

> 凡盈穹壤者皆物也，不以草木之微，昆蟲之細而必欲各遂其性者，則在乎人因其氣候以生全之者也。彼動植物非其物乎！及草木者非其人乎！〔註 89〕

將花木視同於人，秉持「厚生」的原則，給予無微不至的照顧。高濂在〈燕閒清賞箋〉中載有「花竹五譜」:『牡丹花譜』、『芍葯譜』、『菊花譜』、『蘭譜』、『竹譜』，是其藝花種竹的心得總結，其中，對牡丹、芍葯、蘭、菊花、竹的種植方法皆有詳盡的說明。如種植菊花有分苗、和土、澆灌、摘苗、刪蕊、捕蟲、扶植、雨暘、接菊等方法（卷之十六，「菊花譜」，頁 485～487）總之，不論種植何種花木，花種皆須與季候、水土相配合，植者也需要了解各種花木的特性，針對不同的品類，實施適當的種植法、澆灌法、花木治療法與捕蟲法，在悉心照料之下，方能使花木綻放炫麗光彩，展現活潑生機。

這與人體的頤養有異曲同工之妙，高濂在論蘭花「堅性封植」中云：

> 以蘭而言之，且一盆盈滿，自非六七載莫能至此，皆由夫愛養之念不替，灌溉之功愈久，故根與壤合，然後森鬱雄健，敷暢繁麗其葉。（卷之十六，「花竹五譜」，『蘭譜』，頁 491）

蘭花的長成非一朝一夕可致，如果不能灌溉得時，花土過乾或過濕，邪氣乘隙而入，那就不免影響花的生長，所謂寒暑適宜，肥瘦得時，期間的愛養之心、護持之功，自不待言，人也是如此，飢飽不定時，就如花木「澆灌之失時，愛養之乖宜」一樣，最容易損傷根本。因此，高濂又說：

> 草木之生長亦猶人焉，何則？人亦天地之物耳！閑居暇日，悠遊逸豫，飲膳得宜。（卷之十六，「花竹五譜」，『蘭譜』，頁 491）

〔註 88〕朱劍心選注，《晚明小品選注》，版本同註 10，頁 120。

〔註 89〕〔宋〕趙時庚，《金漳蘭譜》，卷上，〈天下養愛〉，收入《筆記小說大觀》5 編，（台北：新興書局，1988 年），頁 1699。

人若能順應自然的節氣時令來從事身體養護的工作，張弛有度，卻病有法，修身靜養，自能根本穩固，身心健康，高壽可期。

花木，已與中國的人文精神互相結合，賞花不只賞其生意與生機，也能從花木的枯萎凋落中體悟生命的短暫與世事變換的無常。而花木「順應自然、天時、習性」的養護原則也同樣適用於人，人與花之間的生命交感，不僅活化了花木的形象，更彰顯了個人獨特的精神氣質與思想感情。

第八章　離塵出世的嚮往——〈塵外暇舉箋〉析論

本箋從諸史、雜集選錄古時道德貞純、言行卓絕的聖賢、隱者百人事蹟：

「歷代高隱姓氏」	『披衣』、『王倪』、『巢父』、『許由』、『善卷』、『壤父』、『蒲衣子』、『小臣稷』、『商容』、『庚桑楚』、『老萊子』、『林類』、『榮啓期』、『荷蕢』、『長沮桀溺』、『陸通』、『曾參』、『顏子』、『原憲』、『漢陰丈人』、『壺丘子林』、『老商氏』、『列禦寇』、『莊周』、『段木干』、『公儀潛』、『黔婁』、『陳仲子』、『漁父』、『四皓』、『黃石公』……共一百人。

第一節　儒、道隱逸思想的異同

中國文化中很早就出現了隱逸思想，如《易經》〈蠱卦〉:「不事王侯，高尚其事」；〔註1〕〈乾卦〉:「遁世無悶」；〔註2〕〈大過卦〉:「君子以獨立不懼，遁世無悶」；〔註3〕〈遯卦〉:「君子好遁，小人否也」;「嘉遁貞吉，以正志也」；「肥遁無不利」〔註4〕……等，隨後的《易傳》以這些爻辭為基礎，將隱逸思

〔註1〕參見（魏）王弼，韓康伯注，〔唐〕孔穎達等正義，邱燮友分段標點，《十三經注疏分段標點》1——《周易正義》，（台北：新文豐出版公司發行，2001年6月），卷3，〈蠱〉，頁189。

〔註2〕參見（魏）王弼，韓康伯注，〔唐〕孔穎達等正義，邱燮友分段標點，《十三經注疏分段標點》1——《周易正義》，版本同註1，卷1，〈乾〉，頁38。

〔註3〕參見（魏）王弼，韓康伯注，〔唐〕孔穎達等正義，邱燮友分段標點，《十三經注疏分段標點》1——《周易正義》，版本同註1，卷3，〈大過〉，頁253。

〔註4〕參見（魏）王弼，韓康伯注，〔唐〕孔穎達等正義，邱燮友分段標點，《十三經注疏分段標點》1——《周易正義》，版本同註1，卷4，〈遯〉，頁297。

想作了相當程度的發揮。〔註5〕《詩經》中也有數篇詩，被歸類於隱逸詩，如〈東門之枌〉描繪了一位甘於貧困、不求富貴的隱士身影：

衡門之下，可以棲遲。泌之洋洋，可以樂飢。豈其食魚，必河之魴？豈其取妻，必齊之姜？豈其食魚，必河之鯉？豈其取妻，必宋之子？〔註6〕

〈祈父〉暗喻了某個寧願逍遙逸遊，也不願任職爲官的賢者：

皎皎白駒，食我場苗。縶之維之，以永今朝。所謂伊人，於焉逍遙。皎皎白駒，食我場藿。縶之維之，以永今夕。所謂伊人，於焉嘉容。皎皎白駒，賁然來思。爾公爾侯，逸豫無期。愼爾優游，勉爾遁思。皎皎白駒，在彼空谷。生芻一束，其人如玉。毋金玉爾音，而有遐心。〔註7〕

綜觀各代典籍，從范曄《後漢書》以降，歷代正史中多有〈逸民〉、〈隱逸〉之類傳，如《宋書》有〈隱逸傳〉、《南齊書》有〈高逸書〉、《梁書》有〈處士傳〉、《晉書》有〈隱逸傳〉，且除了正史之外，如《高氏傳》、《逸士傳》之類的著作，更是汗牛充棟。高濂〈塵外暇舉箋〉所節錄的百名高隱人物，據其自述就是從諸史并雜集中彙選參入。從經典描述的隱士意象來看，隱逸是相對於出仕的，隱逸之士即指不與統治者合作，藏身於山林水澤之人。《說文解字》云：「逸，失也，从辵兔，兔漫馳善逃也。」〔註8〕故逸字有奔縱、隱遁、放逸、閒適等多種引申義。

一、同

儒道兩家的隱逸方式或有不同，但對德行修養的重視卻相當一致，高濂的〈塵外暇舉箋〉節錄生平所景仰峻德高風、神交心與而夢寐不置的百位歷代隱士，就是以德養兼具爲收錄的標準：「非道德眞純、言行卓絕、玉輝冰潔、岳峙川渟者，悉并不錄。」（卷之十九，「高子曰」，頁565），其目的在於取隱

〔註5〕有關《易傳》中的隱逸思想，參見王仁祥著，《先秦兩漢的隱逸》，（台灣大學歷史學研究所碩士論文，國立台灣大學出版委員會，1995年5月出版），頁18～23。

〔註6〕朱熹集註，《詩經集註》，（台北：群玉堂出版事業股份有限公司，1991年10月），第3卷，〈陳風・東門之枌〉，頁64。

〔註7〕朱熹集註，《詩經集註》，版本同註6，第5卷，〈小雅・祈父〉，頁97。

〔註8〕〔漢〕許愼撰，〔清〕段玉裁注，《說文解字注》，（臺北：天工書局印行，1992年11月10日再版），10篇上，〈兔部〉，頁472。

士的侃侃高論來風教後人，也希冀在古代的高人賢士中覓得知音，欲友其人於千載，更重要的是透過古代隱士的遺風典型使後世欲效法者有遵循的方向。其典型沿襲范曄〈逸民傳序〉的分類如下：

或隱居以求其志，或曲避以全其道，或庇物以求其清，或靜己以鎮其躁，或去危以圖其安，或垢俗以動其槩，或疵物以激其清。〔註9〕

隱居以求其志者，如嚴光、法眞：嚴光有不屈一人之下的強烈自尊，他生於漢朝盛世，又受到有同窗之誼的漢光武帝的禮遇，但他極力追求個人的自由與志趣，是志向超然的隱士代表；法眞「學無常家，博通內外圖典」（卷之十九，「法眞」，頁 582），其學問愈深，欲念愈淡。名氣愈大，愈「恬靜寡欲，不交人間事」（卷之十九，「法眞」，頁 582），是儒學通才，也具有「幽居恬泊，樂以忘憂」的孔顏人格。他推辭了多次做官的機會，以巢父爲榜樣：「吾既不能遯形遠世，豈飲洗耳之水哉！」（卷之十九，「法眞」，頁 583）。去危以圖其安者，如陳仲子：陳仲子是一廉士，其兄爲齊卿，食祿萬鍾，仲子以兄之祿爲不義之祿而不食，以兄之室爲不義之室而不居，後覺悟到亂世多害，出仕恐不保命，遂與妻子相與逃去，爲人灌園。曲避以守其道者，如梁鴻：梁鴻曾授業太學，博覽無不通，但他學成之後，卻不做官，而去放豬，又娶醜婦爲妻，其後潛心著書，因積勞成疾而過世。其「曲避以全其道」的人生道路走得相當堅決與義無反顧。庇物以求其清者，如陶潛、王績：這兩人皆以酒爲隱居生活的寄託，陶潛以酒寄心迹，其詩詞中多次表達出這種心意：「泛此忘憂物，遠我遺世情」；〔註10〕「試酌百情遠，重觴忽忘天」，〔註11〕王績則做官爲飲酒，種田爲釀酒，寫詩著書依仗酒的啓發，結交朋友也靠酒，他的生活處處離不開酒，酒成了他用來調劑情緒的一種工具。垢俗避喧者，如朱桃椎：朱桃椎淡薄絕俗，被裘曳索，結廬山中，常織芒履置道上，見者以米茗置其處易之。審時斂跡者，如巢父、老萊子、陸通……等道家人物：巢父爲堯時隱人，「山居不營世利，年老以樹爲巢而寢其上」（卷之十九，「巢父」，頁 565），其對許由「隱汝行，藏汝光」（卷之十九，「巢父」，頁 565）的開示，

〔註9〕范曄撰，《後漢書》，冊 6，（四部備要本，台北：中華書局印行，1965 年），卷 113，〈逸民傳序〉，頁 1。

〔註10〕陶潛原著，郭維森，包景誠譯注，《陶淵明集》，（台北：地球出版社，1994 年 8 月），〈飲酒〉其七，頁 191～192。

〔註11〕陶潛原著，郭維森，包景誠譯注，《陶淵明集》，版本同註 10，〈連雨獨飲〉，頁 102。

彰顯了其追求精神自由的眞隱氣節。不同朝代的隱士有不同的典型，隨著時勢的變換更易，文人在「勢」與「道」之間，艱難地選擇著，隱逸方式也不斷地孳生、演化、豐富。〔註12〕先秦的隱士大部分爲道家之流，如楚狂接輿、長沮桀溺、荷蕢者、荷條丈人、老萊子等。其所採取的隱逸方式，是歸返自然的徹底隱居，如龐公，其云：

> 鴻鵠巢於高林之上，暮得所棲，黿鼉穴於深淵之下，夕而得所宿，夫趣舍行止，亦人之巢穴也，且各得其棲宿而已，天下非所保也。（卷之十九，「龐公」，頁585）

而歷經兩漢以迄唐代，隱逸型態逐漸改變，仕隱的產生，使隱逸逐漸世俗化，不再是遠避塵世，隔離人間煙火的潛修苦行，而是主張成就善行，普渡眾生。如南朝的道家隱士陶宏景被譽爲「山中宰相」，其與帝王保持著亦師亦友的關係，悠游於朝廷與山林之間，雖在山中修行，但並未完全忘懷塵世，他煉丹養壽，以符籙驅病除邪，希望能解除世人的痛苦與煩惱。唐朝的吳筠，其人生歷程是由隱退而復出，從山林走向宮廷，其對隱或仕並不固執一端，治世用儒學，出世用老、莊之學，是有唐一代亦仕亦隱的典範。

二、異

（一）儒家——隱居肆志

追根究底來說，隱士這個特殊族群的出現與儒家「學而優則仕」的官本位價值判斷、道家「保性全眞」的思想有密切的關係，可以說中國士人獨特的精神世界，是道家與儒家思想相互中和折衷所構成的。「學而優則仕」這種根深柢固的觀念主要來自於儒家，孔子云：

> 君子謀道不謀食。耕也，餒在其中矣。學也，祿在其中矣。君子憂道不憂貧。〔註13〕

一個理想的士人應以明道、行道爲己志，以天下之大公爲念，而不應該心繫於一己的衣食出路；孟子也云：「士之仕也，猶農夫之耕也」，〔註14〕士人的出仕

〔註12〕許健平著，《山情逸魂——中國隱士心態史》，（北京：東方出版社，1999年6月第1次印刷），頁332。

〔註13〕（魏）何晏等著，〔宋〕邢昺等疏，張文彬等分段標點，《十三經注疏分段標點》19——《論語注疏》，版本同註1，卷15，〈魏靈公〉，頁360。

〔註14〕（魏）何晏等著，〔宋〕邢昺等疏，董彥俊等分段標點，《十三經注疏分段標點》20——《孟子注疏》，版本同註1，卷6，〈滕文公〉下，頁268。

與農夫耕田一樣，是本職與維持生存的手段，藉由出仕，方能達到行道的目的。

儒家積極入世的態度、執著追求理想的精神，成爲一種人生觀，被歷代士人奉爲立身處世的圭臬，出仕爲官遂成了讀書人唯一的價值取向。《禮記・中庸》就有修身、齊家、治國、平天下〔註 15〕的說法。修身、齊家取決於個人的努力，是可以勉力而致的，而治國、平天下則要藉仕以成事。儒家的理想主義，驅策著歷代的士人，對現實採取「知其不可而爲之」的態度，前仆後繼的爲價值與該承擔的社會責任而努力求仕進。只是政治環境的詭譎難測，官職的僧多粥少，都是影響世人能否出仕的變數，總有一些人被排除於國家機器之外，不能如願以償的實現自己的理想，孔子對此，也提出了他的看法：「天下有道則見，無道則隱」；〔註 16〕「道不行，乘桴浮於海」，〔註 17〕孟子云：「古之人，得志，澤加於民；不得志，修身見于世。窮則獨善其身，達則兼善天下」。〔註 18〕由此可知，儒家倡導的入世是有條件的入世，若天下無道，那士人寧願放棄出仕爲官，暫時過著隱居的生活，修養自己的品德。

所謂「用之則行，舍之則藏」，〔註 19〕藏並不是從此遠離官場，遁跡山林，其蘊含的深意是爲了免於刑戮與不測，爲了保持自身的完好，以待有道之時，期望終有用世的一天。如孔子弟子原憲云：「無財謂之貧，學道而不能行謂之病。」（卷之十九，「原憲」，頁 570），勤學有成而不能貢獻一己之力，是士人最感到無奈和屈辱的。儒家仕和隱的觀念，深深影響了讀書人的價值觀，在政治黑暗的朝代，世人苦於理想的難以實現，在面對出與處這個重要課題時，轉而縱跡江湖，以著書立說、修身立德爲終身的職志。

（二）道家——終身隱遁

而道家的思想對士人的隱逸風氣，更起了推波助瀾的作用。先秦道家主

〔註 15〕《禮記注疏》曰：「……知所以修身，則知所以治人；知所以治人，則知所以治天下國家矣。」參見《十三經注疏分段標點》12——《禮記注疏》（下），版本同註 1，卷 52，〈中庸〉。

〔註 16〕（魏）何晏等注，〔宋〕邢昺等疏，張文彬等分段標點，《十三經注疏分段標點》19——《論語注疏》，版本同註 1，卷 8，〈泰伯〉，頁 182。

〔註 17〕（魏）何晏等注，〔宋〕邢昺等疏，張文彬等分段標點，《十三經注疏分段標點》19——《論語注疏》，版本同註 1，卷 5，〈公冶長〉，頁 106。

〔註 18〕（魏）何晏等注，〔宋〕邢昺等疏，董彥俊等分段標點，《十三經注疏分段標點》20——《孟子注疏》上，版本同註 1，卷 13，〈盡心〉上，頁 560。

〔註 19〕（魏）何晏等注，〔宋〕邢昺等疏，張文彬等分段標點，《十三經注疏分段標點》19——《論語注疏》，版本同註 1，卷 7，〈述而〉，頁 154。

張全身遠害，他們厭倦了爾虞我詐、弱肉強食的社會生活，認爲在天下無道之時，聖人應該韜光隱晦、隱其道德、歸於山林、遠離人世，清靜自正。所謂：「當時命而大行乎天下，則反一無跡；不當時命而大窮乎天下，則深根寧極而待；此存身之道也」〔註 20〕完全是一種自然無爲的境界，一種根本精神上的遁世。《莊子‧應帝王》曾用「鳥高飛以避矢害，鼷鼠身穴乎神丘之下以避熏鑿之患」〔註 21〕的比喻來說明隱逸以避害的道理，而爲了在亂世中「保性全眞」，莊子反對出仕：

> 古之所謂得志者，非軒冕之謂也，謂其無以益其樂而已矣。今之所謂得志者，軒冕之謂也。軒冕在身，非性命也，物之儻來，寄者也。寄之，其來不可圉，其去不可止。故不爲軒冕肆志，不爲窮約趨俗，其樂彼與此同，故無憂而已矣。今寄去則不樂，由是觀之，雖樂，未嘗不荒也。故曰，喪己於物，失性於俗者，謂之倒置之民。〔註 22〕

軒冕的得失，決定於外在環境，人不能憑一己之力保其必有，或保其必無。若以軒冕之有無爲憂樂之所繫，則不僅受制於外物，也損傷了性命。

葛洪在《抱朴子》中也有仕途險惡，不如隱居方爲智者的感嘆：

> ……若夫要離滅家以效功；紀信赴燔以誑楚；陳貫刎頸以證弟；仲由投命而葅醢；嬴門伏劍以表心；聶政感惠而屠葅；荊卿絕臏以報燕；樊公含悲而授首，皆下愚之狂惑，豈上智之攸取哉。……是以身名竝全者甚稀，而先笑後號者多有也。……夫七尺之骸稟之所生，不可受全而歸殘也。方寸之心制之在我，不可放之於流道也。躬耕以食之，穿井以飲之，短褐以蔽之，蓬廬以覆之，彈詠以娛之，呼吸以延之，逍遙竹素，寄情玄毫，守常待終，斯亦足矣。〔註 23〕

因此，治國安天下的事功，不過是聖人的緒餘土苴，道的殘餘糟粕而已，治身方是養性全眞的第一要務。在修身體道的過程中，得失利害，窮通約達皆是用來考驗道心是否堅定的外物，所謂「古之得道者，窮亦樂，通亦樂。所

〔註 20〕〔清〕郭慶藩撰，王孝魚點校，《莊子集釋》，（天工書局印行，1989 年 9 月 10 日出版），卷 6，〈繕性〉，頁 555。

〔註 21〕〔清〕郭慶藩撰，王孝魚點校，《莊子集釋》，版本同註 20，卷 3，〈應帝王〉，頁 291。

〔註 22〕〔清〕郭慶藩撰，王孝魚點校，《莊子集釋》，版本同註 20，卷 6，〈繕性〉，頁 559。

〔註 23〕（東晉）葛洪著，《抱朴子外篇》，（台北：新文豐出版公司印行，1998 年 3 月），卷 1，〈嘉遯〉，頁 127。

樂非窮通也，道德於此，則窮通為寒暑風雨之序矣。」，〔註24〕若能專心致志，不易其道，也就能保全性命之眞，身修而天下也能因此而臻於治境。

道家與儒家的隱逸都強調修養、待時的重要性，不同的是儒家隱逸的目的，是待來日能積極濟世；道家則傾向於沉潛，一經隱逸就脫離了人間世，傲嘯山林，永不復返。對儒道兩家而言，「隱逸也者，可視為是在特殊的環境下為完成其理想人格的一種方式。」，〔註25〕因此，每當政治黑暗、天下無道時，高潔之士總是遠離政治，決不屈服於惡勢力之下，試圖以「隱逸」的特殊方式來完成自己的理想，與其說是對無道政治的消極抵抗，毋寧說是士人不為物役，勇於追求自由與尊嚴的精神之展現。

第二節　道教式隱逸的企慕

〈塵外暇舉箋〉所節錄隱士有終身隱居不仕者、隱而後仕者、也有仕而後隱者，筆者從學承與行事風格著眼，將其簡單地歸為儒、道、仙三類，其中有些生平事蹟的記載太過簡略，筆者無法判斷到底歸於何類，故而略去：

儒	曾參、顏回、原憲、公儀潛、陳仲子、魯二徵士、田何、胡宿、杜林、管寧、摯峻、成公、嚴光、梁鴻、徐稺、申屠蟠、袁閎、姜肱、鄭玄、任安、田游巖、陸龜蒙。
道	披衣、王倪、巢父、許由、善卷、壤父、蒲衣子、小臣稷、商容、庚桑楚、老萊子、林類、榮啓期、荷蕢、長沮桀溺、陸通、漢陰丈人、壺丘子林、老商氏、列禦寇、莊周、叚木干、黔婁先生、漁父、四皓、黃石公、披裘公、江上漁父、安丘望之、趙抃、嚴遵、彭城老父、高恢、臺佟、法眞、王續、吳筠、孫登、衡濱老父、龐公、焦先、陶宏景、馬樞、董京、郭文、孫思邈、司馬承禎。
仙	徐則、矯慎。

從上表的整理可以發現，道家隱士的流風遺跡，最為高濂所欣賞與津津樂道，因此，高濂當是以道家逍遙無為的幽遠境界作為精神自由的最高指導原則。其在箋首開宗明義有云：

> 君子不得志於兼濟，當堅貞以全吾形，保其餘年，而林皐自足，邁德弘道，而不受塵鞅，以樂其志，外是則硜硜以類沽名，囂囂焉心將安所用哉。（卷之十九，「高子曰」，頁564）

〔註24〕〔清〕郭慶藩撰，王孝魚點校，《莊子集釋》，版本同註20，卷9，〈讓王〉，頁983。

〔註25〕王仁祥著，《先秦兩漢的隱逸》，版本同註5，頁93。

堅貞以全形、保其餘年與林皐自足，是要透過內省與抑制物質慾望來達成的。因此，隱士的隱居生活一般來說相當困苦，有的鑿穴而居，過著原始、簡陋的生活；有的過著自耕農似的生活，自食其力，不貪慕富貴；有的則賣藥卜筮爲業。如老萊子「耕於蒙山之陽，莞葭爲牆，蓬蒿爲室，枝木爲床，蓍艾爲席，飲水食菽，墾山播種。」（卷之十九，「老萊子」，頁 568）；孫登「爲土窟居之，夏則編草爲裳，冬則披髮自覆」（卷之十九，「孫登」，頁 588）。道家隱者視外物如土芥的超然態度，在儒家隱者中也不乏其人，如曾參「縕袍無表，顏色腫噲，手足胼胝，三日不舉火，十年不製衣，正冠而纓絕，捉襟而見肘，納履而踵決……」（卷之十九，「曾參」，頁 570）；顏回「退居陋巷，曲肱而枕」（卷之十九，「顏回」，頁 570）；原憲「環堵之室，茨以生草，蓬戶不完，桑以爲樞，而甕牖兩室，褐以爲塞，上漏下濕」（卷之十九，「原憲」，頁 570），這是道家「無用之用」精神的發揚，所謂「山木自寇也，膏火自煎也。桂可食，故伐之；漆可用，故割之。人皆知有用之用，而莫知無用之用也。」（卷之十九，「陸通」，頁 569）；龐公不肯官祿，有人問他，將遺留給子孫何種財產，他云：「世人皆遺之以危，今獨遺之以安」（卷之十九，「龐公」，頁 585）。因此，世人看來窮困不堪的生活，他們卻能偃仰其中，物質享受上的有意收斂與精神自由的樂趣，有時正是相反相成的。少思寡欲、反璞歸眞的心理狀態，與經濟上的獨立，可以使他們保持一種人格的獨立與精神的自由，進而能擺脫外物的奴役與干擾，追求全身、適性與逍遙的生活。善卷云：「余立於宇宙之中，冬日衣皮毛，夏日衣葛絺；春耕種，形足以勞動；秋收斂，身足以休食；日出而作，日入而息，逍遙於天地之間而心意自得。」（卷之十九，「善卷」，頁 566～567）；壤父：「吾日出而作。日入而息，鑿井而飲，耕田而食，帝何德於我哉！」（卷之十九，「壤父」，頁 567）正是自由人格的最佳體現。故嵇康云：

> 世之難得者，非財也，非榮也，患意之不足耳！意足者，雖耦耕川畝，被褐啜菽，莫不自得。不足者，雖養以天下，委以萬物，猶未愜然。則足者不須外，不足者無外之不須也。〔註 26〕

只要有豐富的精神天地，則無處不樂。榮啓期對生命的達觀，也來自於知足，他說：

〔註 26〕崔富章注譯，莊耀郎校閱，《新譯嵇中散集》，（台北：三民書局印行，1998 年 5 月），〈答難養生論〉，頁 201。

> 吾樂甚多，天生萬物，唯人爲貴，吾得爲人矣，是一樂也。男女之別，男尊女卑，故以男爲貴，吾既得爲男矣，是二樂也。人生有不見日月，不勉襁褓者，吾既已行年九十矣，是三樂也。（卷之十九，「榮啓期」，頁568～569）

其所謂的三樂，完全取諸近身，不假外求。這種自適的態度對養生也有莫大的助益，嵇康就云：

> 善養生者……清虛靜泰，少私寡欲。知名位之傷德，故忽而不營，非欲彊而禁也……曠然無憂患，寂然無思慮……和理日濟，同乎大順。〔註27〕

漢陰丈人回答子貢時也說：

> 有機械者必有機事，有機事者必有機心，機心存於胸中則純白不備，純白不備則神生不定，神生不定者，道之所不載也。（卷之十九，「漢陰丈人」，頁570）

思慮過多，損神傷身，自然也就違背了養生之道。

其次，邁德弘道、不受塵鞅、以樂其志，則是隱居肆志的發揚，如列禦寇隱居不仕而獨全終身，並著《列子》八篇，言道家之意；黔婁先生，脩身清節，不仕，著書四篇，言道家之務；安丘望之退爲巫醫，於民間著《老子章句》；宋勝之牧羊、以琴書自娛；申屠蟠隱居治學，博貫五經，兼明圖緯；宗炳閒居無事，好山水，愛遠遊；陸羽闔門著書。隱者閒居之時，並非無所事事之謂，著書、治學、授業、親近山水、以琴書自娛……皆是隱居生活的寄託，同時也具備了增進道德修養、清心樂志與一定的「美俗」功能，是自得無悶的理想生活之體現。高濂云：「甘心畎畝，而道不可以斯須去身，憔悴江潭，而行不可使靡焉同俗。杖履山水，歌詠琴書，放浪形骸，狎玩魚鳥，出雖局於一時，而處則蹈彼千仞，如是則心無所營而神清氣朗，物無容擾而志逸身閒，養壽怡生，道豈外是。」（卷之十九，「高子曰」，頁564～565），不論學術文化的研究、德性修養的增進或適性逍遙的自然之樂，都是體道的歷程，透過這些精神上的修養，才可以化釋種種塵世的煩惱與擾亂，並將外物對生命的損傷減到最低，保持生命的能量。可以說從甘於貧賤到輕天下而細萬物，最終就是要達到無競無爲，「外物」、「外天下」的適性自得境界，惟其適性自得方能得養生之大要。

〔註27〕崔富章注譯，莊耀郎校閱，《新譯嵇中散集》，版本同註26，〈養生論〉，頁181。

〈塵外暇舉箋〉中的隱士以遯隱避世，隱居不仕爲大宗，但其中又有差別，從隱的深度來看，有些尚有著作與卒年等明確的事蹟記載，其跡仍在人間。有些則是徹底的隱遁，完全從人世蒸發，後世莫知所終的，如龐公與妻子登鹿門山，因採藥不返；孔淳之爲避徵召，乃逃於上虞縣界，家人莫知所在；魯褒不仕，莫知所終。從治學的方向來看，有些是學習儒家經世致用之術的通儒，有些則學習道家黃老之學與松喬導引之術，如陶宏景十歲得葛洪神仙傳，晝夜研尋，便有養生之志；司馬承禎師事潘師正，傳辟穀導引之術，無不通；孫思邈通百家說，善言老子、莊周，於陰陽、推步、醫藥無不善。這些深自隱遁、嫻熟呼吸導引的神仙之術的隱者，從另一角度說也是超越人世的，其與超越於人間之上的神仙，在意義上本來就是等同的。〔註 28〕同樣有離俗出世的生活態度，同樣致力於理想世界的追求。劉鑒泉在《道教徵略》中甚至說：「神仙亦只隱士耳！」，〔註 29〕可以說古代傳說的神仙，大多是神話了的隱士，而隱士也只是未神化的神仙罷了。孔稚圭《北山移文》曾將理想的隱士形象做了一番描述：

> 夫以耿介拔俗之標，瀟灑出塵之想，度白雪以方潔，甘青雲而直上，吾方知之矣。若其亭亭物表，皎皎霞外，芥千金而不盼，屣萬乘其如脫，聞風吹於洛浦，值薪歌於延瀨。〔註 30〕

隱士的德性要像白雪一樣純潔，如青雲一樣清高，將世俗所看中的權勢和財富視爲草芥。葛洪也云：

> 至人無爲，棲神沖漠，不役志於祿利，故害辱不能加也；不屠峙於險途，故傾墜不能爲患也。〔註 31〕

這種優游自得、不役於物的隱士其實就類似道家的仙人，也就是莊子所謂的「至人」：

> 至人神矣，大澤焚而不能熱，河漢沍而不能寒，疾雷破山風振海而不能驚，若然者，乘雲氣，騎日月，而遊乎四海之外，死生無變乎

〔註 28〕龔鵬程著，《飲食男女生活美學》，（台北：立緒文化事業有限公司，1998 年 9 月初版），頁 227。

〔註 29〕轉引自胡孚琛著，《魏晉神仙道教——《抱朴子內篇研究》》，（台北：台灣商務印書館發行，1992 年 10 月），頁 76。

〔註 30〕孔稚圭《北山移文》，收入李景濚編著，《昭明文選》新解（五），（臺北：暨南出版社，1992 年 10 月初版），頁 119。

〔註 31〕葛洪著，《抱朴子外篇》，版本同註 23，卷 1，〈嘉遯〉，頁 127。

已，而況利害之端乎。（卷之十九，「王倪」，頁 565）

至人可以乘雲氣，騎日月，不受自然條件的制約，超脫生死的變化，心靈無限的寬廣與自由，純然是「得道」後的逍遙境界，也是高濂心所嚮往的神仙至境。

第三部　一部養生的神話〔註1〕

〔註 1〕所謂的「神話」涵攝了許多不同的理論與概念，筆者在此並不欲分析故事的結構，也不以文本中的語言結構來做分析，筆者以編纂書本本身就是一種神話創作行爲爲思考的起點，純粹以流行文化的觀點來看書籍的創作與作者個人思維上的矛盾與衝突。

第一章　全方位的生活百科

第一節　「遵生」理念的落實

八箋的內容是圍繞著「遵生」課題而開展的，「遵生」即是「尊生」、「養生」、「攝生」、〔註1〕「養性」、「道生」、「衛生」、「保生」，指的就是對身體與精神的保養，是一種對生命尊重與養護的態度。「養生」一詞，最早出現於《老子》一書：「是謂深根固柢，長生久視之道」，〔註2〕《呂氏春秋》〈節喪〉篇也有關於養生一詞的解釋：「知生也者，不以害生，養生之謂也。」，〔註3〕此後的文獻遂滋衍出許多的同義詞，基本涵義也產生了多向度的延伸，而與人生觀、身體及精神養護有了密不可分的聯繫。

養生文化初源於先民對於自身生、老、病、死的憂懼與疑惑，其後則在中國傳統「重人貴生」的文化特色中逐漸發展，而形成一套有別於其他民族的養生要術。所謂「重人」，即是重視人與人、人與社會的關聯，也就是注重人倫道德和社會秩序，其代表者為儒家；另一層涵意則是重視個體的人生與人格追求，代表者為道家。至於以人為貴的「貴生」觀則很早就深深滲入中

〔註1〕《老子》河上公注第五十章言：「謹守攝生之道，則行而不遭猛獸之害，戰而不遇殺身之禍。」這裡所謂的攝生，就是養生。另外，〔明〕袁中道著《珂雪齋集》〈遊居柿錄〉曾言及養生事，也有「攝生」一詞出現：「四十之後，決宜料理養生事，起居飲食皆有節度，乃為攝生之道」(上海古籍出版社，頁1208)

〔註2〕王淮注釋，《老子探義》，(台北：臺灣商務印書館股份有限公司，2001年6月)，卷下，第59章，頁237。

〔註3〕〔東漢〕高誘註，《呂氏春秋》，(台北：藝文印書館印行，1974年1月)，卷10，〈孟冬紀〉，「節喪」，頁224。

國傳統文化心理結構之中，進而內化成一種獨特的價值觀，先秦諸子的思想與典籍中鮮明的表達了此一觀念：

天下莫貴於生，……。〔註4〕

是曹之士，要當重生，生爲第一，余者自計所爲。〔註5〕

夫秉氣含靈，唯人爲貴。人所貴者，蓋貴於生。〔註6〕

此種「重人貴生」的觀念成了孕育養生文化的陽光與土壤，其後隨著歷史的發展，而形成了豐富多彩、別具特色的治療和養生方法，傳統養生方法中，包括了四季養生調護之法、臟腑養護之法、飲食服餌、氣功導引法……等，高濂的《遵生八箋》正是繼承了傳統養生文化之集大成著作。

高濂的一生並不平順，「少嬰羸疾，有憂生之嘆」，及長，又在仕途上受到挫折，因而「念幻泡之無常，傷蜉蝣之短晷，悟攝生之有道，知人命之可長」（屠隆，〈遵生八箋序〉，頁4），遂潛心於養生之道的研究。總結了古代養生學理論與技術的《遵生八箋》，共分八個主題，分別從不同的角度來闡述養生的方法，這八個主題看似獨立，實則「尊生」的主題貫串全書，是環環相扣、全面、有系統的養生大全，其對「生命」的存在賦予極高的價值與肯定。高濂認爲「生命」是非常可貴的，人類的生命，形成於天地之間，具有不滅的靈性，尊重生命不僅是尊重自己，也在爲後世之生靈造福，人好生，使自己的生命發揚，也使萬物的生命能夠存在，能夠發揚，能夠繼續，其意義毋寧是十分重大的。高濂在自敘中就開宗明義的闡明了此一觀點：

自天地有生之始，以至我生，其機靈自我而不滅，吾人演生生之機，俾繼我後，亦靈自我而長存，是運天地不息之神，靈造化無疆之竅，二人生我之功，吾人自任之重，義亦大矣。（高濂，「遵生八箋敘」，頁7）

因此，每個人都應珍惜生命，而不應輕易損害。正所謂：

尊生者，尊天地父母生我自古，後世繼我至今，匪徒自尊，直尊此道耳。不知生所當尊，是輕生矣。輕生者，其天地父母罪人乎！（高

〔註4〕〔東漢〕高誘註，《呂氏春秋》，版本同註3，卷2，〈仲春紀〉，「貴生」，頁47。

〔註5〕參見王明編，《太平經合校》，（北平：中華書局出版，1960年2月第1版），頁613。

〔註6〕陶弘景著，《養性延命錄》卷上，〈序〉，收入《道教要籍選刊》9，（上海：上海古籍出版社），頁397。

濂，「遵生八箋敘」，頁 7）

尊生是如此重要，但一般人身處紛擾的塵世，終日營營擾擾，無一刻安寧，「以有限之氣神，受無窮之薄蝕，精耗於嗜欲，身疲於過勞，心煩於營求，志昏於思慮」（屠隆，「遵生八箋敘」，頁 3），全然不知「命有可延之期，生有可尊之理」（屠隆，「遵生八箋敘」，頁 3），有鑑於此，高濂遂從身體與精神的養護著眼，提出了全面性的養生對策：

> 精神層次的調養目的是「養德養生兼得」（卷之一，「高子曰」，頁 29），而保養之道，長年載之簡策，歷歷可指，因此〈清修妙論箋〉博採三門妙論律，以三教法門中的修身正心之法來修德養神，使形神合同，達到恬寂清虛的境界，遵生之清脩。

另外，源於自身仕宦不如意的心理轉化，崇慕古代「遁世無悶，獨善其身」（卷之十九，「高子曰」，頁 564）的高隱之士，取其「隱居求志，去危圖安，曲避守道，庇物全清，垢俗避喧，審時斂跡，輕天下而細萬物，安苦節而甘貧賤，扇箕山之風，鼓洪厓之志」（卷之十九，「高子曰」，頁 564）之意境，希望在不得志之時，也能「堅貞以全吾形，保其餘年」（卷之十九，「高子曰」，頁 564），在「心無所營，物無容擾」的生活型態之下，進而達到「神清氣朗，志逸身閑，養壽怡生」（卷之十九，「高子曰」，頁 565）的理想境界，調神去殼，脫塵絕俗而去。

而「我命在我不在天」（卷之九，「高子曰」，頁 244），生命的保養權是操之在我的，「昧用者夭，善用者延」（卷之九，「高子曰」，頁 244），「生身以養壽爲先，養生以袪病爲急」（卷之九，「高子曰」，頁 244），「尊生」消極地要使「疾病可遠」（卷之九，「高子曰」，頁 244），積極地要使「壽命可延」（卷之九，「高子曰」，頁 244）。攝養方法除了從理論層次上遵循前賢嘉言與欽慕隱士逸事之外，實際的養生法則須從外在環境與個人本體方面著手，外在環境的養護以順「時」調養爲功，因爲人與周圍環境、天地四時是密切相關的，人體本身就是一個小宇宙。一年之中，春溫夏熱秋涼冬寒的氣候變化與萬物的榮枯衰旺，皆由於陰陽二氣互相消長進退所致，《黃帝內經素問》就指出：「故智者之養生也，必須四時而適寒暑，和喜怒而安居處，節陰陽而調剛柔，如是則邪僻不至，長生久視」。〔註 7〕因此，〈四時調攝箋〉特重

〔註 7〕《黃帝內經素問》，（臺北：文光圖書有限公司出版，1992 年 12 月再版），〈本神〉，頁 299。

「時」之義，陰陽寒暑，妙在節宣，「錄四時陰陽運用之機，而配以五臟寒溫順逆之義。因時系以方藥導引之功，該日載以合宜合忌之事，……時敘以逸事幽賞之條，和其性靈，悅其心志」（卷之三，「高子曰」，頁 86），養生者順應自然，法則陰陽，按四時的週期變化，以氣功導引、呼吸吐納、藥物服食之術及飲食起居宜忌、四時賞心樂事來進行適宜且全方位的保養調攝，如此不僅能使精神與心靈澄靜安詳，更能「與時消息」（卷之三，「高子曰」，頁 86），將大自然對人體的傷害減至最低，使「疾病可遠」（卷之九，「高子曰」，頁 244），誠所謂「運殺機以全生機者也」（李時英，〈遵生八箋序〉，頁 6）。至於個體本身的調養，則須依道教哲學的人體觀爲論。人體是由形、氣、神三個層次組成的三重結構，人的生命是形、氣、神三者的統一，《淮南子・原道訓》云：

> 形者，生之舍也；氣者，生之充也；神者，生之制也。一失位則三者傷矣。〔註 8〕
>
> 神依于形，形依于氣，氣存則榮，氣敗則滅。（卷之九，「高子曰」，頁 244）

外在的形體是生命寄託之處所，精神則依附於形體，形體長存，精神就有了長久居住之所，「氣」居於中間層次，聯繫著「形」與「神」，既能聚形又能化神，因此，形神不離完全是氣的作用，爲了不使「形無所依，神無所主，致殂謝爲命盡」（卷之九，「高子曰」，頁 244），必須「形氣相須」，而欲達此境界全靠「攝養」之功，葛洪就說過：「苟能令正氣不衰，形神相衛，莫能傷也」。〔註 9〕高濂承襲了此一養氣思想，極言「人能養氣以保神，氣清則神爽，運體以卻病體，體活則病離」，力倡「夫胎息爲大道根源，導引乃宣暢要術」（卷之九，「高子曰」，頁 244），透過「順時調攝」與「胎息」、「導引」等功法，使人體與宇宙大化取得協調，養氣保神達到無病延壽的境界。

除此之外，高濂也留意從日常生活中的食、衣、住、行各方面尋求養生延年之效，所謂「吾生起居，禍患安樂之機也」（卷之七，「高子曰」，頁 187），必須能把握安樂之機以避危爲安，其有效之法爲「不以得失役吾心，不以榮

〔註 8〕 劉安等編著，《淮南子》，（上海：上海古籍出版社，1993 年 11 月），卷 1，〈原道訓〉，頁 15。

〔註 9〕 葛洪著，《抱朴子內篇》，（台北：新文豐出版公司印行，1998 年 3 月），卷 13，〈極言〉，頁 77。

辱勞吾形，浮沉自如，樂天知命」（卷之七，「高子曰」，頁 187），無論行、住、坐、臥，賓朋交接，不當求其奢，而應求其簡；不求榮華顯達，唯求安逸適性。若能「安所遇而遵所生」，自然能無日而不自得。如果只汲汲營營於身外無益之圖，那就是：「以有限之氣神，受無窮之薄蝕，精耗於嗜欲，身疲於過勞，心煩於營求，智昏於思慮……終日營營擾擾，翕翕熠熠，块然方寸，迄無刻寧」，其結果將如「迅飆之振槁澤，沖波之防頹沙，烈火之燎鴻毛，初陽之晞薤露，性命安得不傷，年齡安得不促乎」（屠隆，「遵生八箋敘」，頁 3）。因此，高濂揭示生活的營造要訣為：「知恬逸自足、審居室安處、保晨昏怡養、閒溪山逸遊、識三才避忌、嚴賓朋交接」（卷之七，「高子曰」，頁 187），此六安樂訣即是著眼於日常生活中的居室建築、日用器具、衣冠服飾、遊具香方等事項，創造出一個恬適安樂的環境，在此環境中「靜觀物我，認取性靈，放情宇宙之外，自足於懷抱之中」（卷之七，「高子漫談」，頁 196），不因外物而擾亂精純的質性，不被利害得失損傷了純粹的心靈，〔註 10〕無欲無憂，心境愉悅，由知足而產生了怡然自得的樂趣與尊重生命的態度，進而「耄耋期頤，坐躋上壽」（卷之七，「高子曰」，頁 187）。

起居安樂的大環境架構好之後，更重要的是「閒適」生活氛圍的營造，眞正的「閒」不僅是浮面的摒棄世間名利與權勢的追求，更要有「心無馳獵之勞，身無牽臂之役，避俗逃名，順時安處」（卷之十四，「高子曰」，頁 384）中那種身與心絕對自由、絕對閒靜的狀態。君子在這種狀態之中，非徒尸居肉食，無所事事；或博奕樗蒲，而是崇尚「閑雅好古」，從事與古代事物有關的雅事，如「遍考鐘鼎、卣彝、書畫、法帖、窯玉、古玩、文房器具，纖悉究心，更校古今，鑑藻是非，辨正悉為取裁，若耳目所及眞知確見，每事參訂補遺」（卷之十四，「高子曰」，頁 384）的稽古之學；「焚香、鼓琴、栽花、種竹，靡不授正方家，考成老圃，備註條列，用助清歡，時乎坐陳鐘鼎，几列琴書，拓帖松窗之下，展圖蘭室之中，簾櫳香靄，欄檻花妍，雖咽水餐雲，亦足以忘飢永日，冰玉吾齋，一洗人間氛垢矣」（卷之十四，「高子曰」，頁 384～385）的風雅之事，將稽古之學與風雅之事結合成清心樂志的審美生活。凡此種種，高濂自謂「虞燕閒之溺邪僻，敘清賞端其身心」（高濂「遵生八箋敘」，

〔註 10〕葛洪論眞知足：「……不以外物汨其精，不以利害污其純粹也。故窮富極貴，不足以誘之焉，其餘何足以悅之乎？」，參見《抱朴子內篇》，版本同註 9，卷 1，〈暢玄〉，頁 3。

頁 7），皆在使心有所寄，庶不外馳；消煩去悶，丹境怡愉，初則使擾動不安的心緒能因清賞而歸於沉靜，接著要從清賞中獲得可以怡悅生命的活力，最後終能達到「悅心、怡生、安壽」的目的。

而「飲食，活人之本也。是以一身之中，陰陽運用，五行相生，莫不由於飲食」（卷之十一，「高子曰」，頁 311），飲食是人們生存的一種本能，古人非常重視飲食需求，孔子就說過：「食、色，性也」，〔註 11〕將飲食視爲人與生俱來的天性，正所謂「……人之生也，以食爲氣，猶草木以土爲氣，閉口不食，拔草離土，必不壽矣。」。〔註 12〕中國古代名醫扁鵲更認爲：「安身之本，必資於食」；「不知食宜者，不足以存生也」。〔註 13〕因此，飲食養生成了古代養生法中重要的一環，飲食爲益甚多，「飲食進則穀氣充，穀氣充則血氣盛，血氣盛則筋力強，脾胃者，五臟之宗，四臟之氣，皆稟於脾，四時以胃氣爲本。由飲食以資氣，生氣以益精，生精以養氣，氣足以生神，神足以全身相須以爲用者也。」（卷之十一，「高子曰」，頁 311），若能順應四時季節之變化，愼於飲食起居，以五味調和五臟，如此則五臟安而氣血強，進而能滋養精、氣、神，使精神清爽，心神安定，百病邪氣不侵。但從另一角度而言，飲食不當，卻也是百病的根源，據中國傳統醫學所歸結出來的理論，任何食物都有寒、熱、溫、涼的特性與酸、苦、辛、甘、鹹等五種不同的氣味屬性，當明辨其精華，細審其補益之功效，方可食之，否則養生者適足以害生。對養生家來說，飲食的目的並不在於追求口腹之欲與玉盤珍饈、色香味俱美的感官之樂，而是透過飲食或藥餌的調養，來滋益人體的精氣神明，調整人體小宇宙，使人體內部陰陽關係與臟腑功能得到協調，從而成爲「卻病延年」之一大助力。也就是「人於日用養生，務須淡薄，勿令生我者害我，俾五味得爲五內賊，是得養生之道矣。」（卷之十一，「高子曰」，頁 311），另外，高濂輯錄了許多神仙服食方藥，此類藥物與一般所說的藥物不同，主要是一些具有滋補作用的草木藥，如茯苓、地黃、麥門冬、木巨勝……等等，據葛洪

〔註 11〕（魏）何晏等注，〔宋〕邢昺等疏，董彥俊等分段標點，《十三經注疏分段標點》20——《孟子注疏》，（台北：新文豐出版公司發行，2001 年），卷 11，〈告子〉上，頁 470。

〔註 12〕王充著，《王充論衡》，卷上，（台北：宏業書局印行，1983 年 4 月），〈道虛篇〉，頁 77。

〔註 13〕〔唐〕孫思邈著，《備急千金要方》，（台中：自由出版社印行，1959 年 8 月），卷 26，〈食治〉，「序論」第一，頁 464。

說這類的藥物屬於下藥，〔註 14〕能除病、延年。

「卻病延年」的另一大助力則是服用後可以「補髓塡精」的靈丹祕藥，高濂認爲「食藥者可以長年」（卷之十七，「高子曰」，頁 500），並感嘆「今人天眞散失，幻體空虛，不思補髓塡精，斡旋造化，長年將無日矣。」（卷之十七，「高子曰」，頁 500）。因此，秉持伏羲氏、華佗、扁鵲等古代醫家利天下後世的好生之德，將自己家居客遊所求得且徵驗有效的奇方祕藥，列舉出來，期能助「遵生」一力，「藉軒岐之梯航，以度無量之眾生」（李時英，「遵生八箋序」，頁 6）。高濂的靈祕丹藥包含了兩部分，一是將疾病分科，下面詳述專治該科的靈驗方藥，期能「心運妙用，寶以護命，兼以活人」（卷之十七，「高子曰」，頁 500），一是所謂的金丹，爲葛洪所謂的上藥，服此可使人羽化登仙，《抱朴子》就記載了金丹的功效：

> 雖呼吸道引，及服草木之藥，可得延年，不免於死也；服神丹令人壽無窮已，與天地相畢，乘雲駕龍，上下太清。〔註 15〕

又說：

> 先服草木以救虧損，後服金丹以定無窮，長生之理盡於此矣。〔註 16〕

服食草木之藥只是延年卻病的基礎工作，要想長生成仙，最終還是要和外丹黃白術密切結合在一起，藉由靈祕神丹，以達永年。

第二節　切合生活的日用指南

如導論第四章「晚明社會生活剪影」所述，晚明因爲經濟發達，商人地位提昇，城市繁榮，連帶使得社會心態與社會風氣產生了很大的變化。不斷增加的物質產品和社會財富刺激了消費，也帶來了享樂的風氣，商業化與世俗化開始向每個領域滲透，「百姓日用」的問題引起了學者的注意，所謂「穿衣吃飯，即是人倫物理。除卻穿衣吃飯，無倫物矣。」；〔註 17〕「百姓日用條

〔註 14〕原文曰：「《神農》四經曰，『上藥令人身安命延，昇爲天神，遨遊上下，使役萬靈，體生毛羽，行廚立至。……又曰，中藥養性，下藥除病，能令毒蟲不加，猛獸不犯，惡氣不行……。』」參見葛洪著，《抱朴子內篇》，版本同註 10，卷 11，〈仙藥〉，頁 59。

〔註 15〕葛洪著，《抱朴子內篇》，版本同註 9，卷 4，〈金丹〉，頁 19。

〔註 16〕葛洪著，《抱朴子內篇》，版本同註 9，卷 13，〈極言〉，頁 78。

〔註 17〕李贄著，《續焚書》卷 1，〈答鄧石陽〉，收入張建業主編，《李贄文集》，（北京：社會科學文獻出版社，2000 年 5 月），頁 47。

理處，即是聖人之條理處。」〔註 18〕在這種思潮的影響之下，與日用民生有密切關係的農學、地學、醫學、數學、農業、手工業等都受到相當的關注與研究。〔註 19〕圖書出版也習染了這種時代精神，而有了不同的面貌。首先，隨著新興市民階級的壯大，讀者群由過去的士大夫階層擴大到了平民百姓身上，〔註 20〕而在條件齊備之下，各類書籍大量匯刻流通，除了有益於社會與道德秩序的書籍之外，更出現了許多商業性質的，甚或迎合市民大眾休閒生活的書籍，〔註 21〕其中，內容通俗，以各階層為對象，提供日常生活實用知識的類書也多所刊行。〔註 22〕

而所謂類書，源自於古代編書的傳統，將各種知識分門別類地加以刊載，以便參考使用。《類書簡說》云：

> 類書是一種分類彙編各種材料以供檢查之用的工具書，詩文、詞藻、人物、典故、天文、地理、典章制度、飛禽、走獸、草木、蟲魚以及其他的許多事物，幾乎無所不包，內容範圍相當廣泛。〔註 23〕

《中國的類書、政書與叢書》云：

> 類書的內容包含了自然界和人類社會的一切知識，所以，它十分接

〔註 18〕王艮撰，《王心齋全集》，（台北：廣文書局印行，1987 年 3 月再版，日本嘉永元年刻本），卷 2，〈語錄〉，頁 4。

〔註 19〕夏咸淳著，《晚明士風與文學》，（北京：中國社會科學出版社，1994 年 7 月第 1 版），頁 163。

〔註 20〕羅樹寶著，《中國古代印刷史》，（北京：印刷工業出版社，1993 年 3 月），頁 300。

〔註 21〕呂坤將晚明出版的書籍歸為九類：一是「全書」，如《十三經注述》；二是「要書」，如《四書集注》、《通鑒》；三是「經世之書」，此類書當時務，中機宜，用之可以物阜民安；四是「贅書」，言雖近理，但掇拾陳言，不足以羽翼經史；五是「益人之書」，如醫、技、農、卜一類之書，可以養生防患，勸善懲惡；六是「無用之書」；七是「病道之書」，如佛、老、莊、列一類之書；八是「雜道之書」，如迂儒腐說，賢智偏言；九是「敗俗之書」，如淫邪幻誕，機械誇張之類的書。參見呂坤，《呻吟語》，卷 6，〈外篇・物理〉，338～339 頁。

〔註 22〕這類民間日用參考實用之書，主要是在福建建陽一帶的書坊印製，有屬於社會交往參考書的《往來翰墨分類》、《雅俗便用梅箋》；屬於陰陽數學的《麻衣相法》、《雪心賦》；屬於醫學治病用的《陳氏小兒痘疹方論》、《婦人良方》；屬於識字教育與初學入門的《天下難字》、《千家姓》；屬於農技算學用的《農桑撮要》、《牛經》、《馬經》；商業用的《水陸路程寶貨辨疑》等等。參見吳蕙芳著，《萬寶全書：明清時期的民間生活實錄》，（臺北：國立政治大學歷史學系，2001 年 7 月出版），頁 58。

〔註 23〕劉葉秋著，《類書簡說》，（台北：萬卷樓發行，1980 年 2 月第 1 版），頁 1。

> 近百科全書；中國古代類書蒐集、選擇、摘錄原始材料，分門別列地匯集、排比在一起，猶如『資料匯編』。因此，類書具有『百科全書』和『資料匯編』兩者的性質，可以說是『百科全書』和『資料匯編』的綜合體。〔註24〕

其作用各不相同，有一般檢查用的，如《藝文類聚》、《太平御覽》；有為詩文取材的，如《白氏六帖》；有專為科舉考試用的，如《玉海》；有供啓蒙用的，如《兔園策府》、《初學記》；還有備家常日用的，如《萬用正宗不求人》。〔註25〕內容更是包羅萬象，涵攝了天文曆法、官秩律令、史地常識、耕作與飼畜技術、命理、風水、擇日、雜占、相法、醫療、養身、袪病、健身、禮儀、規範、書法、繪畫、音樂、詩文、棋藝、骰戲、牌術、風月、技法等各種知識。重視民生日用的明代，刊行了多種綜合性生活日用類書，有《多能鄙事》、《便民圖纂》、《居家必備》、《日用便覽事類全集》、《家居要覽》、《萬書萃寶》、《五車拔錦》、《博覽不求人》、《三台萬用正宗》、《學海群玉》、《萬書淵海》、《諸書博覽》……等，〔註26〕《四庫全書總目》中闡述《便民圖纂》的編輯理念，云：

> 夫有生必假物以為用，故雖細民必有所資，百工制物，五材並用，而聖人寔作之……是故業有世守，其人無貴賤，皆足為師，藝有顓門，其言無精粗，皆足為經。〔註27〕

原本無關經世致用的生活鄙事，因與百姓日用密切相關，而有了不同的定位與價值。這種類似生活百科的民間日用類書，確實為廣大的四民大眾提供了實際的生活指引與參考資料。

高濂的《遵生八箋》體系龐大，在養生的架構下，每箋各有不同的內容：〈清修妙論箋〉是進德修身的格言；〈四時調攝箋〉是應合四時的身心調養法則，有醫藥、功法、間雜以合宜合忌之事；〈起居安樂箋〉是居住空間的營造與風水知識，以及各種擺設物品與怡養用具的介紹；〈延年卻病箋〉是袪病健身的胎息與導引功法介紹；〈飲饌服食箋〉有種類繁多的飲食品類，茶水與服

〔註24〕戚志芬著，《中國的類書、政書和叢書》，（台北：台灣商務印書館發行，1994年9月），頁4～5。

〔註25〕戚志芬著，《中國的類書、政書和叢書》，版本同註24，頁13。

〔註26〕吳蕙芳著，《萬寶全書：明清時期的民間生活實錄》，（臺北：國立政治大學歷史學系，2001年7月），頁34。

〔註27〕參見〔清〕永瑢等撰，《四庫全書總目》，（北京：中華書局出版，1995年4月），上冊，卷130，子部40，雜家存目七，頁1113。

食仙方皆包括在內;〈燕閒清賞箋〉專論賞鑒諸物、文房器物與花木種植方法;〈靈秘丹藥箋〉有各種丹藥煉製法與治病專科,屬於醫療的範圍;〈塵外暇舉箋〉記載前聖先賢的事蹟行誼。若將其與《居家必用事類全集》、〔註28〕《多能鄙事》、〔註29〕《便民圖纂》〔註30〕等民間日用類書作一比較,不難發現,其書寫的方式,正是此種日用類書的繼承:

《居家必用事類全集》

甲集	爲學 讀書 作文 寫字 切韻 書簡 活套 饋送請召式 家書通式
乙集	家法 家禮
丙集	仕宦
丁集	宅舍
戊集	農桑類 種藝類 種藥類 種菜類 果木類 花草類 竹木類 文房適用 磨補銅鐵石類 刻漏捷法 寶貨辨疑
己集	諸品茶 諸品湯 諸水番名攝里白 熟水類 漿水類 法製香藥 果實類 酒麴類 造諸醋法 諸醬類 諸豉類 醞造醃藏日 飲食類 醃藏魚品 造酢品
庚集	飲食類 染作類 洗練 香譜 薰香 閨閣事宜
辛集	吏學指南 爲政九要
壬集	衛生
癸集	謹身 孕婦食忌

《多能鄙事》有十卷五類,內容有飲食類、器用類、百藥類、農圃類、陰陽類;《便民圖纂》有十五卷,有農務與女红之圖、耕穫類、桑蠶類、樹藝類、雜占類、月占類、祈禳類、治吉卷、起居類、調攝類、牧養類、製造類。從民間日用類書的傳統來看《遵生八箋》,高濂將各種與食、住、行、樂有關的生活知識編纂成書,似乎企圖爲世俗生命建構出一套理想的百科全書與最佳指導原則。

值得注意的是在《四庫全書》的分類中,《遵生八箋》被歸類爲雜品之屬,毛文芳認爲:

〔註28〕參見不著撰者,《居家必用事類全集》,收入《四庫全書存目叢書》,(台南:莊嚴文化事業有限公司,1995年9月)子部,雜家類,第117冊。

〔註29〕參見〔明〕劉基輯,《多能鄙事》,版本同註29。

〔註30〕參見不著撰者,《便民圖纂》,收入《四庫全書存目叢書》,版本同註28,子部,雜家類,第118冊。

『雜品』之『雜』，指品類紛繁。……『雜品』之『品』指品賞，寫作方針在品評論賞，雜品書將邊緣性範疇的物，引入文化詮釋。文人編纂的『雜品』著作，品物書寫的架構是由日用類書的輯錄模式，加上品評文字而成，在庶民日用類書的分類系統下，增添文采與風雅，『雜品』書爲讀者提供審美生活之日用參考，甚至可以說就是一種廣義的文人閱賞類書。〔註31〕

這裡就指出了《遵生八箋》一書與一般民間日用類書的不同之處，雖然同是庶民日用類書分類系統之下的產物，但《遵生八箋》在實用的功能之外，還增添了一種文雅的風格。此種雅致的風格來自作者淵博的學識，讓整部書不僅止於知識的抄錄，更是作者自己養生經驗的具體呈現與對物類鑑賞的精闢心得；不僅可供日用，更具審美的價值。特別是〈燕閒清賞箋〉、〈起居安樂箋〉、〈飲饌服食箋〉的內容羅列了紛繁的鑑賞物類、怡養用具與養生美食，精緻的珍奇古玩、兼具設計與美感的居室怡養用具與技術精良的烹調技法，諸如此類，皆是藝術與美感生活營造過程中，不可或缺的重要元件。是比生活日用更高層次的需求，因此，嚴格說來，《遵生八箋》是士人風雅生活的指南，是專爲審美生活所編輯的類書。

而對於《遵生八箋》實用性的討論，黃妙慈在《高濂遵生理念及其生活實踐——以「遵生八牋」爲主要範疇》中有詳盡精闢的見解，她認爲：

高濂《遵生八箋》之作，其性質乃類似日用百科全書，非欲成一家學說，故實用價值高於理論價值，因之在內容陳述上不重理論推演而重生活實用。〔註32〕

其注重生活實用的部分，泛見於各箋的內容之中。首先，〈清修妙論箋〉所載之格言律語，是理論與實踐融合的修身、進德、保養之道，其「長年載之簡編，歷歷可指」（卷之一，「高子曰」，頁29），不必費心遠求。如引《孫眞人衛生歌》：

天地之間，人爲貴，……衛生切要知三戒，大怒大欲并大醉，……髮宜多梳，氣宜鍊，齒宜數叩，津宜嚥，子欲不死修崑崙，雙手揩摩常在面。春月少酸宜食甘，冬月宜苦不宜鹹，夏日增辛聊減苦……

〔註31〕毛文芳著，《物・性別・觀看——明末清初文化書寫新探》，（台北：台灣學生書局印行，2001年12月初版），頁17。

〔註32〕黃妙慈著，《高濂遵生理念及其生活實踐——以「遵生八牋」爲主要範疇》，（台灣大學中國文學研究所碩士論文，2003年），頁19。

> 春寒莫著綿衣薄，夏月汗多須換著，秋冬覺冷漸加添……食須知忌，油膩太飽傷神，饑傷胃，太渴傷血，……食後徐行百步多，手摩臍腹食消磨……。（卷之一，引《孫眞人衛生歌》，頁 51）

有飲食宜忌、養生功法與季節穿衣須知；又引《大藏經》的百病與百藥，作爲進德修善的準則；並有《戒殺生文》、《放生文》勸喻世人尊重萬物生命，不宜隨意殺生。凡此種種，都是切實可行的法則。

〈四時調攝箋〉依時序的遞嬗而有不同的導引功法、方藥、合宜合忌之事、逸事幽賞之條。其載錄的原則是「不務博而信怪誕不經之條，不尙簡而棄禦災防患之術。」（卷之三，「高子曰」，頁 86），且皆是「日用不可去身」（卷之三，「高子曰」，頁 86）之攝養法則。每季以三個月份爲論，首先詳列該季節氣所對應的臟腑修養功法與藥方，如春季有「六氣治肝法」（以噓氣法行之，兩目睜開，口吐鼻取，不使耳聞），有「黃帝製春季所服奇方」（以茯苓、菖蒲、牛膝、山藥……等十八味搗爲細末，煉蜜爲丸），有「肝臟導引法」（詳述功法，以正二月三月行之爲最佳），再將各季應當注意的保養法則載於「攝生消息論」（如春季：天氣寒暄不一，不可頓去綿衣），又有「各月宜忌」，載錄食物宜忌與行事宜忌，類似今日黃曆，是日常生活據以擇日行事的準則。各季「逸事」是配合時令所進行的各項民俗活動，有些習俗尙沿襲到今日，具有文化的意義。各季「幽賞」是高濂自己旅遊經驗的總結，以家鄉杭州的山水風光爲主，將各季適合的旅遊景點與旅遊活動一一紀錄，與今日的旅遊導覽手冊有異曲同工之妙。有一些導引功法，還同時附有文字與圖片，圖文並茂之外，讓人能依圖操作，也頗具實用價值。

〈起居安樂箋〉是日常生活起居的怡養法則，首先在居室的設計上，相當注重內外環境的營造，「高子花榭詮評」與「高子草花三說」是高濂對花草的賞鑒，據此可以選擇適宜的草花來佈置庭園；「家居種樹宜忌」、「居處生旺吉凶宜忌」、「選擇黃曆臺曆二說」、「逐月土炁所沖方位」與「起造工匠魘鎭鮮法」是配合風水的宜忌來建造屋舍，以達到趨吉避凶的效果。雖說有迷信的成分在內，對一般人來說，卻也有實際的參考價值。「居處建置」與「高子書齋說」記載了功能各異的居室設計，有觀雪用的「觀雪庵」、藏藥物、圖書、皮毛的煴閣、貯藥製藥的藥室、供長日清談，寒宵兀坐的茶寮、讀書寫字的書齋。其中的佈置物品種類繁多，高濂均一一詳列。另外，「怡養動用事具」除了詳列物品名稱之外，各將形製、功能與適宜的佈置場所詳細述說，如「短榻」：

高九寸，方圓四尺六寸，三面靠背，後背稍高，如傍置之佛堂、書齋閑處，可以坐禪習靜，共僧道談玄，甚便斜倚，又曰彌勒榻。（卷之八，「怡養動用事具」，『短榻』，頁219）

此與現今坊間的室內設計叢書類似，專供讀者作為營建居室與佈置時的參考。「遊具」介紹旅遊的各種用具，穿的「文履」、「道服」、戴的「竹冠」、拿的「竹杖」、提的「提盒」……各式各樣，應有盡有。也附圖片，供做參考。

〈延年卻病箋〉是各種胎息與導引功法的介紹，如「左洞眞經按摩導引訣」由「夜半子候」、「轉脅舒足」、「道引按蹻」、「捏目四眥」、「摩手熨目」、「對修常居」、「俯按山源」、「營治城郭」、「擊探天鼓」、「試摩神庭」、「上朝三元」、「下摩生門」、「櫛髮去風」、「運動水土」等十四套功法組成，其他還有「太上混元按摩法」、「天竺按摩法」、「婆羅門導引十二法」、「八段錦導引法」等，其中，「八段錦坐功圖」更附圖解，讀者可以選擇適合自己的功法來鍛鍊身體，頗似今日的氣功叢書。

〈飲饌服食箋〉輯錄了各種養生美食與服食方類，高濂自述：

余集首茶水，次粥糜蔬菜，薄敘脯饌、醇醴、麵粉、糕餅、果實之類，惟取適用，無事異常。……其他仙經服餌，利益世人，歷有成驗諸方，制而用之有法，神而明之在人，擇其可餌錄之，以爲卻病延年之助。（卷之十一，「高子曰」，頁311）

「茶泉類」是整套茶品飲鑒知識的介紹，「論茶品」以個人的經驗來論茶的品第；「採茶」、「藏茶」、「煎茶四要」、「試茶三要」是一系列飲茶的步驟；「茶具十六器」、「總貯茶器七具」介紹飲茶所需器具；「論泉水」介紹泡茶最佳用水；「茶效」是飲茶的效用。其他各類飲饌食物，則分門別列地以食譜的形式來呈現，詳述做法之外，有些還有療效的介紹，方便讀者按圖索驥來製作養生食品；「服食方類」也是「考有成據」方敢箋入，使用者可以「量己陰藏陽藏之殊，乃進或寒或熱之藥」（卷之十一，「高子曰」，頁311），以達到養生的功效。可以說〈飲饌服食箋〉所輯錄者皆是有關飲饌的實用知識，類似今日的養生食療食譜。

〈燕閒清賞箋〉是高濂「閑日遍考鐘鼎、卣彝、書畫、法帖、窯、玉、古玩、文房器具」，秉持「纖細究心，更校古今鑒藻，是非辯證，悉爲取裁。若耳目所及，眞知確見，每事參訂補遺」（卷之十四，「高子曰」，頁 384）的審慎態度輯錄而成的器物賞鑒手冊。因應晚明時期文化類的商品數量與日俱增，且贗品充斥商品市場的事實，本箋的內容旨在提供一種專門的時尚物品賞鑒知識，詳細的告訴讀者如何辨別眞僞品？如何收藏與鑑賞？收藏品如何擺設？如何營造優雅生活？如高濂在『賞鑒收藏畫幅』中云：

> 收蓄畫片須看絹素紙地完整不破，清白如新，照無貼襯，此爲上品；面看完整，貼襯條多，畫神不失，此爲中品；若破碎零落，片片湊成，雜綴新絹，以色旋補，雖爲名畫，亦不入格，此下品也。（卷之十五，「賞鑒收藏畫幅」，頁 429）

『滌藏研法』則附有研圖，據高濂自云：

> 皆余十年間南北所見，或在世家，或在文客，或落市肆，重索高資，鑒家未見。（卷之十五，「滌藏研法」，頁 433）

其賞鑒標準爲「質之堅膩，琢之圓滑，色之光采，聲之清泠，體之厚重，藏之完整，傳之久遠」（卷之十五，「滌藏研法」，頁 433）。除了賞鑒知識之外，也有栽花、種竹等園藝知識，其「靡不受正方家，考成老圃，備註條列」（卷之十四，「高子曰」頁 384），用來增加生活情趣。

〈靈秘丹藥箋〉輯錄各種丹藥與時症藥方，是有關醫療方面的知識。據高濂自謂：「自家居客遊，路逢方士，靡不稽首傾囊，以索奇方秘藥」；「余寶有年，計所徵驗不勝枚舉」（卷之十七，「高子曰」頁 500）。其中，時症方藥的編排體例採取「條分疾病，次備方藥」的形式，方便讀者依症狀擇取適宜的方藥，類似中醫藥典的功能。〈塵外遐舉箋〉輯錄了百名具峻德高風的前聖先賢，希望能「風教後人，尚友千古」，類似今日「偉人傳記」、闡述「人生理想」一類的叢書，具勵志的意義。

統攝於「遵生」主題之下的《遵生八箋》，各箋皆有不同的實用價值，具知識指導的作用，其類似日用類書的編寫方式，方便讀者查閱，實爲內容完備的生活百科。而由飲饌、賞鑒、起居怡養等活動中，眾多物類所營造出來的風雅品味，又是審美生活的極致展現，《遵生八箋》一書實爲融合實用與美學，具鮮明時代性的重要作品。其對後世流行書寫風氣的影響是不言可喻的，筆者將在第三節加以論述。

第三節　流行書寫風氣探究

《遵生八箋》一書引用了風格各異的多種典集，編輯成體系龐大的養生專著，其編書體例、養生賞鑒理論……皆對其後的若干著作起了不小的影響，有直接承襲其體例者，有承襲其內容者。《四庫全書總目》就云：

> ……書中所載，專以供閒適消遣之用，標目編類亦多涉纖仄，不出明季小品積習，遂爲陳繼儒、李漁等濫觴。〔註33〕

首先，晚明有一種格言式寫作方式，稱爲「清言」。這是類似格言警句的文學形式，以言簡意賅之語，調和儒、釋、道三家之論，其形同箴言的文字，常用於醒世，令人讀後回味無窮。明代清言作品較著名的有徐學謨《歸有園麈談》、屠隆《娑羅館清言》、洪應明《菜根譚》、陳繼儒《岩棲幽事》、趙世顯《一得齋瑣言》、呂坤《呻吟語》、陸紹珩《醉古堂劍掃》……等，他們或表明淡薄明志，自甘貧賤的心情：「菜甲初肥，美于熱酪；蒓絲既長，潤比羊酥」；〔註34〕或爲醒世棒喝之語：「紅竹燒殘，萬念自然灰冷；黃梁夢破，一身亦似浮雲。」；〔註35〕「草色花香，遊人賞其眞趣，桃開梅謝，達士悟其無常」；〔註36〕或頓悟的智慧之語：「世上未有一人不居苦境者。其境年變而月不同，苦亦因之。故作官則有官之苦。作神仙則有神仙之苦。作佛則有佛之苦。作樂則有樂之苦。作達則有達之苦，世安得有徹底甜者。」；〔註37〕「三九大老，紫綬貂冠，得意哉，黃梁公案。二八佳人，翠眉蟬鬢，銷魂也，白骨生涯。」〔註38〕與〈清修妙論箋〉裡的格言編寫體例相似。

而明末與《遵生八箋》一書同樣關懷養生課題的著作，亦不乏其書。如李漁的《閒情偶寄》，〔註39〕是一部寄寓閒情之作，包括詞曲、演習、聲容、居室、器玩、飲饌、種植、頤養八部，內容相當豐富，論及戲劇表演、裝飾

〔註33〕〔清〕永瑢等撰，《四庫全書總目》，（北京：中華書局出版，1981年7月），卷123，子部雜家類七，頁1059。

〔註34〕〔明〕屠隆著，《娑羅館清言》，收入程不識編注，《明清清言小品》，（武漢：湖北辭書出版社，1994年6月），頁10。

〔註35〕〔明〕洪應明著，《菜根譚》，（台北：老古文化事業有限公司，1993年6月），〈閑適〉，頁19。

〔註36〕〔明〕，陸紹珩著，（台北：老古文化事業有限公司，1993年7月），《醉古堂劍掃》，卷1，〈醒〉，頁36。

〔註37〕楊家駱主編，《袁中郎全集》，（台北：世界書局印行，1990年11月3日初版），〈袁中郎尺牘〉，「王以明」，頁9。

〔註38〕〔明〕屠隆著，《娑羅館清言》，收入程不識編注，《明清清言小品》，版本同註35，頁3。

〔註39〕李漁著，《閒情偶寄》，收入單錦珩校點，《李漁全集》，（杭州：浙江古籍出版社，1992年），第3卷。

打扮、園林建築、家具古玩、飲食烹調、養花種樹、醫療養生等多重面向，包含豐富的美學思想，是生活藝術大全。毛文芳於《晚明閒賞美學》中提出：

> 李漁的《閒情偶寄》，該書儼然以《遵生八箋》作爲架構的參考，除了〈詞曲部〉、〈演習部〉以及〈聲容部〉爲李漁個人戲劇的專長與愛好之外，餘者〈居室部〉如高書的〈起居安樂箋〉，〈器玩部〉如高書之〈燕閒清賞箋〉之「清賞諸論」，〈飲饌部〉如高書之〈飲饌服食箋〉，〈種植部〉則如高書〈燕閒清賞箋〉之「四時花紀」，而「頤養部」的內容則橫跨了高書之〈清修妙論箋〉、〈四時調攝箋〉、〈起居安樂箋〉、〈靈秘丹藥箋〉等。〔註40〕

其他，如程羽文《清閒供》，〔註41〕其著作旨意也在塑造一個清閒美感的生活。「天然具」條羅列山居生活中隨手可得之天然用具；「花曆」條是當月的花朵簡介；「冬時」、「秋時」、「夏時」、「春時」等條，是四季適宜的頤養活動，如「夏時」條：

> 晨起芰荷爲衣，傍花枝吸露潤肺。禺中披古圖畫，展法帖臨池。晌午，脫巾石壁，據匡牀，談齊諧山海。倦則取左宮枕，爛遊華胥國。午後，刳椰子盃，浮瓜沉李，搗蓮花飲碧芳酒。……〔註42〕

此種悠然閒適生活的營造，頗類〈起居安樂箋〉中的頤養法則。周履靖《益齡單》〔註43〕的內容，有養肝、脾、三焦……等法、六字治病、十二多、十二事、四季忌食物、諸魚、五穀、蔬果、沐浴、飲食、房屋……等，承襲了〈清修妙論箋〉的養生格言、〈四時調攝箋〉的調攝功法、〈飲饌服食箋〉的飲食養生法則。陳繼儒《養生膚語》〔註44〕屬於道家類的養生箴言，《四庫全書總目提要》云：「以寡欲保神及起居調攝諸法爲養生之要，雜採史傳說部及前人緒論，大抵習見語也」。〔註45〕如論飲食、卻病：

〔註40〕毛文芳著，《晚明閒賞美學》，（台北：台灣學生書局，2000年4月初版），頁304。

〔註41〕〔明〕，程羽文，《清閒供》，收於《筆記小說大觀》，（臺北：新興書局，1974年），第五編，第5冊。

〔註42〕〔明〕，程羽文，《清閒供》，收於《筆記小說大觀》版本同註41，第五編，第5冊，頁2788。

〔註43〕周履靖編次，《益齡單》，收入《叢書集成初編》，《保生要錄》（及其他七種），（北京：中華書局出版發行，1991年北京第1版）。

〔註44〕〔明〕陳繼儒著，《養生膚語》，收入《四庫全書存目叢書》，（台南：莊嚴文化事業有限公司，1995年9月），子部，第260冊。

〔註45〕〔明〕陳繼儒著，《養生膚語》，版本同註44，頁723。

> 人生食用最宜加謹，以吾身中之氣由之而升降聚散耳，何者？多飲酒則氣升，多茶飲則氣降，多肉食穀食則氣滯，多食辛則氣散……。〔註46〕

> 卻病之術有行功一法，虛病宜存想收斂，固秘心志，內守之功夫以補之，實病宜按摩導引，吸努掐攝外發之功夫以散之……。〔註47〕

此書內容與〈清修妙論箋〉、〈延年卻病箋〉頗類似。另萬全《養生四要》〔註48〕有寡欲、愼動、法時、卻疾四種養生之法；龔廷賢《壽世保元》〔註49〕以醫方爲主，間雜以養生格言，〈丁集〉「老人」有延年良箴、保生雜忌、攝養等內容，皆類《遵生八箋》的攝養法則。

而晚明文人特重世俗享樂，由物類構築出來的閒賞生活，是許多文人心所嚮往的理想生活型態，因此，與〈燕閒清賞箋〉體例類似的物類賞鑑書籍在晚明也相當流行，如張應文《清秘藏》、陳繼儒《妮古錄》、文鎮亨《長物志》、項元汴《蕉窗九錄》、屠隆《考槃餘事》、安世鳳《墨林快事》、沈德符《飛鳧語略》、谷泰《博物要覽》等，其中，《考槃餘事》與《長物志》是晚明兩部重要的雜品書，《考槃餘事》承襲《遵生八箋》，〔註50〕《長物志》又承襲《考槃餘事》。〔註51〕

養生鑑賞書籍的輩出，顯示了晚明文人對俗世生活中身心養護的強烈追求與渴望，在這些汗牛充棟的同類典籍中，《遵生八箋》一書可說是體系最爲龐大，內容最爲詳盡的代表文獻，既具生活上的實用性，又具審美的藝術性；不僅有承先啓後的時代意義，更是晚明閒賞文化的縮影。

〔註46〕〔明〕陳繼儒著，《養生膚語》，版本同註44，頁716。

〔註47〕〔明〕陳繼儒著，《養生膚語》，版本同註44，頁717。

〔註48〕〔明〕萬全撰，《新刊萬世家傳養生四要》，收入《續修四庫全書》，（上海：上海古籍出版社，2002年），子部，醫家類，第1030冊。

〔註49〕〔明〕龔廷賢著、李彤，廖崇明等譯，《壽世保元》，（重慶：重慶大學出版社，1995年5月第1版）。

〔註50〕毛文芳對兩部書的承襲關係有深入的研究，其於《晚明閒賞美學》，版本同註41，頁429～436，附錄三〈屠隆《考槃餘事》引據高濂《遵生八箋》及他書對照考異表〉中有詳細說明。

〔註51〕兩部書的承襲關係同樣詳見《晚明閒賞美學》，頁437～444，附錄四〈文鎮亨《長物志》引據屠隆《考槃餘事》及他書對照考異表〉中的對照說明，版本同註41。

第二章　出塵羅漢與住世眞仙

第一節　高濂的個性特質

〈明故徵仕郎判忻州事高季公墓誌銘〉一文，讓高濂原本隱沒不彰的家世背景，有了些許可尋之跡，但高濂本身的性格如何？卻很難從墓誌銘中得到進一步的理解，我們或許可以從父親督促他以貲求官時，他雖然心中不願仍唯唯應諾，只爲讓父親「桑榆可逮」，及父親病危，自己又未能趕回，而發出「親老不及養」的深沉感嘆中，推知他是一個不弗親意，溫和體貼的孝順兒子。但對於他從出生到老年的重要事蹟卻一無所知。關於這點，汪道昆只簡略提到：「深甫博聞彊識，游諸有名公卿……。」曾爲八箋作序的屠隆則說他：

> 博學宏通，鑒裁玄朗，少嬰羸疾，有憂生之嘆，交遊湖海，咨訪道術，……（屠隆，「遵生八箋序」，頁4）

屠隆與汪道昆不約而同的說高濂「交游湖海」、「游諸有名公卿」，若兩人所說屬實，則應該與富商家庭出身背景有關，在〈明故徵仕郎判忻州事高季公墓誌銘〉文中，就提到高季公豪爽正直、不記前嫌、以德報怨的交友態度。〔註1〕父親

〔註1〕「……里人丁氏莫氏從季公賈，闌出數千緡，客不能平，將主季公訟，季公不欲也，謝曰：『彼非倍我，直將利吾，有而自有之，彼果自封，我實封彼，彼其心將德我，何訟爲？』居無何，兩人者敗且死，季公憫之甚，復臨其喪哭之……」參見《太函集》，卷47，〈明故徵仕郎判忻州事高季公墓誌銘〉，收入《四庫全書總目叢書》，（台南：莊嚴文化事業有限公司，1997年6月），集部，別集類，第117冊，頁577。

以商人高明的交際手腕，周旋於公卿名流之間，積極爲他求仕。此爲晚明一般事業有成的商人，轉而重視儒學，欲借仕途光耀門楣，鞏固地位的時代風氣使然。而身爲富商之子的高濂行事風格想必也深受父親影響，加上他學識淵博，名高於太學，精於鑑別版本，賞鑑名物。因此，交游廣闊，不僅與名士有所往來，更爲了「咨訪道術」，而「交游湖海」。另外，屠隆說他少時身體羸弱，因而有憂生之嘆，關於此點，高濂自己也加以證實，其自述：

> 余幼病羸，復苦瞶眼，癖喜談醫，自家居客遊，路逢方士，靡不稽首傾囊，以索奇方密藥……。（卷之十七，「高子曰」，頁 500）

高濂幼年多病苦，身體羸弱，因此喜歡談醫，咨訪道術。他的憂生之嘆，遵生之急也源於此。但時勢的黑暗、科舉的挫折、求官的曲折……等，對他的人生觀乃至性格究竟有多大的影響？關於這個部分，他的朋友們並沒有進一步的記載與描述，筆者只能透過《遵生八箋》中高濂的自述去搜羅一些蛛絲馬跡，首先，在〈起居安樂箋〉中的「高子漫談」與「高子交友論」似乎隱約透漏了一點端倪：

> 人生無百年，常懷千歲憂。是爲碌碌于風塵，勞勞于夢寐者言耳。吾生七尺，豈不欲以所志干雲霄，挾劍寒星斗耶？命之所在，造化主宰之所在也！孰與造化競哉！既不得于造化，當安命于生成，靜觀物我，認取性靈，放情宇宙之外，自足懷抱之中……。（卷之七，「高子漫談」，頁 196）

經營自己的政治生命，在政治舞台上佔一足之地，從來就是傳統士人一生的心願，從政也是士人立德、立功、立言的主要途徑，以高濂「博學宏識」的高才與「志干青雲」的氣慨，卻屢屢挫敗於仕途；懷珠抱玉，卻難以實現用世之志，難怪他會大嘆「命之所在，造化主宰之所在也！孰與造化競哉！」了。而高濂雖然交游廣闊，但知心友朋卻寥寥無幾，據其自述：

> 今之世，友道日偷，交情日薄，見則握手相親，背則反舌相詆，何人心之不古，……．余寡交，自少及老無幾人，皆余社友也。況性不能附人就事成苟合，追復古道雖拳拳，奈何世之涼德往往耳。（卷之八，「高子交友論」，頁 241～243）

在這段敘述中，我們了解高濂對人情淡薄的世態，其實有著很深的無奈感，加上耿直的個性，使他在仕途失意之後，愈發沉潛，這應該也是其生平不彰的原因之一。

另外，〈四時調攝箋〉中的「四時幽賞」，紀錄的雖是高濂個人的遊記，但其中卻也隱含高濂對世情深刻的體認，藉由遊山歷水的遊賞活動，可以看破世俗執念，豁然解脫。誠如〈苦海序〉云：

> 人心如火，世緣如薪。可愛可樂之境當前，如火遇燥薪，更益之油矣。若去其脂油，灑以清涼之水，火亦漸息。吾嘗見人閱除書，則進取之念愈熾；睹廣柳，則謀生之意少灰。乃知心隨境變，可用吾斡旋之法。是以修行之人，常處逝多林中，借其無常之水，以消馳逐奔騰之火，此亦調心第一訣也。〔註2〕

任情山水，可以絕塵緣，滅心火，是避世養性的良方。高濂的四時遊賞，有寄情美景的快意適性，也有避世隱居的曠遠胸懷，更有對景傷情的感慨與頓悟。「春時幽賞」中的『天然閣上看雨』，就云：

> 殘雲飛鳥，一忘迷茫。水色山光，四照蕭爽，……信知變換不常，陰晴難料，世態春雨哉，翻覆人哉，過眼盡是鏡華，當著天眼看破。（卷之三，「春時幽賞」，『天然閣上看雨』，頁114）

「秋時幽賞」中的『寶石山下看燈塔』云：

> 忽聞鐘磬，半空梵音，聲出天上，使我慾念色塵，一時幻破，清靜無礙。（卷之五，「秋時幽賞」，『寶石山下看燈塔』，頁163）

高濂的個性特質透過這些零星文獻的記載與拼湊，有了一個大概的輪廓，他的生命或因功名失落而充滿挫折，其對人生或有無限的失望與無奈，他的認取性靈，放情宇宙之外，自足懷抱之中，追尋身心的自由，擺脫名利的桎梏，就某種程度來說，或許是一種無可如何的選擇，但換個角度看，從最初的積極求仕到後來的「甘於造化」，高濂的一生就是對當下生命積極追求的過程，看似消極退縮，實則其中蘊含無限的生命力，編著《遵生八箋》一書，正是他面對生命轉折所做的努力。高濂或許因爲過於平凡，無人爲其作傳，而煙沒於歷史洪流中，資料的缺乏，使我們很難對他妄下任何斷語，但《遵生八箋》的傳世，稍稍彌補了缺憾。因爲書籍的內容，往往最能夠反映作者的人生態度，《遵生八箋》一書所揭櫫的道教式人生哲學與重視俗世生活的精神，正是高濂在歷經挫折之後，人生觀由求名轉而求道的具體展現。

〔註2〕〔明〕袁中道，《珂雪齋前集》，（臺北：偉文圖書公司，1977年5月初版），卷10，〈苦海序〉，頁1058～1059。

第二節　道教式的生命追求

在有限的生命進程中，雖然，生之慾望、老之悲哀、病之苦痛、死之恐懼始終貫穿其間，但另有一股與之相抗衡的力量，那就是人類與生俱來對病、老、死等現象不屈服的反抗精神與熱愛生命的意志，正如戈布爾所指出的：「人的需要中最基本、最強烈、最明顯的一種，就是對生存的需求」。〔註3〕因此，千百年來，人類不斷的與「死亡」、「病痛」、「衰老」展開拉鋸戰，不停的在有限短暫與無限永恆的矛盾之間尋求平衡點，不僅積極追求延年益壽，以達長生不死境域，且在肉體的生存得到滿足之外，還要求精神上的絕對超越。這種理想在現實人間難以實現，唯有在宗教領域中方能得到「昇華」與「宣洩」。而眾多宗教中，特別是中國土生土長的「道教」，兼容並蓄的溶入了中國傳統文化中的「貴生」思想，與一般宗教有著截然不同的特色，〔註4〕它關心的不是人死後的世界，而是現世的生活，對於「死亡」這種人們必須參與卻無法理解的經驗，〔註5〕它採取的是逃避的態度。因爲，人一旦死亡，一切的人生樂趣將會消失殆盡，不復再來。《太平經》云：「死亡，天下凶事也。」，〔註6〕《雲笈七籤》亦說：「然原道德之意，揆天地之情，禍莫於死，福莫於生」，〔註7〕在強烈的求生價值觀之下，道教把重點擺在「長生」與「不死」上。「萬物以人爲貴，人以生爲寶」、〔註8〕「天地之性，萬二千物，人命最重」〔註9〕是道家學者的普遍認知，天地有好生之德，既創生萬物，也長養萬物，

〔註3〕參見呂明、陳紅雯譯，弗蘭克・戈布爾著，《第三思潮：馬斯洛心理學》，（上海：上海藝文出版社，1987年版），頁40。

〔註4〕宗教總把世界二重化，設置一個彼岸世界作爲現實世界的補充，認爲人生短暫，而天國樂園生活才是永恆的，因而積極追求死後虛幻的天國生活，如基督教的天國，佛教的極樂世界。三大世界宗教歌頌死亡，重視來世利益，道教則不同於此，它以長生成仙爲目標，極重視現世利益，否定死亡，想通過修煉達到長生不死，永享人間的幸福和快樂。相關論述參見胡孚琛著，《魏晉神仙道教——〈抱朴子內篇研究〉》，（台灣：商務印書館發行，1992年10月台灣），頁189。

〔註5〕參見佛斯特著、李文彬譯《小說面面觀》，（台北：志文出版社，1985年2月再版），頁41。

〔註6〕參見王明編，《太平經合校》，（台北：中華書局出版，1960年2月第1版），頁297。

〔註7〕〔宋〕張君房輯，《雲笈七籤》，（北京：齊魯書社，1988年9月），卷90，〈七部語要〉，「連珠」，頁504。

〔註8〕參見陸修靜，《洞玄靈寶齋說光燭戒罰燈祝願儀》，〈法燭敍〉，收入《正統道藏》，（台北：新文豐出版股份有限公司，1985年12月），第16冊，頁496。

〔註9〕參見王明編，《太平經合校》，版本同註6，頁34。

而人是天地萬物之間最尊貴的生命型態，因此，最重要的莫過於積極尋求長生之方，〔註10〕使人能「終其天年而不中道夭者」，延續上天的大德。

道家學者是用自然主義的態度來關照死亡的，莊子云：

> 死生爲晝夜。〔註11〕

> 察其始而本無生，非徒無生也本無形，非徒無形也本無元氣。雜乎芒芴之間，變而有氣，氣變而有形，形變而有生，今又變而之死，是相與爲春夏秋冬四時行也。〔註12〕

宇宙間的一切皆爲「元氣」演化而來，人爲萬物中之一物，自不例外。人剛開始並無生命，亦無形體，是「元氣」的變化逐漸使其有了形體、有了生命，最後成爲一個活生生的人。死亡只是這個個體又開始往回變化，先沒了生命，又沒了形體，最後歸返於溟漠的「元氣」。生命的起滅就如同四季的遞嬗、晝夜的更迭，是自然而然且不得不然的一種變化。對生命無法以人力加以增損的無奈，更加突顯了生命的短暫性、中道夭折的可能性與人生痛苦的普遍性，因而引申出「盡年」的重要性。在現實生活中，死亡既是一種人力無法阻止的自然現象，唯有超越的力量方能避免它的發生，人必須獲得這個超越性，才得以避免死亡。這個超越性分爲兩個層次，所要追求的是精神與肉體的不朽，精神上要與永恆的「道」冥合，所謂的道是創生萬物的根源，它內在於萬物之中，但由於人的向外逐求，而導致原有超越性的失去，只有再度進入混沌之中，才能獲得原具的不死性，因此，與道冥合的過程，其實是一個回復的過程。老子強調的歸復原則是「虛靜」，致虛守靜便能回歸存在的根本，而得性命之常；與道合一，存在才能長久而終身不危殆。而肉體的不朽是以長生爲主要追求目標，透過某些途徑和方法來避免死亡的過早降臨，消除疾病所帶來的不安、煩惱和痛苦，是一種全生保身的生活哲學。對於道教思想來說，「生」是唯一的標準與目的，「生」是最高尚的情趣和最大的快樂。綜觀整部《遵生八箋》，與道教這種「樂生惡死」的生命哲學有莫大的關聯，甚

〔註10〕葛洪曰：「天地之大德曰生，生，好物者也。是以道家之所至祕而重者，莫過乎長生之方也」參見《抱朴子內篇》，（台北：新文豐出版公司，1998年3月），卷14，〈勤求〉，頁79。

〔註11〕〔清〕郭慶藩撰，王孝魚點校，《莊子集釋》，（台北：天工書局，1989年9月），卷6，〈至樂〉，頁614～615。

〔註12〕〔清〕郭慶藩撰，王孝魚點校，《莊子集釋》，版本同註11，卷6，〈至樂〉，頁616。

至可以說是作者一種道教式生命追求的實踐過程。

道教與其他宗教一樣，有一套完整的修持方法，包括了理論指導原則與實際的修鍊方法。在理論指導原則上，特別強調抑制物質慾望來提昇精神自由的樂趣，《管子》云：

> 去欲則宣，宣則靜矣；靜則精，精則獨立矣；獨則明，明則神矣。〔註13〕

去欲可以靜心，心靜可以使元氣穩固，精神趨向於獨立明澈，如此則能超越空間和時間的束縛，無拘無束，通於神明。晚明小品家陸樹聲寫的《苦竹記》所追求的正是向外收斂，以求得內心自由的「逍遙」境界：

> 予廨舍之西南隅，有竹叢生，出敗甓間，既非處於複垣重扃，僅比於溪谷岩陸，散漫無收者，而不虞於剪伐，以其全於苦也。而過者方以苦竹藐之。〔註14〕

跳脫實用的功利主義，藏德斂智，就能營造出一種清澄寧靜的幽遠情境。除了這種心理體驗層次之外，另有一套養氣行氣的修鍊方法與醫學養護智慧，如守一、存思、服氣、胎息、內丹……等等，不僅求精神的解脫，還要求肉體的解脫。《遵生八箋》一書具濃厚的道教鍊養思想，是高濂追尋生命層境美感的養生著作，八箋的內容涵攝了修德、服食、醫藥、煉丹、行氣功法、……等主題，〈清修妙論箋〉是形而上的精神修鍊指導原則，結合老莊無欲、虛靜、守道、養眞……等道家思維，兼涉儒家修德養性、釋氏追求寂滅的學說，成爲保身、養生的保養之道。〈飲饌服食箋〉、〈靈秘丹藥箋〉是道教流傳已久，達到神仙不死的手段之一，高濂藉服食以養生健體，使神明開朗，期精神之養與軀體之養能兼合於一。至於〈四時調攝箋〉、〈延年卻病箋〉中的種種煉養術，則是希望結合實作的科學精神，由生理覺識的開發進到心理覺識的開發，從而超越有限的身心，讓心靈力量的發展與調控達於極至，藉此除了克服現世生活中各種磨難之外，更能超脫塵俗，斷盡煩惱，成就絕對的精神自由，以達永生。當代知名學者張緒通先生就曾對生理覺識、心理覺識與精神覺識的力量作了精闢的闡述：

〔註13〕（齊）管仲撰，〔唐〕房玄齡注，《管子》，（明吳郡趙氏本，台北：台灣中華書局印行，1968年8月），卷13，〈心術〉，頁1。

〔註14〕〔明〕陸樹聲著，〈苦竹記〉，收入施蟄存編，《晚明二十家小品》，（台北：新文豐出版公司印行，1977年9月），頁19。

生理覺識的提高給予人把自身從苦難、疾病和死亡下解救出來的力量；糾正那些可能導致生理功能喪失的錯誤或惡行；並妥善運用克服錯誤和惡行的知識和技術。心理覺識的提高給予人傳播智慧的力量，以克服邪惡、憂愁、殘忍、壓抑、緊張、焦慮、貪婪和無知；按照宇宙法則而「聖潔的生活」著；並認識到以最好的途徑走向更美的未來。精神覺識的提高給予人力量，以結合微觀世界和宏觀世界——即人和上帝，使整個身體超凡絕俗，獲得永生。〔註15〕

高濂以道教的生命哲學爲理論基礎，由生理覺識到心理覺識再到精神覺識，將逃不過痛苦與死亡的肉身照顧，透過層層煉養，轉化成自由的精神意志，〔註16〕逐步實現與完成他對生命的自我追尋。因此，徹底拋棄世俗的追求，把高官厚祿視爲「贅疣」，把萬事萬物視爲無足輕重的「蟬翼」，霞棲幽隱，掩藻埋飾，抑制色、聲、香、味的慾望，滌除妄想，守拙歸道，專氣致柔，甘心淡泊，同時加以服食、醫藥、鍊養之功，則長生可期。道教式的生命追尋，不僅有靜修的理論基礎，更兼具科學的實踐精神。

這種透過生理、心理、精神的體驗，將生命的有限性轉化爲無限性，最後完成自我人格的人，正是道家所謂「肌膚若冰雪，綽約若處子。不食五穀，吸風飲露。乘雲氣，御飛龍，而遊乎四海之外」〔註17〕的神人、「不知悅生，不知惡死，其出不訢，其入不距，翛然而往，倏然而來而已矣。不忘其所始，不求其所終，受而喜之，望而復之，是之謂不以心損道，不以人助天」〔註18〕的眞人、「大澤焚而不能熱，河漢沍而不能寒，疾雷破山，飄風振海而不能驚」〔註19〕的至人，也就是佛教經典中在塵世苦修，最後斷盡了一切煩惱障而進入涅盤境界，了脫生死，不再生死輪迴的羅漢。〔註20〕蒲慕州就云：

〔註15〕參見張緒通著，《大道・自序》，（成都：巴蜀書社，1994年版），頁1。

〔註16〕參見余德慧著，《中國人的生命轉化——契機與開悟》：「現世的肉身照顧、情趣生活，是第一層生命意義，逃不過痛苦與死亡。生命的轉化就在透過深沉的體驗，棄絕第一層意義，投向自由的第二層精神意志，成就性靈，完成對自我的追尋。」（台北：張老師出版社，1992年4月初版1刷），頁100。

〔註17〕〔清〕郭慶藩撰，王孝魚點校，《莊子集釋》，版本同註11，卷1，〈逍遙遊〉，頁28。

〔註18〕〔清〕郭慶藩撰，王孝魚點校，《莊子集釋》，版本同註11，卷3，〈大宗師〉，頁229。

〔註19〕〔清〕郭慶藩撰，王孝魚點校，《莊子集釋》，版本同註11，卷2，〈齊物論〉，頁96。

〔註20〕『阿羅漢』，是梵語Arhat的音譯；爲聲聞四果之一，如來十號之一。略稱羅

宗教信仰的特質之一就是人想要因他的信仰而得到一個新的生命，這新生命可以和原本的生命斷絕，如基督教所謂「死後反得永生」，也可以是原本短暫的生命的無限延長，在基本上將生命的有限性改變爲無限性，神仙思想正是這樣的一個例子。〔註21〕

長生的理想，在不老不死的神仙形象上得到了實現。所謂的眞人、至人、神人、羅漢，既是神仙與凡俗的區隔，也是不同空間的區隔，正因爲空間的殊異，克服了時間的流轉，隔絕了生與死，超越了有限的生命，這是一種生命層境的美感追尋，個人心理上的精神性超越。

從悟死、達生到至樂，從人道到仙道，其實是一部漫長的身心修鍊史，仙道不離人道，任何的體驗與修鍊，必得在人世間完成，因此，歷代修道者，皆有「神仙可學」之說，基本上是在肯定自我實現的無限可能性，如葛洪在《抱朴子》〈對俗篇〉云：

彭、老猶是人耳，非異類而壽獨長者，由於得道，非自然也。……人有明哲，能修彭、老之道，則可與之同功矣。若謂世無仙人乎，然前哲所記，近將千人，皆有姓字，及有施爲本末，非虛言也。若謂彼皆特稟異氣，然其相傳皆有師授、服食，非生知也。〔註22〕

說明了神仙並非「特稟異氣」，而是要經過一番服食修鍊的功夫。所以〈勤求篇〉又云：

仙之可學致，如黍稷之可播種得，甚炳然耳，然未有不耕而獲嘉禾，未有不勤而獲長生度世也。〔註23〕

嵇康也有「神仙可以學得，不死可以力致」之說，認爲「導養得理，以盡性命，上獲千餘歲，下可數百年」，〔註24〕其導護方式是藉由節抑生理方面的聲

漢；意譯應供、無學、無生、不生、眞人。此外，阿羅漢也可稱爲「生」，「阿」就是無的意思，因爲無生，所以稱阿羅漢，意思是一世之因果報盡，永入涅盤，不再來生三界；「漢」又指一切的罪惡和不善，而「阿羅」就是遠離的意思，能夠遠離罪惡和不善，所以稱爲「阿羅漢」。見丁福保編纂，《佛學大辭典》，（北京：文物出版社出版，1984 年 1 月），頁 737。

〔註21〕蒲慕州，〈神仙與高僧——魏晉南北朝宗教心態試探〉，刊於《漢學研究》，第 8 卷，第 2 期，頁 169。

〔註22〕葛洪著，《抱朴子內篇》，版本同註 10，卷 3，〈對俗〉，頁 11。

〔註23〕葛洪著，《抱朴子內篇》，版本同註 10，卷 14，〈勤求〉，頁 85。

〔註24〕參見戴明揚校注，《嵇康集校注》，（北京：人民文學出版社出版，1962 年 7 月），卷 3，〈養生論〉，頁 144。

色、滋味與心理方面之喜怒、名利，輔以服食之功，而達到長壽不死的境界：

> 清虛靜泰，少思寡欲。知名位之傷德，故忽而不營，非欲而強禁也；識厚味之害性，故棄而弗顧，非貪而後抑也。外物以累心不存，神氣以醇泊獨著，曠然無憂患，寂然無思慮。又守之以一，養之以和，和理日濟，同乎大順。然後蒸以靈芝，潤以醴泉，晞以朝陽，綏以五絃，無爲自得，體妙心玄，忘歡而後樂足，遺生而後身存。若此以往，庶可與羨門比壽，王喬爭年，何爲其無有哉！〔註25〕

《養性延命錄・序》也云：

> 人所貴者，蓋貴於生，生者行之本，形者神之具，神大用則竭，形大勞則斃。若能游心虛靜，息慮無爲，候元氣於子後，時導引於閑室，攝養無虧，兼餌良藥，則百年耆耄是常分也。〔註26〕

〈清修妙論箋〉也云得道之人有所謂五時七候之說：

> 心有五時者，一動多靜少，二動靜相半，三靜多動少，四無事則靜，事觸還動，五心與道合，觸而不動。至此地，罪垢滅盡，無復煩惱，始得安樂。七候者，一舉動順時，容色和悅，二宿疾竝消，身心清爽，三塡補夭傷，還原復命，四延數千歲，名曰仙人，五鍊形爲氣，名曰眞人，六鍊氣成神名曰神人，七鍊形合道，名曰至人。（卷之一，引《坐忘樞要》，頁48）

在重生、樂生的基礎下，超塵出世的人格修養與延年益壽的身體修養合而爲一，從醫藥、功法、節抑慾望、道德修養……等方面來養護有限的生命，透過心身的層層的鍊養，淨化精神，進而達到超越自我與世俗的限制，實現絕對自由的精神境界。這是將日常生活中的生活情趣、心理境界、生理狀態等三者結合起來，構築出的一種「道」的人生哲學，高濂的人生哲學，也正是這種傳統道教哲學的繼承與發揚。

第三節　世俗生活的安頓

如前所述，老莊的生命理念，是自然主義的生死觀，也是一個無常的人

〔註25〕參見戴明揚校注，《嵇康集校注》，版本同註24，卷3，〈養生論〉，頁156。

〔註26〕陶弘景著，《養性延命錄》卷上，〈序〉，收入《道教要籍選刊》9，（上海：上海古籍出版社），頁397。

生觀：

人生天地之間，若白駒之過隙，忽然而已。〔註27〕

飄風不終朝，驟雨不終日。孰爲此者？天地。天地尚不能久，而況人乎？〔註28〕

對生命短暫易逝的憂慮與人力不能掌控的無奈，更令人體會到個體的獨特性與存在的眞切性，因而反映出生命價値的可貴與現世生活的重要性。以生命意識爲哲學基礎的道教，具有非功利的審美意識，既超然物外，又極重視現實人生；既追求精神自由，也相當重視世俗生活，希望在有限的生命歷程中能充分地、自由地舒展與滿足人的天性。仲長統就說：

名不長存，人生易滅，優遊偃仰，可以自娛；逍遙一世之上，睥睨天地之間，不受當時之責，永保性命之期。如是，則可以凌霄漢，出宇宙之外矣。〔註29〕

這是由生命苦短而知無常，進而產生了對生存、快樂、自由的強烈嚮往。具道家思想的《呂氏春秋》云：

古人得道者，生以長壽，聲色滋味，能久樂之。〔註30〕

其和佛教以生爲苦，以死爲樂的思維剛好相反，道教是以生爲樂，以長壽爲大樂，以不死成仙爲極樂的。道教以世俗生活爲主的取向，著重在飲食男女、生老病死、食住行樂等現實生活的具體內容上，充分滿足了個體生存、快樂與自由的三層慾望，《道教與中國文化》云：

它吻合了人們第一層發自本能的需要——生存；道教主張要人活得舒服，活得自在，活得快快樂樂的。這就吻合了人們的第二層需要——享樂；既能生存，又能享樂，還需要高雅脱俗，不墮俗塵，這種日子就是神仙日子。這就吻合了人們的第三層次需要——精神滿足。〔註31〕

〔註27〕〔清〕郭慶藩撰，王孝魚點校，《莊子集釋》，版本同註11，卷7，〈知北遊〉，頁746。

〔註28〕王淮注釋，《老子探義》，(台北：台灣商務印書館股份有限公司，2001年6月12刷)，第23章，頁98。

〔註29〕范曄撰，司馬彪注，《後漢書》，(四部備要本，台北：中華書局印行，1965年)，冊1，卷79，〈仲長統傳〉，頁10，11。

〔註30〕〔東漢〕高誘註，《呂氏春秋》，(台北：藝文印書館發行，1974年1月)，卷2，〈仲春紀〉，「情欲」，頁55。

〔註31〕葛兆光著，《道教與中國文化》，(台北：臺灣東華書局印行，1989年12月)，

曾凡在《中國人的人生之道》一書中，也對道教肯定世俗生活價值與追求精神自由的人生哲學，做了評論：

> 它承認生命和人的宿命性，因此，否定了人對自然和社會的佔有慾，否定了人對人生命價值的不切實際的過分要求，使人生不至於成爲沉重的負擔。它又承認個人的慾望和個人意志的現實合理性，因此否定了出世的宗教哲學的現實基礎，肯定了人的世俗生活權利，肯定了世俗生活的內在價值，使人生變得親切實在。〔註 32〕

在這種承認個人慾望的世俗享樂主義中，最重要的核心就是神仙思想。長生成仙是道教追求的最高目標，神仙是自在逍遙、無比幸福、不受自然力和社會力量束縛的人物。劉熙《釋名》云：

> 老而不死曰仙。仙迁也，迁入山也，故其字人旁作山也。〔註 33〕

《神仙傳》：

> 仙人者或竦身入雲，無翅而飛；或架龍乘雲，上造天階；或化爲鳥獸，遊浮青雲；或潛行江海，翱翔名山；或食元氣；或茹芝草；或出入人間而不識；或隱其身而莫之見。而生異骨，體有奇毛，率好深僻，不交流俗。〔註 34〕

仙擁有不死的生命，是超越有限生命的楷模；仙人可以飛天遁地，遨遊山岳大海；甚至隱身於人世，享受自由自在、無拘無束的生活。東晉葛洪就描繪出一個物質生活不予匱乏的享樂世界，他們：

> 登虛躡景，雲轝霓蓋，參朝霞之沆瀣，吸玄黃之醇精，飲則玉醴金漿，食則翠芝朱英，居則瑤堂瑰室，行則逍遙太清。……或可翼亮五帝，或可以監御百靈，位可以不求而自致，膳可以咀茹華玦，勢可以總攝羅酆，威可以叱咤梁成，掩目而聞千里，閉目而見將來。〔註 35〕

夫得仙者，或生太清，或翔紫霄，或造玄州，或棲板桐，聽鈞天之樂，享九

頁 172。

〔註 32〕曾凡著，《中國人的人生之道》，（鄭州：河南人民出版社，1992 年 7 月），頁 294。

〔註 33〕劉熙撰，《釋名》，（北京：中華書局出版發行，1985 年），卷 10，〈釋長幼〉，頁 43。

〔註 34〕葛洪撰，《神仙傳》，卷 1，〈籛鏗〉，收入《百部叢書集成》之 13，（台北：藝文印書館發行，1965 年），頁 3。

〔註 35〕葛洪著，《抱朴子內篇》，版本同註 10，卷 3，〈對俗〉，頁 14。

芝之饌。〔註 36〕

這是一個長生、享樂、權勢慾望都可以得到無限滿足的天國。成仙的企求遂從追求超越生命層次的精神自由，落實到現實生活中，轉而與享樂融為一體，自由的涵義，除了精神之外，還聯繫物質與官能的欲求，自由與「得償所願」、「隨心所欲」是劃上等號的。道教構築出的神仙世界，有所謂的神仙三品說，葛洪集其大成：

> 仙經云：上士舉形生虛，謂之天仙；中士遊於名山，謂之地仙；下士先死後蛻，謂之尸解仙。〔註 37〕

其中地仙是學道成仙者的最大願望，葛洪就云：

> 篤而論之，求長生者，正惜今日之所欲耳，本不汲汲於昇虛，以飛騰為勝於地上也。若幸可止家而不死者，亦何必求於速登天乎？〔註 38〕

因為天仙一旦羽化登仙後就只能翱翔於雲霧飄邈的雲天之中，地仙則可任意停留世間，遨遊名山大澤，遊戲人間，也可任意昇天，兼有天上、人間的樂趣，而無人間之塵累與高處不勝寒的孤寂，是現實塵世與超現實神仙世界的奇妙組合。這是魏晉士大夫欲脫離世網牽絆，追求生命自由的心態反映，是一種理想生活的投射。〔註 39〕生當明代的高濂，其所著《遵生八箋》一書是一部道教式的養生美學鉅著，有著魏晉神仙道教的傳統，是適用於士大夫階級的人生哲學，如李澤厚在《美的歷程》中對魏晉時期品人的審美觀所做的評論：

> 完全適應著門閥世族們的貴族氣派，講求脫俗的風度神貌成了一代美的理想，不是一般的、世俗的、表面的、外在的，而是要表達出某種內在的、本質的、特殊的、超脫的風貌姿容，才成為人們所欣賞、所評價、所議論、所鼓吹的對象。〔註 40〕

魏晉時期對人品的賞鑒是以特殊、超脫的氣質為理想，相對地在生活的營造

〔註 36〕葛洪著，《抱朴子內篇》，版本同註 10，卷 10，〈明本〉，頁 58。

〔註 37〕葛洪著，《抱朴子內篇》，版本同註 10，卷 2，〈論仙〉，頁 9。

〔註 38〕葛洪著，《抱朴子內篇》，版本同註 10，卷 3，〈對俗〉，頁 14～15。

〔註 39〕李豐楙先生在《探求不死》中云：「即可以純任自然，保全自我，自由逍遙於山林；又可出入紅塵，遊戲人間，而不受世網的牽累，屬於知識分子希企隱逸的性格；另一方面又透露出中國人重視人間世的現實性格，其中逍遙、遊戲，而又不受任何羈絆，幾乎是一種普遍的理想生活。」參見李豐楙著，《探求不死》二，（臺北：久大文化有限公司，1987 年 9 月初版），〈不死的探求、神仙世界的構想與完成〉，頁 74。

〔註 40〕李澤厚著，《美的歷程》，（台北：谷風出版社，1987 年 11 月），頁 118。

上，也有別於一般世俗型態，而呈現出貴族式的優雅風貌，魏晉名士嵇康：

> 息徒蘭圃，秣馬華山。流磻平皋，垂綸長川。目送歸鴻，手揮五絃。
> 俯仰自得，游心太玄。藻汜半沚，和聲激朗，操縵清商，游心大象。
> 傾昧修身，惠音遺響。……〔註41〕

其處世哲學與修身養性的精神境界，即體現在遊獵、垂釣、琴詩自樂的日常生活中。高濂承襲此一風格，將食、住、行、樂……等各項日用所需物類，一一統攝於養生的主題之下，營造出的是物質不虞匱乏的，閑適的鍊養天堂，是一個類似「地仙」的理想生活，也是嵇康式的優游體道境界。在「食」的方面，高濂憑藉雄厚的物質生活基礎及深厚的文化修養，在精緻的審美意識指導下，評品菜餚食物，研究飲食宜忌；總結製作經驗，歸納整理工藝，將烹飪與美學結合起來，營造出一個個賞心悅目的飲食場景。〈飲饌服食箋〉中有香茗、湯品、粥類、家蔬、服食類……等各式飲品與餚饌百多種，如神仙所食之翠芝朱英與所飲之瓊漿玉液；在「住」的方面，相當注重居室的環境、功能與佈置，居室宜建置於適當的方位，室內的光線亮度與床鋪、書桌、瓶花、古琴……‧的擺設要有一定的位置，務求風雅；居室外要有松竹迷道，庭花合圍，泉石游魚，將自然山水容攝於園林之中，以觀物生意，體會造化妙境；有圜室、茶寮、松軒、清閟閣……等各具功能的居室建築；有紙帳、短榻、書枕、袖爐、如意、竹缽……等數十種怡養動用事具，偃仰其中，自有超然世俗之趣，如神仙所居之瑤堂瑰室、宮觀樓閣；在「行」的方面，依四時節候的遞嬗而安排了不同的旅遊活動，可以賞梅、觀柳、玩落花，可以坐月鳴琴、湖上觀雨、山晚聽雷，也可以登高望遠、乘舟聽蘆、山窗聽雪。更有文履、道扇、竹杖、衣匣、拂塵……等二十餘種旅遊勝具，以供逸遊，大自然青山秀水、鳥獸禽魚、花卉草木所組成的大千世界是欲界之仙都，〔註42〕逍遙其中有廣袤幽遠之感，達鬱宣氣之效，

〔註41〕原文分別出於〈兄秀才公穆入軍贈詩十九首〉、〈雜詩一首〉與〈酒會詩七首〉：「息徒蘭圃，秣馬華山。流磻平皋，垂綸長川。目送歸鴻，手揮五絃。俯仰自得，游心太玄。」；「藻汜半沚，和聲激朗，操縵清商，游心大象。傾昧修身，惠音遺響。」；「微風輕扇，雲氣四除，皎皎朗月，麗於高隅。興命公子，攜手同車。龍驥翼翼，揚鑣踟躕，肅肅宵征，造我友廬。光燈吐耀，華蔓長舒；鸞觴酌醴，神鼎烹魚；弦超子野，嘆過綿駒。流咏太素，俯贊玄虛。」參見戴明揚校注，《嵇康集校注》，版本同註24，卷1，頁15，74，77。

〔註42〕原文曰：「山川之美，自古共談，高峰入雲，清流見底，兩岸石壁，五色交輝，青林翠竹，四時備美，曉霧將歇，猿鳥亂鳴，夕日欲頹，沉鯉競躍，實爲欲界之仙都。」（〈起居安樂箋〉「序古名遊」引陶弘景語），頁225。

更有與世相忘之趣，所謂：

> 登高山下觀城市如蟻垤，不知其間幾許，人往來奔走如蜂釀蜜，如蠅爭血，從高望之，眞可一笑，山之高於城市能幾何，已自如此，況眞仙在太虛中下視塵土，又何翅蟻垤乎哉。(卷之八，引《鋤經堂志》，頁 227)

下視塵寰，有飄然出世的解脫，自身似已羽化登仙，直如翔紫霄、造玄州、來去無礙的神仙。在「樂」的方面，有鐘鼎、卣彝、書、畫、法帖、窯、玉、古玩、文房器物的賞鑒活動，還有焚香鼓琴、栽花種竹等風雅活動，偃仰其中，雖咽水餐雲亦足以忘饑永日，更可一洗人間塵垢。《洞天清錄》云：

> 明窗淨几，羅列佈置，篆香居中，佳客玉立相映，時取古人妙迹，以觀鳥篆蝸書，奇峰遠水。摩娑鐘鼎，親見商周端硯湧巖泉，焦桐鳴珮玉，不知人世所謂受用清福，孰有踰此者乎。〔註 43〕

賞鑒與風雅的活動所帶來的不僅僅是愉悅的感覺，這些古玩器物營造出思古的幽情與離俗的雅韻，令人渾然不知其然而然，身心兩忘於塵世間。在這些天馬行空的玄想與不同凡俗的生活方式中，所表現出的是深具濃厚藝術氣息的生活美學，高濂將其主觀意識投射到物之中，從起居坐臥、服食飲茶、日常活動中，體現出離俗的雅趣。誠如高濂於自序中所云，鍊形養身的目的在於:「逍遙象外，游息人間，所謂出塵羅漢，住世眞仙」(高濂，「遵生八箋序」，頁 7)，《遵生八箋》一書中塑造出的「眞仙」，是可以自由自在游息於人間的仙人，衣、食無虞，生活過得恬靜、舒適、高雅，在沒有死亡威脅的世界裡，進行著服食、鍊養、煉丹、悠遊、賞鑒名物……等等美感生活體驗。不僅不受塵世喧囂之擾，更不受現實政治與社會環境影響，充分獲得身心欲求的自由。從這個角度來看，神仙被「世俗化」了，「人化」了，神仙世界已並非是神秘的、可望而不可及的另一世界，而似繁華逸樂的人世，可以透過生活中食、住、行、樂各種日用物類的精心佈置與擺設來達成，這種幸福快樂的人生就等同於神仙世界，這是對世俗生活安頓的一種企求，也是肯定現實人生的積極態度。

〔註 43〕〔宋〕趙希鵠撰，《洞天清錄集》外五種，(上海：上海古籍出版社，1993 年 7 月)，〈洞天清錄序〉，頁 2。

第三章　養生的烏托邦

夏咸淳曾論及晚明士林的新風氣、新潮流云：

> ……這就是植根於市民文化土壤的人文主義精神，說得具體一點，就是遵生貴人思想的高揚，自我意識的覺醒，對個性自由的憧憬，對人的情慾的肯定，對人世間幸福快樂的追求。〔註1〕

晚明文人重視世俗享樂生活，對尊養生命的課題特別重視，這些都是自我意識與個性覺醒之後的適性追求。高濂在《遵生八箋》一書中，除了以品類繁多的物類來經營自己的俗世生活之外，還試圖以三教的解脫思想來調和心靈，建構一個理想生命狀態，他的人生哲學，可視爲一種新的隱逸觀，這種隱逸觀正是明代世風影響之下的流行產物。其與二十世紀物質生活高度發展之下，所應運而生的養生風潮如出一轍，特別是有錢有閒階級，更是此種閒賞養生哲學的最大擁護者與參與者，奠基於物質基礎上的生命尊養活動，也因此有了縱慾的本質。本章將試著從書中所呈現的若干觀點，與高濂的身世背景相互對照，來探究這種矛盾與衝突。

第一節　藉物養生的矛盾

《遵生八箋》一書所傳達出的人生哲學是傳統道教思維下的生命美學，將個人的生命統攝於天地自然的運行之中，依時序節候來調攝身心，透過醫藥、身心鍊養、飲食調養……等科學的手段來延續人的壽命，其思想脈絡中

〔註1〕夏咸淳著，《晚明士風與文學》，（北京：中國社會科學出版社，1994年7月），頁6～7。

對物慾的節抑與對道德的推崇，也和這種努力相通，這種積極的作爲與進步的思想是不容否定的；其對居室內外環境、飲饌、日常居家生活的營造，也深具獨特、精緻的美感與藝術性。不過，筆者認爲它的某些構想偏向於虛幻、玄想，方式則是不切實際，脫離一般民眾的。它極力調和生與死、精神與物質、出世與入世這些二元對立的矛盾，結果卻衍生了更多矛盾與衝突。爲了超越「生」，以「清淨無爲」爲修鍊最高指導原則，視名聞利養、聲色犬馬爲害「生」之外物，惟有屏棄世俗之私之念之求，涵養心性道德，方能漸次地遠災、保身、養生、長壽、返道、超越。但究其實際的體道方式，卻有明顯「貴族化」、「享樂主義」的傾向，如《四時調攝箋》中所顯示的四時觀，顯然與一般農民不同：農民生活是透過了解四時，以安排整年的勞作與休閒，按部就班的就其所宜，從其所務。如：二月，正當春氣生發之時，天氣和暖，就要趁時務農，宜時栽種桑、麻；三月，就要上緊耕耘、播種。文人士大夫則不同於此，他們依據四時遞嬗來調攝身心，輔以方藥、導引功法，更利用閒暇，進行逸事幽賞，從四時景色中獲取眞趣，純然是有錢、有閒階級的無所事事之舉。其修鍊活動，如煉丹、服食，以及琴、棋、書、畫、文房古玩等賞鑒活動，往往需要具備相當的經濟條件方能行之，如元末著名畫家倪瓚，家中頗富，《明史・隱逸傳》云：

> 家雄於貲，工詩善書，四方名士日至其門，所居有閣，曰『清閟』，幽迥絕塵，藏書數千卷，皆手自戡定；古鼎法書，名琴奇畫，陳列左右；四時卉木，縈繞其外，高木修篁，蔚然深秀，故自號雲林居士，時與客觴詠其中。〔註2〕

這種極具高雅風致的生活情趣，精緻安閑的生活質量，沒有雄厚的物質基礎作後盾是很難想像的。沈德符《萬曆野獲編》也云：

> 嘉靖末年，海內宴安，士大夫豐厚者，以治園亭，教歌舞之隙，間及古玩。如吳中吳文恪之孫、粟陽史尚寶之子，皆世藏珍秘，不假外索。延陵則稽太史應科，雲間則朱太使大韶……不吝重貲收購，名播江南。〔註3〕

〔註2〕《明史》，（四部備要本，台北：中華書局印行，1965年），冊13，卷298，〈隱逸傳〉，「倪瓚」，頁1。

〔註3〕沈德符著，《萬曆野獲編》，（北京：中華書局出版，1980年11月），下冊，卷26，〈好事家〉，頁654。

晚明美術收藏活動的繁興，促使了鑑賞風氣的隆盛，只是此一流行風潮的追逐者，須得是具有豐厚資產的士大夫階級方能行之。高濂以鑑賞名家的姿態，在〈燕閒清賞箋〉中羅列了體系龐大、繽紛多彩的賞鑒名物，並展現了博古通今的鑑賞知識，「清心樂志」的目的有之，更多是社會風潮影響下的產物。而〈四時調攝箋〉、〈延年卻病箋〉、〈靈秘丹藥箋〉中胎息、導引……各種氣功功法，內丹、金石丹藥的煉製等，或有一定的強身功效，但其理論的深奧，手法的複雜，絕非一般庶民大眾切實能行的簡易法門。〈起居安樂箋〉、〈飲饌服食箋〉中安樂生活的建構，雖以自足淡薄爲其主要精神，但將食、住、行、樂各方面的日用物類，依其性能與質地，分門別類的加以整理與歸納，對飲饌細節的講究，注意各種養生禁忌與法則，極盡裝飾與佈置的巧思，就某種角度來說，仍屬有錢有閒階級的生活方式，其中對「物質享受」的重視，與〈清修妙論箋〉、〈塵外暇舉箋〉所揭櫫的高遠淡薄精神是相悖離的。《托爾斯泰366日金言》云：

人越是把生命置於自己的動物性層面，他的自由越是受到束縛。〔註4〕

高濂獨特生活品味的營造，還是建立在物質享受的基礎上，縱使極力強調無欲則剛的理念，但無欲的部分究竟有多少？這也是值得商榷的。

享樂哲學一直是只有享受特權的社會知名人士的巧妙說法；在貴族那裡，這些話特別適用最高等級及其生活條件，而資產階級卻把這些話普遍化了，並且把他們不加區別地應用於每一個人，於是資產階級使享樂理論脫離了個人的生活條件，從而把它變成一種膚淺的虛僞的道德學說；一旦享樂哲學開始妄圖具有普遍意識且宣布自己是整個社會的人生觀，它就變成了空話。〔註5〕

「出塵羅漢、住世眞仙」雖有著超越世俗、超越享樂的精神傾向，但其虛妄在於它無法在實際生活領域超越享樂人生的具體形態。相反的，這種追求必須具有相當充分的物質基礎，必須具有超出普通人一般水平之上的生活條件。因此，這種理想，是可望不可及的，是虛妄的烏托邦。因此，我們可以說《遵生八箋》一書仍舊無法超越傳統道教中理論與實際操作的矛盾，這是第一個矛盾與衝突。《生死、享樂、自由》一書對此有精闢的論述：

〔註4〕托爾斯泰編著，梁祥美譯，《托爾斯泰366日金言》（7～9月），（台北：志文出版社，1989年7月），〈7月〉，頁16。

〔註5〕恩格斯等著，《馬克思恩格斯全集》，（北京：人民出版社，1958年版），第三卷，〈德意志意識形態〉，頁489。

> 道家道教表現出濃烈的本能放逸心理狀態，道家對人的誘惑，脱過生死的超脱，現世的享樂和精神的自由，幽幽地透過個體的生存意識而起作用。在其人生理想中既有生的沉迷執著，又有死的超然入化；既有官能的享樂滿足，又有精神的自由逍遙；既有虛幻的神仙世界，又有渺遠的烏托邦。〔註6〕

充滿了享樂氣息的世俗道教，其實是在一廂情願的放任幻想中求得滿足，在那充斥著珠光寶氣、山珍海味、瓊漿玉液、素娥彩姬、韶樂瑤舞、靈丹妙藥、鏡劍符篆、觀宮樓閣的神仙世界裡，人們的慾望想怎麼滿足就怎麼滿足。這是徹底的放縱，徹底的滿足，亦即世俗道教式的徹底自由，同時也是徹底的虛幻。〔註7〕

深究《遵生八箋》一書，由格言律語、聖賢懿德、鍊養功法、靈丹妙藥、古玩器物、居家日用品類所包裝出來的，其實是一個養生神話，透過種種方法與手段的強化，進行一場保身延壽的儀式，其象徵意義只是為了同時喚起永生不死的概念和它的魔咒。〔註8〕只是這些裝飾物品往往成了障礙，使得養生的目的變得更加神秘與遙遠難行，裝飾不僅迷炫了個人的靈性，更阻隔了通往精神自由之路徑。試看屠隆在序中為《遵生八箋》所做的評論，認為人心寄情於物，只是暫時的棲泊：「一切藥物補元，器物娛志，心有所寄，庶不外馳，亦清靜之本也」（屠隆，〈尊生八箋序〉，頁4），最終要「豁然懸解，躍然超脱，生平寄萬之物，并劃一空，名為舍筏，名為甩手」（屠隆，〈尊生八箋序〉，頁4），高濂在自序中也大談「得魚忘荃」的道理：

> ……向之藉窺尊生門户者，至則登其徑奧矣。到此則心朗太虛，眼空天界，物吾無礙，身世兩忘。坐致罔陵永年，鲐龍住相。逍遙象外，游息人間。（高濂，〈尊生八箋序〉，頁7）

只是屠隆的「豁然懸解」與高濂的「得魚忘荃」，所寄者為物，所欲解脱者也為物，寄託與解脱之間，既依存又對立，如何躍然超脱？筆者不禁認為這是對「物質享受」的合理化飾詞，如衛泳以美人招隱：

〔註6〕趙有聲，劉明華，張立偉著，《生死、享樂、自由》，（台北：雲龍出版社，1991年3月），頁2。

〔註7〕趙有聲，劉明華，張立偉著，《生死、享樂、自由》，版本同註6，頁52。

〔註8〕神話的概念，得自羅蘭·巴特著，許薔薔、許綺玲譯，《神話學》一書的啓發，其論〈脱衣舞〉一文中，將其意識形態中所呈現出的矛盾與衝突詮釋得淋漓盡致，筆者由此得到據以論述的理論依據。

> 謝安之屐也，嵇康之琴也，陶潛之菊也，皆有託而成其癖者。古未聞以色隱者，然宜隱孰有如色哉？一遇冶容，令人名利心俱淡。〔註9〕

此說用各種理論，將妄情美化，實爲荒謬至極。其實，物質的慾望越滿足，性靈的沉淪速度越快，人一旦有了情欲嗜好，就難免隨物流轉，難得自由，生命亦偏執而不得圓融。袁小修就認爲寄情於物，而欲藉此內暢性靈，求得精神的超越，效果是有限的：

> 古之隱君子不得志於時，而甘沉冥者，其志超然出塵之外矣，而獨必有寄焉然後快。丐其中亦有所不能平，而借所寄力與之戰，僅能戰勝之而已。或以山水，或以麯糵，或以著述，或以養生，皆寄也，物也，借怡於物，以內暢其性靈者，其力微，所謂寒入火室，暖自外生者也。〔註10〕

藉物以怡生養壽，焉知不反爲物所累，這是第二個矛盾與衝突。

第二節　裝飾元件堆疊的流行神話

整個養生儀式，不啻爲僞裝的恐懼，在揭開加諸於「養生」之上層層的裝飾品後，所呈現出來的是高濂對生命的無奈與對現實的痛苦不滿。對照曹植的《遊仙》，歷代的文人，皆有世少歡愉，冀求長生的夢想：

> 人生不滿百，歲歲少歡愉。意欲奮六翮，排霧凌紫虛。蟬蛻同松喬，番迹登鼎湖。翱翔九天上，騁轡遠行游。東觀扶桑曜，西臨弱水流。北極玄天渚，南翔陟丹丘。〔註11〕

人生在世歡少哀多，所以不如遨遊天宇成爲神仙，既長命百歲又無憂無慮，不受拘束，自由自在。神仙世界顯然對立於現實世界，作者憑藉幻想來緩解現實的痛苦，以出世的瀟灑來排解人世坎坷而鬱結的愁怨。而實際上，這種故作瀟灑的情態，往往包含了更深一層的痛苦。士大夫之所以熱中於道教，不外乎是對於世俗生活的留戀，對生活短暫的恐懼，如李白《擬古》所云：

> 日月終銷毀，天地同枯槁，蟪蛄啼青松，安見此樹老？金丹寧誤食，

〔註9〕周作人編，《明人小品集》，（臺北：金楓出版社印行，1987年1月），卷1，〈雜文書信〉，「招隱」，頁45。

〔註10〕〔明〕袁中道著，《珂雪齋近集》，（台北：偉文圖書出版社有限公司印行，1976年9月），卷6，〈贈東奧李封公序〉，頁246。

〔註11〕黃節注，《曹子建詩注》，（台北：藝文印書館，1975年9月），頁132。

昧者難精討，爾非千歲翁，多恨去世早，飲酒入玉壺，藏身以爲寶。〔註 12〕

神仙世界是虛幻的，但是又快樂無比，是充滿了憂鬱心情的人們所羨慕企求的一個理想境界。詩人歌詠神仙，其中蘊含著深沉的憂患之感，是以矛盾痛苦、徬徨無依的心理爲背景的。高濂的生平不彰，筆者無法從有限的材料來推知其處事態度與心理狀態，但晚明的政治社會狀況帶給文人「朝不保夕」的憂思，高濂自身仕途不遇，同樣也帶來挫折與痛苦。在人世間，畢生所追求的理想化爲泡影，現實生活中，處處受到限制，於是幻想中的神仙世界更易引人遐想，超脫世俗的願望也愈發強烈，當人世的慾望破滅之後，出世的思想便自然滋長起來。《珂雪齋集》就云：

處繁華之中，而不忘清淨之樂；居寂寞之中，而永斷繁華之想者，此自是一種上根上器，不易得也。若夫世樂可得，即享世間之樂；世樂必不可得，因尋世外之樂。陳摶，紹堯夫，皆非忘情富貴功名者也；知其不可得，而走清靜閒適一路耳。〔註 13〕

高濂《遵生八箋》的成書，或許正是因爲在現實中不能實現自己的理想，只好退回到自身，在純粹的幻想中構築一個虛無縹緲的養生世界。其並非忘情於富貴功名，而是現實的限制下，無可如何的選擇。在相同的時代背景之下，類似《遵生八箋》以道教教義爲依託的養生書籍或篇章輩出，如朱權《神隱》屬於道教式的隱逸、何良俊《四友齋叢說》有〈尊生〉篇、李日華《六研齋隨筆》存錄有仙藥鉛丹之說、李詡《戒庵老人漫筆》載有醫方、治生格言與軀體養護的導引法、陳繼儒編纂的《福壽全書》，錄前賢格言遺事、宋詡、公望父子合撰《竹嶼山房雜部》有〈尊生部〉、冷謙《修齡要旨》……等等。養生的風潮在明代似乎成爲眾所週知、無所不在的儀式，那些仙藥丹鉛、醫方、治生格言……帶給人們一種神奇的舞台裝飾情緒，儼然是流行文化下一成不變的產物。因此，加諸於「尊生」之上的種種手段與方法，往往只是「玩賞」性質，是文人階級所營造出來的一種特殊文化與生活方式：

文人傾心於宗教往往是出於精神慰藉、「安身立命」的需要，或只是

〔註 12〕〔唐〕李白，杜甫著，張式銘整理，《李白杜甫詩全集》，（北京：北京燕山出版社），〈李白詩集〉，卷 21，「擬古」，頁 198。

〔註 13〕〔明〕袁中道著，錢伯城點校，《珂雪齋集》（下），（上海：上海古籍出版社出版，1989 年 1 月），〈答錢受之〉，頁 1025。

以「玩賞」的態度尋求精神寄託。宗教對文人來説，往往只是經世理想之外的不同凡俗的生活方式，是解脱個人精神挫折的出路，是一種特殊的文化生活內容。他們對待宗教，與其説是認眞求道，更多的是「玩賞」。由此形成了對於宗教的某種超然的、「藝術的」態度。〔註 14〕

從這個角度來看，《遵生八箋》一書，或許並非高濂認眞體道後之人生哲學，而是晚明養生風潮的集大成著作，因此，書中有刻意雕琢的風雅生活，有複雜且理想化的修煉手法，充滿了超然的、藝術的態度，其與「無問窮通，貴在自得，所重知足，以生自尊」（高濂，「尊生八箋敘」，頁 7）那種注重實際的著作旨意，似有反差，這是第三個矛盾與衝突。

另外，一本書的內容，往往可以反映作者的人生理念。在書中，高濂對「知足」、「淡薄名利」……等觀念大加闡揚，且企慕高風大德的隱士，以道家的徹底隱遁作爲人格與精神追求的最高目標。因此，其實際的世俗生活，理應將「平淡自足」等信條奉爲行事的圭臬，但對照書籍的編排方式、及以道教教義爲依託的內容看來，似乎與此觀念背道而馳。首先，《遵生八箋》一書版面講究，在每一卷的卷首皆有「古杭高濂深甫編次」字樣，下蓋「瑞南道人」、「武功郡王孫」之刻章，每卷之末標有「錢塘郭志學寫」字樣，除了自誇家世之外，編者似乎有意將本書編成賞心悅目之版本。《晚明性靈小品研究》曾略述了晚明書籍市場的供需情況：

……另如有關庭園設計、文房器物的擺設、家居休閒活動的安排等文字，也都在當時的社會環境中擁有大量的讀者和作者。作者與讀者共同決定晚明書籍市場的供需情形，作者刺激讀者共同投入類似的活動中，品會生活的閒趣；讀者也鼓勵了作者賡續他們的撰作路向。〔註 15〕

《遵生八箋》一書對版面的講究，有一部分應是爲了迎合市場需求而做的商業性考量，除此之外，全書以道教教義爲依託，來吸引庶民大眾的關注，也是迎合市場需求的手段之一。眾所皆知，道教的出現給世俗帶來了新的希望，

〔註 14〕孫昌武著，《道教與唐代文學》，（北京：人民文學出版社，2001 年 3 月第 1 次印刷），頁 30～31。

〔註 15〕曹淑娟著，《晚明性靈小品研究》，（臺北：文津出版社印行，1988 年 7 月出版），頁 113。

道教的仙境是一個享樂的世界，不僅可以長生不死，更有諸多物質的享受，而使道教有了深入人心的基礎。《喻世明言》卷 13《張道陵七試趙升》的故事中，有一段議論，就精確地道出了道教之說吸引市民階層的原因所在：

> 從來混沌剖判，便立下了三教：太上老君立了道教，釋迦祖師立了佛 教，孔夫子立了儒教。儒教中出聖賢，佛教中出佛菩薩，道教中出神仙。那三教中，儒教忒平常，佛教忒清苦，只有道教學成長生不死，變化無端，最爲洒落。〔註 16〕

運用《遵生八箋》中所介紹的各種養生功法、養生美食、養生法則，除了能夠營造一種優雅的風雅生活之外，最終可以改變與創造生命，達到長生不死的神奇境地。這就給予讀者一個無限想像的空間，一個連接夢與現實的最佳途徑。

另一方面，《遵生八箋》的編著，也有附庸風雅的成分存在。高濂以富商之子的身分背景游於諸文人名士之間，他深刻了解有錢有閒階級爲了追求文化品味，除了參與時髦文化物品的經營之外，就是要拜有文化的士紳爲師，書籍知識的涉獵也是其中之一。因此，品味鑑賞手冊的作者們正是利用了：

> 一種我們可以泛泛地稱之爲『奢侈消費』領域的出版狂熱的總爆發。其中不僅包括像字畫、青銅器這樣的高品味、高價值的作品，而且還包括所有的在最上層社會生活中自我表現所必須的當代作品。〔註 17〕

高濂以市場的需求爲考量來編纂書籍，在「淡薄知足」、「尊養生命」的糖衣之下包裹的卻是名利的追求。古人有三不朽之說，「立德」是聖人之志業，非一般人所能企及，對大多數的文人來說，「立功」不成，便轉而「立言」。著書立說不僅可以藏之名山，傳之後世，更可使自己的精神生命長流於天地之間，這是歷代文人在政治失意之餘最自然的選擇。對名的追求，從人生哲學的本質意義上說，源於生命的自覺意識。正因爲意識到軀體生命的渺小和短促，才會想到借助聲名來延展自己在後人心目中的精神生命。〔註 18〕筆者認爲高濂「立功」

〔註 16〕〔明〕馮夢龍著，《喻世明言》，（台北：文化圖書公司印行，1991 年 6 月），卷 13，《張道陵七試趙昇》，頁 142。

〔註 17〕轉引自 Timothy Brook（卜正民）著，方駿、王秀麗、羅天佑合譯，《縱樂的困惑——明朝的商業與文化》，（台北：聯經出版事業股份有限公司，2004 年 2 月），頁 304。

〔註 18〕王鐘陵主編，張仲謀著，《兼濟與獨善——古代世大夫處世心態剖析》，（北京：東方出版社，1998 年 2 月第一次印刷），頁 19。

不成，轉而有憂生之嘆、遵生之急，進而著書立說，希望藉以提高自己的文化地位、獲得社會名聲，皆是這種生命自覺意識的發揚，也是傳統失意文人不得不然的宿命。但矛盾的是，書中大肆宣揚的「淡泊名利」觀念，與作者自身希冀留名於世、晉身上流社會的想法卻是互相衝突的。以流行文化的各種符徵元件來裝飾書籍的內容，所堆疊出的其實只是一個美好的空幻世界。這些都只不過再一次印證了《四庫全書總目》所下評語：「書中所載，專以供閒適消遣之用，標目編類亦多涉纖仄，不出明季小品積習。」〔註 19〕從這些矛盾與衝突來看，整部《遵生八箋》可說就是作者創設出來的一部養生神話。

綜上所論，筆者雖然從各個角度提出了多項矛盾與衝突，但旨在從不同的視角來探究此書，並非全盤否定本書的價值。相反的，在神話幻想、誇張與裝飾的本質之下，體現了高濂對美好生活的嚮往與積極進取的生命觀。封孝倫在《人類生命系統中的美學》中說：

> 對生活失去激情的人不能進行審美。……只要一個人還能進行審美活動，他就是一個對生命充滿渴望的人。審美的內涵和質量和人的生命願望密切相關。〔註 20〕

現實的挫敗並沒有澆熄高濂對生命的熱情，這是相當值得學習的人生態度；而書中審美生活的營造，也顯示明代已有追求自由人格、重視現實生活的進步思想。所謂：

> 我們卻可以依任一種族致力於自由奔放活動上的以及裝飾想像文化上的精力，來衡量其所獲得的快樂與文明之程度。因爲正是在人的生理職能之自發遊戲中，人發現了他自己以及他的快樂。奴役乃是人所能承受的最屈辱的境遇，而且在泥土之吝嗇與上天之不仁下，他通常都不免於奴役，……當他使用一切的精力來避免痛苦與死亡時，他就是一個奴隸，這時他的一切活動都是由外面世界所加諸於他的，他因此得不到任何剩餘的精力來從事自由的享樂。〔註 21〕

社會愈發展，人們也愈有閒暇來進行各種娛樂活動，希臘哲人亞里士多德說：

〔註 19〕〔清〕永瑢等撰，《四庫全書總目》，（北京：中華書局出版，1981 年 7 月），卷 123，子部，雜家類七，頁 1059。

〔註 20〕封孝倫著，《人類生命系統中的美學》，（合肥：安徽教育出版社，1999 年 12 月），頁 353。

〔註 21〕喬治・桑塔耶納撰，杜若洲譯，《美感》，（臺北：晨鐘出版社，1972 年 1 月），頁 52～53。

「游嬉使緊張的（生命）身心得到弛懈之感。」〔註 21〕妥善地安排閒暇時間是一種學問更是一種藝術，《遵生八箋》是眾多古代養生典籍中，唯一從身體和心理等諸方面建立了完整的日常養生體系的集大成之作，書中所輯錄的有關食、住、行、樂各種養生知識相當豐富而完整，即使流傳至今，仍具有實際的參考價值。正如徐希平云：

> 在一些最具體普通的日常事物中，在一些十分細微而易被忽略的生活環節裡，體現著人的存在和不容忽視，體現著人的意志、情趣和價值觀念。〔註 22〕

因此，今天我們重新審視這本書，應該從生活的角度切入，去蕪存菁，汲取它生活經營的美學與尊養生命的積極態度，使生命更具活力與創造性。

〔註 21〕（古希臘）亞里士多德著，吳壽彭譯，《政治學》，（北京：商務印書館出版，1996 年 7 月），頁 410。

〔註 22〕徐希平著《高尚的天祿——香茶藥酒》，（臺北：雙笛國際事務有限公司，1998 年 2 月 1 版），頁 2。

第四章　小　結

晚明文人在特殊的政治背景與社會環境的影響下，展現出不同於往昔的生活面向。他們習慣以「玩賞」的態度來建構出一個充滿閑情逸趣的審美生活，養生文化正是這種特殊生活態度之下的產物。在眾多養生著作中，《遵生八箋》一書涵攝了完備且詳贍的美學理念與養生知識，可說是一部引用理論與材料龐雜的煌煌巨著。八箋皆以「遵生」爲核心理念，層層開展而出，〈清修妙論箋〉是修煉指導原則，可以視爲總綱；其次的〈四時調攝箋〉以順時調攝爲原則，概述當季各種養生功法、方藥、宜忌之事、遊賞活動，在順時的原則下，進行〈延年卻病箋〉、〈靈祕丹藥箋〉、〈飲撰服食箋〉、〈起居安樂箋〉、〈燕閒清賞箋〉中各種有關食、住、行、樂的煉養活動，這些煉養活動皆是日常生活中切實可行的「遵生」法門；〈塵外遐舉箋〉則是高濂所追求的理想人格典型。《遵生八箋》一書在高濂追求「出塵羅漢、住世眞仙」境界的體道過程中是具有指導作用的。由此看來，書籍編纂的背後應該隱含了作者獨特的用心與寄託。因此，筆者研究本書著重於文本的整理與分析，除了依照各箋的內容，運用各種相關理論來溯源探流之外，也以羅蘭・巴特所著《神話學》中探討流行文化的一些概念來審視書籍與作者，希望藉由不同視角的觀察，能提供不同的想法，有助於釐清高濂其人的生命情懷與書籍所欲傳達的理念。

《遵生八箋》一書涵攝了多種學科門類，筆者研究文本也採擷了各種理論來作爲論述的補充，有鑒於其複雜與多樣性，實有必要就一些形式與概念性的問題先做說明與探討，因此，以第一部「導論」作爲議題開展前的泛論，概述了筆者對養生文化的古今差異，欲做一個深入了解的心理動機、高濂生平概述、晚明某些特殊的社會文化現象、《遵生八箋》一書的簡介。筆者將各箋的引書以《四庫全書》的分類標準爲依據，製作引用材料分類一覽表，並討論引用材料的狀況，發現《遵生八箋》所引書目，雖然風格各異，但就整個形式來看，可以認定是一部融攝了儒、釋、道三家養生理論，兼雜美學理念而成的著作。而高濂個人生平事跡不彰，就文獻資料的記載來看，高濂在歷史的定位上，是以「藏書家」名世的，因此在第二章「功名失落的藏書家」中，只能從屠隆、李時英與高濂自己的三篇序文來作一個全面的閱讀與解析，再旁及《明人傳記資料索隱》、《武林藏書錄》、《太函集》等文史資料，以有限的資料，簡單敘述了高濂的字號、著作、藏書概況與家世背景；「晚明時代背景剪影」並不是晚明整個時代背景的泛論，基於高濂有商人世家的身世背景，且書籍內容涵攝了儒釋道三教思想，因此，從商品經濟繁興的角度，商人地位與書籍出版的狀況、「三教」思想的盛行來切入，看晚明的社會生活對《遵生八箋》的影響。

第二部開始以「各箋分論」的方式來進行文本的整理與探討，在每一箋的析論之前，先將體例加以說明，再就內容做深入的探討。第一章〈清修妙論箋〉是以格言形式編纂而成，爲養生進德的指導原則。筆者將上下二卷所引之儒、釋、道三教妙論加以整理、歸納、分析，並以《老子》、《莊子》、《呂氏春秋》、《抱朴子》等道家思想著作中的理論爲佐證，論述養生大要即是透過「節」、「知足」、「清靜」等方法來近道、返道、體道；進德的方法，則是「爲善除惡」與「時刻惕勵」。

〈四時調攝箋〉不僅是傳統「天人合一」宇宙論的發揚，也涵攝了道教思維的宇宙論。傳統「天人合一」的宇宙論將個體的小宇宙統攝於大自然的大宇宙之下，是一種天人均衡和諧的運作模式，要達到和諧的關係，必須順乎陰陽，必須與四時合其序。此箋在傳統順時調攝的理論之下，以《月令》爲實施原則，依「時」養生，從身體煉養與心靈修養兩方面來調養，不論是五臟的調養、社會行事、功法修練、大自然的遊賞活動皆須與時序相配合。

〈靈秘丹藥箋〉屬於道教醫學的範疇，包括金丹煉製、草木藥類與專科治病方藥，筆者略述其歷史源流與療效。從現代醫學的觀點來看，其中的草木類丹藥，確有補元療疾、延年益壽的功效，因此，這些靈秘丹藥確有其存在的價值。雖然金石類丹藥的效用不能獲得證實，且金丹、紅鉛等的煉製，有其迷思與荒謬之處，但卻是化學製藥的先鋒，具科技上的意義。

〈延年卻病箋〉屬於功法的煉養，是「天人合一」宇宙論中人體小宇宙與自然的和諧之法，此箋多言氣功煉養狀態，頗多深奧與不能意會之處。但撇開功法的奧秘與難懂不談，其實此箋深具「生命自主」的積極意義。特別是「高子三知延壽論」對身心、飲食、色欲等須加以節制的精闢見解，更讓人了解到延年卻病的契機，不待遠求，只要從日常生活中落實「節」的態度，再輔以煉養功法，則精、氣、神三者的煉養，將可一步到位，不僅可以去病療疾，更能延年益壽。

〈飲饌服食箋〉中服食部份與〈靈祕丹藥箋〉中草木類丹藥，都是屬於滋補養生的草木藥。比較大的不同是服食類中較多單方的服食方法，有用於療疾者，但絕大部分是食補性質，供閒暇怡養之用；〈靈祕丹藥箋〉中的草木類丹藥則多複方煉製而成，用於祛病療疾者居多。〈飲饌服食箋〉以古來五味調和的補養原則爲理論的依據，涉及了食療養生的範疇。因此，筆者考察了歷代醫家、養生家所提倡的飲食有節　飲食宜忌原則中呈現出來的五味調和原理，概述了食療養生的源流。而本箋所列飲饌食物，不僅具有養生的功能，更兼具審美的意境。高濂獨特美食觀就從箋中具養生功能的飲饌品類中呈現出來，那些烹調技法與繁複講究的食飲程序正是美感的具體呈現。

〈起居安樂箋〉的編箋意旨，在依六安樂訣來構築一個身心安樂的起居環境。本箋除了審美生活的營造之外，還隱含了作者面對生活情境時所體現出的人生態度。因此，除了從典雅的居室佈置、詳細規劃的居室怡養用品與旅遊用具、閒適自在的外在環境，來考察具體安樂生活如何逐步落實於日常生活中外，也深入探討了作者由憂生而樂生而養生的心理轉折過程。

〈燕閒清賞箋〉的內容是名物賞鑑的大全，但其著作旨意不僅止於賞鑑，而是要以物來涵養生活，使生活藝術化，將賞鑑活動與審美、養生結合爲一，讓生活既有審美的情調又有養生的功效。以物涵養生活，是一種進階式的養生過程，初由寄情始，進而樂志，最終達到忘我的境界。更進一步說，藝術鑑賞是「情感」投入的活動，也是「情感」體驗的歷程，因此，筆者從「古典情懷」、「藝術境界」與「與人交感的生命情境」來論述箋中各種賞鑒物品和審美之間的關係，了解高濂借物調心的眞正旨趣。

〈塵外暇舉箋〉節錄了百位前賢事蹟，意在取法古人，尊爲典型，其中，以隱逸不仕的隱士爲大宗。箋中所節錄的隱士，儒、道皆有，筆者將百位高隱依事蹟行誼加以分類後，歸於儒、道二家，發現高濂取法的類型其實是偏向道家的，其與〈清修妙論箋〉中以道家思想爲養生指導原則的編箋方式，都說明了高濂基本上雖然採取三教合一的論調來作爲修行的依據，但其中還是以道家爲主的。

第三部是筆者對文本的分析與評論，可說是本篇論文的總結。第一章從理論與生活日用角度來闡述書籍的實用價值，探討遵生理念如何落實於日常生活中，並比較明清出現的日用類書與《遵生八箋》編書體例的異同，從食、住、行、樂等各方面來看其生活指導的具體實踐過程。第二章「出塵羅漢、住世眞仙」是高濂人生哲學的具體展現。筆者從有限的資料來探究高濂的個性特質，得知他是一個功名失意的富商之子，人生的挫敗使他體悟到擺脫世間名利，追求身心自由才是最重要的課題。而《遵生八箋》一書所呈現出的生命觀、宇宙觀就是作者形而上的精神追尋過程，除此之外，他還要從具體生活內容上去建構一個等同於神仙世界的理想世俗生活。第三章「養生的烏托邦」是筆者以羅蘭・巴特《神話學》一書有關流行文化的概念，將高濂的身世背景與書中所呈現出的若干觀點加以審視，提出幾個矛盾與衝突點，來闡明《遵生八箋》一書的編纂是流行書寫風氣之下的產物，在某種程度上來說，其所建構出的是養生的烏托邦。

筆者撰寫本論文最大的收穫在於蒐集到〈明故徵仕郎判忻州事高季公墓誌銘〉一文中有關高濂的資料，這篇文章雖然對高濂出生至老的生平事蹟著墨不多，但在釐清作者歷史面貌方面也有些許幫助。其次，從《神話學》一書得到若干的啓發，將一些概念運用到論文中來，雖然不是很成熟，但也是一種思維的挑戰，讓自己學習到如何從不同的角度來省察事物。資料蒐集與理論運用的不足之處，是筆者未來努力的方向與繼續研究的目標。

參考書目

壹、古　籍

一、原　典

1. （先秦）荀況撰，《荀子》，台北：藝文印書館印行，1965 年，《百部叢書集成》之 33。
2. （先秦）管仲撰，《管子》，宋棻本影印。
3. （先秦）管仲撰，〔唐〕房玄齡注，《管子》，明吳郡趙氏本，台北：台灣中華書局印行，1968 年 8 月。
4. （秦）呂不韋撰，《呂氏春秋》，台北：藝文印書館印行，1965 年，百部叢書集成之 28。
5. 〔漢〕鄭玄注，〔唐〕孔穎達等正義，《十三經注疏分段標點》12——《禮記注疏》，台北：新文豐出版公司發行，2001 年。
6. 〔漢〕鄭玄注，〔唐〕賈公彥疏，李學勤主編，《周禮注疏》，台北：台灣古籍出版有限公司，2001 年 10 月。
7. 〔漢〕司馬遷撰，《史記》，台北：中華書局印行，1965 年，四部備要本。
8. 〔漢〕班固撰，顏師古注，《漢書》，台北：中華書局印行，1965 年，四部備要本。
9. 〔漢〕孔安國撰，《尚書》，國立中央圖書館善本叢刊，1991 年 2 月出版。
10. 〔漢〕戴德撰，《大戴禮記》，濟南：山東友誼書社，1991 年 12 月。
11. 〔漢〕劉熙撰，《釋名》，北京：中華書局出版發行，1985 年，《叢書集成初編》。
12. 〔漢〕陸賈撰，《新語》，台北：世界書局印行，1955 年 11 月。

13. 〔漢〕王充撰，《王充論衡》，台北：宏業書局印行，1983 年 4 月。
14. 〔漢〕張仲景述，王叔和集，《新編金匱要略方論》，北京：中華書局出版發行，1985 年，《叢書集成初編》。
15. 〔漢〕范曄撰，司馬彪注，《後漢書》，台北：中華書局印行，1965 年，四部備要本。
16. 〔漢〕許慎記，王肅注，《淮南子》，台北：新文豐出版股份有限公司，1978 年 10 月。
17. 〔漢〕魏伯陽撰，《周易參同契》，台北：新文豐公司出版發行，1985 年 12 月，《正統道藏》，第 34 冊。
18. 〔魏〕何晏等著，〔宋〕邢昺等疏，張文彬分段標點，《十三經注疏分段標點》19——《論語注疏》，台北：新文豐出版公司發行，2001 年版。
19. 〔魏〕王弼，韓康伯注，〔唐〕孔穎達等正義，邱燮友分段標點，《十三經注疏分段標點》1——《周易正義》，台北：新文豐出版公司發行，2001 年 6 月。
20. 〔魏〕王弼著，〔日〕石田羊一郎刊誤，《老子王弼注》，台北：河洛圖書出版社發行，1974 年 10 月。
21. 〔魏〕何晏等著，〔宋〕邢昺等疏，董彥俊等分段標點，《十三經注疏分段標點》20——《孟子注疏》，台北：新文豐出版公司發行，2001 年。
22. 〔魏〕曹丕著，《典論》，台北：藝文印書館印行，1965 年，《百部叢書集成》之 38。
23. 〔東晉〕葛洪撰，《抱朴子內篇》，臺北：新文豐出版股份有限公司，1998 年 3 月初版。
24. 〔東晉〕葛洪撰，《神仙傳》，北京：中華書局出版發行，1991 年，《叢書集成初編》。
25. 〔東晉〕陶潛原著，郭維森，包景誠譯注，《陶淵明集》，台北：地球出版社，1994 年 8 月。
26. 〔南朝〕劉義慶編纂，劉開驊，柳士鎮譯注，《世說新語》，台北：台灣古籍出版有限公司，2004 年 8 月。
27. 〔南朝〕謝赫撰，《古畫品錄》，台北：藝文印書館發行，1965 年，《百部叢書集成》之 22。
28. 〔南朝〕陸修靜撰，《洞玄靈帝齋說燭戒罰燈祝願儀》，台北：新文豐公司出版發行，1985 年 12 月，《正統道藏》，第 16 冊。
29. 〔南朝〕鍾嶸撰，《詩品》，北京：中華書局出版發行，1911 年，據夷門廣牘本影印。
30. 〔梁〕陶弘景撰，《養性延命錄》，上海：上海古籍出版社出版，1993 年 5 月，胡道靜，陳蓮笙，陳耀庭選輯，《道藏要集選刊》（九）。

31. 〔梁〕陶弘景撰，《眞誥》，台北：廣文書局印行，1989 年 12 月。
32. （北齊）顏之推著，程小銘譯注，《顏氏家訓》，臺北：台灣古籍出版社，1996 年 8 月。
33. 〔唐〕房玄齡等撰，《晉書》，藝文印書館據清乾隆武英殿刊本景印。
34. 〔唐〕王冰注釋，〔宋〕高保衡校正，《黃帝內經素問》，臺北：文光圖書有限公司出版，1992 年 12 月再版。
35. 〔唐〕孫思邈撰，《孫眞人備急千金要方》，台北：台灣商務印書館印行，1981 年。
36. 〔唐〕孫思邈撰，《存神煉氣銘》，台北：新文豐公司出版發行，1985 年 12 月，《正統道藏》，第 31 冊。
37. 〔唐〕孫思邈撰，《千金翼方》，台中：自由出版社，1959 年 8 月。
38. 〔唐〕杜荀鶴撰，《唐風集》，台北：藝文印書館印行，1985 年，《叢書集成續編》14。
39. 〔唐〕白居易撰，楊家駱主編，《白香山詩集》，台北：世界書局印行，1987 年 2 月。
40. 〔唐〕張彥遠撰，《歷代名畫記》，台北：新文豐出版公司印行，1985 年，《叢書集成新編》53。
41. 〔唐〕司馬承禎撰，《坐忘論》，台北：新文豐出版公司印行，1985 年 12 月，《正統道藏》，第 38 冊。
42. 〔唐〕李德裕撰，《李衛公別集》，台北：世界書局印行，《四庫全書薈要》，集部，別集類，第 19 冊。
43. 〔唐〕施肩吾撰，《西山群仙會眞記》，台北：新文豐公司出版發行，1985 年 12 月，《正統道藏》，第 7 冊。
44. 〔唐〕李陽冰撰，《論篆》，台北：藝文印書館印行，1965 年，《百部叢書集成》之 71。
45. 〔唐〕蘇廙撰，《湯品》，台北：藝文印書館印行，1965 年，《百部叢書集成》之 13。
46. 〔唐〕李白，杜甫著，張式銘整理，《李白杜甫詩全集》，北京：北京燕山出版社。
47. 〔唐〕柳宗元撰，楊家駱主編，《柳河東全集》，台北：世界書局印行，1988 年 4 月。
48. 〔唐〕陸羽撰，《茶經》，台北：藝文印書館印行，1965 年，《百部叢書集成》之 2。
49. 〔唐〕魏徵等撰，《隋書》點校本，北京：中華書局，1973 年。
50. 〔唐〕不著撰者，《黃帝九鼎神丹經訣》，台北：新文豐公司出版發行，

1985 年 12 月，《正統道藏》，第 31 冊。

51. 〔宋〕唐愼微編著，《重修政和經史證類備用本草》，台北：南天書局有限公司，1976 年 8 月。

52. 〔宋〕蘇軾，沈括撰，《蘇沈良方》，北京：中華書局出版發行，1985 年，《叢書集成初編》。

53. 〔宋〕蘇軾撰，《格物麤談》，台南：莊嚴文化事業有限公司，1995 年 9 月，《四庫全書存目叢書》，子部，雜家類，第 117 冊。

54. 〔宋〕蘇軾撰，楊家駱主編，《蘇東坡全集》，台北：世界書局印行，1996 年 2 月。

55. 〔宋〕張君房輯，《雲笈七籤》，北京：齊魯書社出版發行，1988 年 9 月。

56. 〔宋〕朱熹撰，《詩經集註》，台北：群玉堂出版事業股份有限公司，1991 年 10 月。

57. 〔宋〕陳達叟撰，《本心齋蔬食譜》，台北：世界書局印行，楊家駱主編，《飲饌譜錄》。

58. 〔宋〕陳元靚撰，《歲時廣記》，上海：上海古籍出版社，1993 年 12 月。

59. 〔宋〕蔡襄撰，楊家駱主編，《茶錄》，台北：世界書局印行，《飲饌譜錄》第 36 冊。

60. 〔宋〕陸游撰，《劍南詩稿》，台北：世界書局印行，《四庫全書薈要》，集部，別集類，第 42 冊，第 43 冊。

61. 〔宋〕林洪撰，《山家清供》，台北：新文豐出版公司印行，1985 年，《叢書集成新編》第 47 冊。

62. 〔宋〕宋徽宗敕編，〔清〕程林刪定，《聖濟總錄纂要》，台北：商務印書館發行，1983 年。

63. 〔宋〕太平惠民和劑局編，劉景源點校，《太平惠民和劑局方》，北京：人民衛生出版社，1985 年 10 月。

64. 〔宋〕郭熙，郭思撰，《林泉高致集》，北京：海南國際新聞出版中心出版，1996 年 12 月，《藏書傳世》集庫。

65. 〔宋〕，張耒撰，《柯山集》，台北：藝文印書館印行，1965 年，《百部叢書集成》之 27。

66. 〔宋〕周敦頤撰，《周濂溪先生全集》，台北：藝文印書館印行，1965 年，《百部叢書集成》之 26。

67. 〔宋〕趙希鵠撰，《洞天清錄集》外五種，上海：上海古籍出版社，1993 年 7 月。

68. 〔宋〕包恢撰，〔清〕李之鼎輯，《敝帚稿略》，台北：新文豐出版公司印行，1989 年，《叢書集成續編》，第 130 冊。

69. 〔宋〕曾鞏撰，楊家駱主編，《元豐類稿》，台北：世界書局印行，1984年3月再版。

70. 〔宋〕王學貴撰，《王氏蘭譜》，台北：藝文印書館印行，1965 年，《百部叢書集成》之13。

71. 〔宋〕趙時庚撰，《金漳蘭譜》，台北：新興書局，1988 年，《筆記小說大觀》5編。

72. 〔元〕王禎撰，《農書》，台北：藝文印書館印行，1965 年，《百部叢書集成》。

73. 〔元〕忽思慧撰，《飲膳正要》，台南：莊嚴文化事業有限公司，1995年9月，《四庫全書存目叢書》，子部，譜錄類，第80冊。

74. 〔元〕李鵬飛撰，《三元延壽參贊書》，台南：莊嚴文化事業有限公司，1995年9月，《四庫全書存目叢書》，子部，道家類，第259冊。

75. 〔明〕朱橚著，王雲五主編，《普濟方》，台北：台灣商務印書館，四庫全書珍本。

76. 〔明〕朱權著，《神隱》，台南：莊嚴文化事業有限公司，1995年9月，《四庫全書存目叢書》，子部，道家類，第260冊。

77. 〔明〕徐炬撰，《酒譜》，台南：莊嚴文化事業有限公司，1995年9月，《四庫全書存目叢書》，子部，譜錄類。

78. 〔明〕許次紓撰，楊家駱主編，《茶疏》，台北：世界書局印行，《飲饌譜錄》，第36冊。

79. 〔明〕文鎮亨撰，楊家駱主編，《長物志》，台北：世界書局印行，《觀賞彙錄》第29冊。

80. 〔明〕安世鳳撰，《燕居功課》，台南：莊嚴文化事業股份有限公司，《四庫全書存目叢書》，子部，雜家類，第110冊。

81. 〔明〕王艮撰，《王心齋全集》，台北：廣文書局印行，1987年3月再版，日本嘉永元年刻本。

82. 〔明〕陸紹珩撰，《醉古堂劍掃》，台北：老古文化事業有限公司，1993年7月。

83. 〔明〕葉盛撰，《水東日記》，上海：上海古籍出版社，1991年版。

84. 〔明〕李日華撰，《味水軒日記》，上海：上海遠東出版社，1996年版。

85. 〔明〕李夢陽撰，《空同集》，台北：世界書局，《四庫全書薈要》，集部，別集類，第70冊。

86. 〔明〕張所望撰，《閱耕餘錄》，台南：莊嚴文化事業股份有限公司，1995年9月，《四庫全書存目叢書》，子部，雜家類，第110冊。

87. 〔明〕張岱著，夏咸淳校點，《張岱詩文集》，上海：上海古籍出版社出版，1991 年 5 月第 1 版。

88. 〔明〕汪道昆著，《太函集》，台南：莊嚴文化事業有限公司，1997 年 6 月，《四庫全書存目叢書》，第 117 冊。
89. （明）許重熙撰，《嘉靖以來注略》，北京：北京出版社出版，2000 年 ，《四庫禁燬書叢刊》，史部，第五冊。
90. 〔明〕蔡復一撰，《茶事詠》，東京：汲古書院，1988 年 12 月，《中國茶書全書》。
91. 〔明〕李漁著，《閒情偶寄》，杭州：浙江古籍出版社，1992 年，單錦珩校點，《李漁全集》。
92. 〔明〕冷謙撰，《修齡要旨》，台南：莊嚴文化事業有限公司，1995 年 9 月，《四庫全書存目叢書》，子部，道家類，第 260 冊。
93. 〔明〕屠隆撰，《娑羅館清言》，武漢：湖北辭書出版社，1994 年 6 月，程不識編注，《明清清言小品》。
94. 〔明〕陳繼儒著，《養生膚語》，台南：莊嚴文化事業有限公司，1995 年 9 月，《四庫全書存目叢書》，子部，第 260 冊。
95. 〔明〕陳繼儒著，《讀書鏡》，台北：新文豐出版公司印行，1985 年，《叢書集成新編》，第 88 冊。
96. 〔明〕陳繼儒著，《巖棲幽事》，台北：藝文印書館印行，1965 年，《百部叢書集成》18。
97. 〔明〕陳繼儒撰，《小窗幽記》，台北：文津出版社，1993 年 3 月。
98. 〔明〕陳繼儒撰，《太平清話》，台北：新文豐出版公司印行，1985 年，《叢書集成新編》，第 88 冊。
99. 〔明〕湯顯祖撰，《湯顯祖集》，上海：上海人民出版社，1973 年。
100. 〔明〕吳承恩著，《西遊記》，台北：華正書局有限公司，1982 年 2 月。
101. 〔明〕張時徹撰，《攝生眾妙方》，台北：新文豐出版公司印行，1989 年，《叢書集成續編》86。
102. 〔明〕李時珍撰，《本草綱目》，台北：文化圖書公司出版，1992 年 2 月。
103. 〔明〕龔廷賢著、李彤，廖崇明等譯，《壽世保元》，重慶：重慶大學出版社，1995 年 5 月第 1 版。
104. 〔明〕萬全撰，《新刊萬世家傳養生四要》，上海：上海古籍出版社，2002 年，《續修四庫全書》，子部，醫家類，第 1030 冊。
105. 〔明〕程羽文撰，《清閒供》，臺北：新興書局，1974 年，《筆記小說大觀》，第五編，第 5 冊。
106. 〔明〕張潮撰，《幽夢影》，台南：大夏出版社印行，1992 年 12 月。
107. 〔明〕袁宗道，袁宏道，袁中道著，《三袁隨筆》，成都：四川文藝出版社，1996 年 11 月，江問魚點校本。

108. 〔明〕袁宏道著，楊家駱主編，《袁中郎全集》，台北：世界書局印行，1990 年 11 月。

109. 〔明〕袁宏道撰，《瓶史》，台北：藝文印書館印行，1965 年，《百部叢書集成》48。

110. 〔明〕袁中道著，錢伯城點校，《珂雪齋集》，上海：上海古籍出版社。

111. 〔明〕袁中道著，《珂雪齋前集》，臺北：偉文圖書公司，1977 年 5 月初版。

112. 〔明〕胡應麟撰，楊家駱主編，《少室山房筆叢》，台北：世界書局印行，1980 年 5 月再版。

113. 〔明〕胡文煥撰，《新刻文會堂琴譜》，台南：莊嚴文化事業股份有限公司，1995 年 9 月，《四庫全書存目叢書》，子部，藝術類，第 74 冊。

114. 〔明〕麻三衡撰，《墨志》，台北：藝文印書館印行，1965 年，《百部叢書集成》63。

115. 〔明〕方于魯撰，《方氏墨譜》，台南：莊嚴文化事業有限公司，1995 年 9 月，《四庫全書存目叢書》，子部，譜錄類，第 79 冊，。

116. 〔明〕張丑撰，《清河書畫舫》，台中：學海出版社，1975 年。

117. 〔明〕楊應詔撰，《天游山人集》，台北：漢學研究中心景照明刊本。

118. 〔明〕金善撰，《金文靖公集》，台北：文海出版社印行，1970 年 3 月。

119. 〔明〕沈德符撰，《萬曆野獲編》上、中、下三冊，台北：中華書局出版，1980 年 11 月。

120. 〔明〕沈德符撰，《萬曆野獲編補遺》，台北：新興書局有限公司，1983 年 10 月。

121. 〔明〕田藝蘅撰，《煮泉小品》，台南：莊嚴文化事業有限公司，1995 年 9 月，《四庫全書存目叢書》，子部，譜錄類，第 80 冊。

122. 〔明〕姜紹書撰，《韻石齋筆談》，台北：藝文印書館印行，1965 年，《百部叢書集成》之 29。

123. 〔明〕陶奭齡撰，《小柴桑喃喃錄》，明崇禎間吳寧李爲芝校刊本。

124. 〔明〕謝肇淛撰，《五雜俎》，台北：新興書局，1988 年。

125. 〔明〕張瀚撰，《松窗夢語》，台北：藝文印書館印行，原刻景印。叢書集成三編之十八。

126. 〔明〕張謙德撰，《缾花譜》，台南：莊嚴文化事業有限公司，1995 年 9 月，《四庫全書存目叢書》，子部，第 81 冊。

127. 〔明〕李維禎撰，《大泌山房集》，台南：莊嚴文化事業有限公司，1997 年 6 月初版，《四庫全書存目叢書》，集部，別集類，第 154 冊。

128. 〔明〕王宗沐纂修，陸萬垓增修，《江西省大志》，台北：成文出版社有限公司，1989 年 3 月。
129. 〔明〕唐順之撰，《唐荊川先生文集》，台北：新文豐出版公司印行，1989 年，《叢書集成續編》，第 144 冊。
130. 〔明〕洪應明撰，《菜根譚》，台北：老古文化事業股份有限公司，1993 年 6 月。
131. 〔明〕洪應明撰，《菜根譚》，台北：漢藝色研出版，1991 年 9 月。
132. 〔明〕杜巽才撰，《霞外雜俎》，台南：莊嚴文化事業有限公司，1995 年 9 月，《四庫全書存目叢書》，子部，第 260 冊。
133. 〔明〕繆希雍著，王雲五主編，《神農本草經疏》，台北：台灣商務印書館，四庫全書珍本。
134. 〔明〕許孚遠撰，《敬和堂集》，台北：漢學研究中心景照明萬曆 22 年刊本。
135. 〔明〕費元祿撰，《鼂采館清課》，台北：藝文印書館印行，1965 年，《百部叢書集成》之 18。
136. 〔明〕都穆撰，《游名山記》，北京：中華書局出版發行，1991 年，《叢書集成初編》。
137. 〔明〕都卬撰，《三餘贅筆》，台北：新文豐出版公司印行，1985 年，《叢書集成新編》，第 87 冊。
138. 〔明〕黃一正撰，《事物紺珠》，台南：莊嚴文化事業股份有限公司，1995 年 9 月，《四庫全書存目叢書》，子部，類書類，第 200 冊。
139. 〔明〕張大復撰，《梅花草堂集》，台北：新興書局，1988 年，《筆記小說大觀》29 編。
140. 〔明〕毛元淳撰，《尋樂編》，台南：莊嚴文化事業有限公司，1995 年 9 月，《四庫全書存目叢書》，子部，雜家類，第 94 冊。
141. 〔明〕李贄撰，《續焚書》，北京：社會科學文獻出版社，2000 年 5 月，張建業主編，《李贄文集》。
142. 〔明〕劉基著，《多能鄙事》，台南：莊嚴文化事業有限公司，1995 年 9 月，《四庫全書存目叢書》，子部，雜家類，第 117 冊。
143. 〔明〕周履靖編次，《益齡單》，北京：中華書局出版發行，1991 年北京第 1 版，《叢書集成初編》，《保生要錄》（及其他七種）。
144. 〔明〕許孚遠、陳子龍、宋徵璧等編，《皇明經世文編》23，台北：國聯圖書出版有限公司，1964 年。
145. 〔明〕馮夢龍著，《喻世明言》，台北：文化圖書公司印行，1991 年 6 月。
146. 〔明〕馮夢龍輯，《甲申紀事》，上海：上海古籍出版社，1993 年發行，魏同賢主編，《馮夢龍全集》13。

147. 〔明〕陸西星撰，《道德經玄覽》，成都：巴蜀書社，1992 年，胡道靜等主編，《藏外道書》，第 5 冊。

148. 〔明〕王守仁撰，《陽明全書》，台北：中華書局印行，1970 年，四部備要本。

149. 《明神宗實錄》，台北：中央研究院歷史語言研究所印行，1962 年。

150. 不著撰者，《居家必用事類全集》，台南：莊嚴文化事業有限公司，1995 年 9 月，《四庫全書存目叢書》，子部，雜家類，第 117 冊。

151. 不著撰者，《便民圖纂》，台南：莊嚴文化事業有限公司，1995 年 9 月，《四庫全書存目叢書》子部，雜家類，第 118 冊。

152. 《未軒公文集》，明嘉靖 34 年莆田黄氏家刊本。

153. 《太古土兑經》，台北：新文豐公司出版發行，1985 年 12 月，《正統道藏》，第 32 冊。

154. 《清微丹訣》，台北：新文豐公司出版發行，1985 年 12 月，《正統道藏》，第 8 冊。

155. 《呂祖全書》，成都：巴蜀書社，1992 年版，胡道靜等主編，《藏外道書》，第 7 冊。

156. 〔清〕唐仲冕撰，《六如居士外集》，台北：新文豐出版公司印行，1989 年，《叢書集成續編》，第 262 冊。

157. 〔清〕郭慶藩撰、王孝魚點校，《莊子集釋》，台北：天工書局印行，1989 年 9 月 10 日出版。

158. 〔清〕薛寶辰撰，王子輝注釋，《素食說略》，北京：中國商業出版社，1984 年 10 月。

159. 〔清〕曹容撰，《流通古書約》，1984 年 6 月初版，據知不足齋叢書本影印，〔清〕祁承爍著，《澹生堂藏書約外八種》。

160. 〔清〕李之鼎撰，《敝帚稿略》，台北：新文豐出版公司印行，1989 年，《叢書集成續編》第 130 冊。

161. 〔清〕鄭廉撰，《豫變紀略》，鄭州：中州古籍出版社，2002 年 10 月，〔明〕張永祺等撰，鑾星輯校，《甲申史籍三種校本》。

162. 〔清〕葉昌熾撰，王鍔，伏亞鵬點校，《藏書紀事詩》，北京：北京燕山出版社，1999 年 12 月。

163. 〔清〕永瑢等撰，《四庫全書總目》，北京：中華書局出版，1981 年 7 月。

164. 〔清〕張廷玉等撰，《明史》，台北：中華書局印行，1965 年，四部備要本。

165. 〔清〕張英撰，《篤素堂文集》，台北：台灣商務印書館發行，1983 年，

《文淵閣四庫全書》，集部，別集類，第 258 冊。
166. 〔清〕黃宗羲著，沈芝盈點校，《明儒學案》，北京：中華書局出版，1985 年 10 月。

二、今人譯註

1. 王明著，《太平經合校》，北京：中華書局出版，1960 年 2 月第 1 版。
2. 王卡著，《老子道德經河上公章句》，北京：中華書局出版，1993 年 8 月。
3. 王淮注釋，《老子探義》，台北：台灣商務印書館股份有限公司發行，2001 年 6 月。
4. 李景濚著，《昭明文選》新解，臺北：暨南出版社，1992 年 10 月初版。
5. 張耿光著，《莊子全譯》，貴陽：貴州人民出版社出版發行，1991 年 7 月。
6. 陳太義，莊宏達註譯，《黃帝內經素問新解》，台北：國立中國醫藥研究所，1995 年 2 月。
7. 黃節注，《曹子建詩注》，台北：藝文印書館，1975 年 9 月。
8. 賴炎元譯註，《春秋繁露今註今譯》，台北：台灣商務印書館股份有限公司，1984 年 5 月。
9. 歐陽景賢，歐陽超釋譯，《莊子釋譯》，台北：里仁書局印行，1996 年 7 月 29 日。
10. 謝冰瑩，林明波，邱燮友，左松超註譯，《新譯古文觀止》，台北：三民書局印行，1986 年 2 月。
11. 饒宗頤著，《老子想爾注校證》，上海：上海古籍出版社出版，1991 年 11 月。

貳、近人專著、工具書

1. 小川陽一著，《日用類書による明清小説の内容》，東京：研文出版，1995 年 10 月 20 日第 1 版。
2. 王大淳著，《遵生八箋》，四川：成都巴蜀書社出版，1992 年版。
3. 王文進著，《仕隱與中國文學——六朝篇》，台北：台灣書店印行，1999 年 2 月初版。
4. 王仁祥著，《先秦兩漢的隱逸》，臺北：臺大出版委員會出版，臺大文學院發行，1995 年 5 月初版。
5. 王德保著，《仕與隱》，北京：華文出版社，1997 年 2 月。
6. 王鐘陵，張仲謀著，《兼濟與獨善——古代士大夫處世心理剖析》，北京：東方出版社，1998 年 2 月第 1 次印刷。
7. 王慶餘，曠文楠著，《道醫窺秘：道教醫學康復術》，台北：大展出版社有限公司，2000 年 9 月。

8. 王爾敏著，《明清時代庶民文化生活》，台北：中央研究院近代史研究所，1996 年 3 月。
9. 王德育著，《上古中國之生死觀與藝育》，台北：國立歷史博物館編譯小組，2000 年 5 月。
10. 毛文芳著，《物・性別・觀看——明末清初文化書寫新探》，台北：台灣學生書局印行，2001 年 12 月初版。
11. 毛文芳著，《晚明閒賞美學》，台北：臺灣學生書局，2000 年 4 月。
12. 亞里士多德著，吳壽彭譯，《政治學》，北京：商務印書館出版，1996 年 7 月。
13. 吉元昭治著，楊宇編譯，《中國養生外史》，台北：武陵出版有限公司，1996 年 1 月。
14. 朱自振，沈漢著，《中國茶酒文化史》，台北：文津出版社，1995 年 12 月。
15. 朱光潛著，《文藝心理學》，台北：漢京文化事業有限公司印行，1984 年 3 月。
16. 朱光潛著，《朱光潛美學文集》，上海：上海文藝出版社，1982 年。
17. 朱劍心註，《晚明小品選注》，台北：台灣商務印書館發行，1991 年 9 月。
18. 宇野精一主編，邱棨鐊譯，《中國思想之研究（二）道家與道教思想》，台北：幼獅，1977 年。
19. 成復旺著，《神與物遊——論中國傳統審美方式》，台北：商鼎文化出版社。
20. 托爾斯泰編著，梁祥美譯，《托爾斯泰 366 日金言》（7～9 月），台北：志文出版社，1989 年 7 月。
21. （美）托馬斯・古德爾杰弗瑞・戈比著，成素梅，馬惠娣，季斌，馮世梅等譯《人類思想史中的休閒》，昆明：雲南人民出版社發行，2002 年 1 月第 2 次印刷。
22. 任仲倫著，《遊山玩水——中國山水審美文化》，台北：地景企業股份有限公司，1993 年 6 月。
23. 伊永文著，《明清飲食研究》，台北：洪葉文化事業有限公司，1997 年 12 月。
24. 呂理政著，《天、人、社會——試論中國傳統的宇宙認知模型》，臺北：中央研究院民族學研究所，1998 年 6 月三刷。
25. 呂鵬志著，《道教哲學》，台北：文津出版社，2000 年 2 月。
26. 呂明、陳紅雯譯，弗蘭克・戈布爾著，《第三思潮：馬斯洛心理學》，上海：上海藝文出版社，1987 年版。
27. 李龍潛著，《明清經濟探微初編》，臺北：稻鄉出版社，2002 年 7 月。
28. 李伯重著，《發展與制約——明清江南生產力研究》，臺北：聯經出版事業股份有限公司，2002 年 12 月初版。
29. 李永匡，王熹著，《中國節令史》，台北：文津出版社，1995 年 12 月。
30. 李剛著，《勸善成仙——道教生命倫理》，台北：大展出版社有限公司，2000 年 9 月初版。
31. 李豐楙著，《探求不死》，臺北：久大文化有限公司，1987 年 9 月初版。
32. 李澤厚著，《美的歷程》，台北：谷風出版社，1987 年 11 月。
33. 何小顏著，《花與中國文化》，北京：人民出版社，1999 年 1 月第 1 次印刷。
34. 何其敏著，《中國明代宗教史》，上海：人民出版社，1994 年 1 月第 1 版。
35. 吳智和著，《明人飲茶生活文化》，明史研究小組印行，1996 年 7 月初版。
36. 吳辰伯著，《江浙藏書家史略》，台北：文史哲出版社，1982 年 5 月出版。
37. 吳蕙芳著，《萬寶全書：明清時期的民間生活實錄》，臺北：國立政治大學歷史學系，2001 年 7 月出版。
38. 吳龍輝著，《古董秘鑒——古玩藝術鑑賞經典》，北京：中國社會科學出版社出版發行，1993 年 12 月。
39. 佘德慧著，《中國人的生命轉化——契機與開悟》，台北：張老師出版社，1992 年 4 月初版。
40. 余英時著，《中國近世宗教倫理與商人精神》，臺北：聯經出版事業公司，1992 年 8 月第 4 次印行。
41. 余英時著，《士與中國文化》，上海：人民出版社，1987 年 12 月第 1 版。
42. 杜信孚，杜同書著，《全明分省分縣刻書考》，北京：綫裝書局出版發行，2001 年第 1 版。
43. 宋天彬，胡魏國著，《道教與中醫》，台北：文津出版社，1997 年 8 月。
44. 范子燁著，《中古文人生活研究》，濟南：山東教育出版社，2001 年 7 月。
45. 范宜如，朱書萱著，《風雅淵源——文人生活的美學》，台北：台灣書店發行，1998 年 3 月。
46. 范金民著，《明清江南商業的發展》，江蘇：南京大學出版社出版，1998 年 8 月第 1 次印刷。
47. 宗白華著，《美學散步》，上海：上海人民出版社，1981 年 6 月第 1 版。
48. 周作人著，《明人小品集》，台北：金楓出版社印行，1987 年 1 月。
49. 周文泉，劉正才主編，《中國傳統養生術》，廣東：廣東科技出版社，1991

年 7 月。
50. 金正耀著，《道教與煉丹術論》，北京：宗教文化出版社，2001 年 2 月第 1 版。
51. 金宏柱編著，《氣功養生》，台北：建宏出版社，1993 年 11 月。
52. 來新夏著，《中國古代圖書事業史》，上海：人民出版社，1990 年 4 月第 1 版。
53. 佛斯特著、李文彬譯，《小說面面觀》，台北：志文出版社，1985 年 2 月再版。
54. 胡衛國，宋天彬著，《道教與中醫》，台北：文津出版社，1997 年 8 月 1 刷。
55. 胡孚琛著，《魏晉神仙道教——《抱朴子內篇研究》》，台北：台灣商務印書館發行，1992 年 10 月初版。
56. 胡道靜著，《中國古代的類書》，北京：中華書局印行，1982 年 2 月第 1 版。
57. 徐建融著，《明代書畫鑑定與藝術市場》，上海：上海書店出版社，1997 年 10 月第 1 次印刷。
58. 徐希平著，《高尚的天祿——香茶藥酒》，臺北：雙笛國際事務有限公司，1998 年 2 月 1 版 1 刷。
59. 姚一葦著，《審美三論》，台北：台灣開明書店印行，1993 年 1 月初版。
60. 夏咸淳著，《晚明士風與文學》，北京：中國社會科學出版社，1994 年 7 月第 1 次印刷。
61. 封孝倫著，《人類生命系統中的美學》，合肥：安徽教育出版社，1999 年 12 月。
62. 施蟄存編，《晚明二十家小品》，台北：新文豐出版公司印行，1977 年 9 月。
63. 孫昌武著，《道教與唐代文學》，北京：人民文學出版社，2001 年 3 月第 1 次印刷。
64. 孫克強著，《雅文化》，北京：中國經濟出版社發行，1995 年 3 月。
65. 祝亞平著，《道家文化與科學》，安徽：中國科學技術大學出版社，1995 年。
66. 馬濟人著，《道教與氣功》，台北：文津出版社，1997 年 11 月 1 刷。
67. 容志毅著，《中國煉丹術考略》，上海：上海三聯書店，1998 年 5 月。
68. 郝勤，楊光文著，《道在養生——道教長壽術》，成都：四川人民出版社，1994 年 7 月出版。
69. 郝勤著，《中國古代養生文化》，四川：巴蜀書社出版，1989 年 12 月第 1

版。

70. 恩格斯著，《馬克思恩格斯全集》，北京：人民出版社，1958年版。
71. 翁維健著，《中國飲食療法》，台北：台灣珠海出版有限公司，1991年10月。
72. 唐大潮著，黃心川，陳紅星主編，《明清之際道教「三教合一」思想論》，北京：宗教文化出版社，2000年6月。
73. 張章，黃畬著，《全唐五代詞》，台北：文史哲出版社，1986年10月。
74. 張覺人著，《中國古代煉丹術》——中醫丹藥研究，台北：明文書局印行，1985年4月。
75. 張緒通著，《大道》，成都：巴蜀書社，1994年版。
76. 張節末著，《狂與逸——中國古代知識分子的兩種人格特徵》，北京：東方出版社，1995年1月第1 版。
77. 張榮明著，《中國古代氣功與先秦哲學》，台北：桂冠圖書公司，1992年1月初版。
78. 張欽著，《道教煉養心理學引論》，四川：巴蜀書社，1999年9月第1次印刷。
79. 張海鵬，王廷元著，《明清徽商資料選編》，合肥：黃山書社，1985年。
80. 張秀民著，《中國印刷史》，上海：人民出版社，1989年9月。
81. 崔富章注釋，莊耀郎校閱，《新譯嵇中散集》，台北：三民書局印行，1998年5月。
82. 陳偉明著，《唐宋飲食文化發展史》，台北：臺灣學生書局印行，1995年5月。
83. 陳國符著，《道藏源流考》，台北：中華書局，1963年版。
84. 陳寶良著，《明代社會生活史》，北京：中國社會科學出版社，2004年3月第1 版。
85. 陳東有著，《人欲的解放》，南昌：江西高校出版社，1996年7月第1版。
86. 陳麗桂著，《秦漢時期的黃老思想》，台北：文津出版社，1997年2月1刷。
87. 陳洪著，《隱士錄/中國歷史上的隱士》，台北：笙易有限公司文化事業部，2002年6月。
88. 陳力著，《中國圖書史》，台北：文津出版社，1996年4月初版1刷。
89. 陳萬益著，《晚明小品與明季文人生活》，臺北：大安出版社印行，1988年5月初版。
90. 陳兵，王志遠著，《道教氣功百問》，高雄：佛光出版社印行，1991年5月。

91. 許建平著，《山情逸魂——中國隱士心態史》，北京：東方出版社，1999年6月第1次印刷。
92. 郭英德，過常寶著，《雅風美俗之明人奇情》，臺北：雲龍出版社，1996年2月初版。
93. 郭繼生著，《美感與造型》，臺北：聯經出版事業股份有限公司，1986年5月4版。
94. 康韻梅著，《中國古代死亡觀之探索》，台北：國立台灣大學文史叢刊，1994年6月初版。
95. 戚志芬著，《中國的類書、政書與叢書》，臺北：台灣商務印書館發行，1994年9月第1次印刷。
96. 曹淑娟著，《晚明性靈小品研究》，臺北：文津出版社印行，1988年7月出版。
97. 黃心川，陳紅星著，《道教醫學》，北京：宗教文化出版社，2001年4月。
98. 葉朗著，《中國美學史》，台北：文津出版社，1996年1月。
99. 曾凡著，《中國人的人生之道》，鄭州：河南人民出版社，1992年7月第1次印刷。
100. 曾春海著，《竹林玄學的典範——嵇康》，台北：萬卷樓出版，2000年3月出版。
101. 程不識譯註，《明清清言小品》，武漢：湖北辭書出版社，1994年6月第2次印刷。
102. 葉舒憲編選，《結構主義神話學》， 西安：陝西師範大學出版社，1988年10月。
103. 喬治・桑塔耶納著, 杜若洲譯，《美感》，臺北：晨鐘出版社，1972年1月。
104. 費振鐘著，《墮落時代》，臺北：立緒文化事業有限公司，2002年5月初版。
105. 葛兆光著，《道教與中國文化》，臺北：臺灣東華書局印行，1989年12月初版。
106. 楊墨秋，王繼如著，《古代士人處世之道》，北京：華文出版社，1997年2月第1次印刷。
107. 趙有聲，劉明華，張立偉著，《生死、享樂、自由——道家和道教的關係及人生理想》，臺北：雲龍出版社，1991年3月。
108. 趙伯陶著，《市井文化與市民心態》，武漢：湖北教育出版社，1996年9月第1版。
109. 趙伯陶著，《明清小品——個性天趣的顯現》，桂林：廣西師範大學出版社，1999年6月第1版。

110. 趙榮光著，《中國古代庶民飲食生活》，北京：商務印書館國際有限公司出版，1997年3月。

111. 廖果著，《自養之道——中國古代個體差異養生學說》，北京：華藝出版社，1993年7月。

112. 廖芮茵著，《唐代服食養生研究》，臺北：台灣學生書局印行，2004年5月初版。

113. 劉澤華著，《士人與社會》，天津：天津人民出版社，1992年8月第1次印刷。

114. 劉文剛著，《宋代的隱士與文學》，成都：四川大學出版社，1992年10月第1版。

115. 劉玉平，周曉琳著，《藝術的幽思——琴棋書畫》，臺北：雙笛國際事務有限公司，1988年2月1版1刷。

116. 劉葉秋著，《類書簡說》，台北：萬卷樓發行，1980年2月第1版。

117. 劉昭瑞著，《中國古代飲茶藝術》，台北：博遠出版有限公司，1992年4月。

118. 鄭曉華，駱紅著，《藝術概論》，台北：五南圖書出版公司印行，2000年4月。

119. 鄭金生著，《中國古代的養生》，北京：商務印書館國際有限公司，1997年3月第1次印刷。

120. 鄭曉江著，《中國死亡智慧》，台北：東大圖書公司，1994年4月初版。

121. 滕新才著，《且寄道心與明月——明代人物風俗考論》，北京：中國社會科學出版社，2003年6月第1版。

122. 錢杭，承戴合著，《十七世紀江南社會生活》，臺北：南天書局有限公司，1998年6月初版1刷。

123. 謝凝高著，《山水審美——人與自然的交響曲》，台北：淑馨出版社，1992年9月初版。

124. 謝國禎著，《明代社會經濟史料選編》上中下，福州：福建人民出版社，1980年3月第1版。

125. 謝永新，雷載權著，《中國食療學 3——中醫營養學》，台南：中華日報出版，1991年9月。

126. 戴明揚校注，《嵇康集校注》，北京：人民文學出版社，1962年7月。

127. 繆咏禾著，《明代出版史稿》，南京：江蘇人民出版社，2000年10月第1版。

128. 顏進雄著，《六朝服食風氣與詩歌》，臺北：文津出版社印行，1993年8

月初版 1 刷。

129. 韓廷傑，韓建斌著，《道教與養生》，台北：文津出版社，1997 年 8 月一刷。
130. 羅蘭・巴特著，許薔薔，許綺玲譯，《神話學》，臺北：桂冠圖書股份有限公司，1998 年 2 月。
131. 羅樹寶著，《中國古代印刷史》，北京：印刷工業出版社，1993 年 3 月。
132. 羅中峰著，《中國傳統文人審美生活方式之研究》，台北：洪葉文化事業有限公司，2001 年 2 月。
133. 顧志興著《浙江藏書家藏書樓》，杭州：浙江人民出版社，1987 年 11 月第 1 版。
134. 龔鵬程著，《飲食男女生活美學》，台北：立緒文化事業有限公司，1998 年 9 月初版。
135. Timothy Brook（卜正民）著，方駿、王秀麗、羅天佑合譯，《縱樂的困惑：明朝的商業與文化》，台北：聯經出版事業股份有限公司，2004 年 2 月。
136. 《晚明二十家小品》（上）（下），台北：廣文書局印行，1990 年 10 月。
137. 〔漢〕許慎撰，〔清〕段育裁注，《說文解字注》，台北：天工書局印行，1992 年 11 月。
138. 《明人傳記資料索引》，台北：文史哲出版社，1978 年元月再版。
139. 〔清〕永瑢等撰，《四庫全書總目》，北京：中華書局出版，1981 年 7 月。
140. 丁福保編纂，《佛學大辭典》，北京：文物出版社出版，1984 年 1 月。
141. 胡孚琛編著，《中華道教大辭典》，北京：中國社會科學出版社，1995 年版。
142. 邱樹森編著，《中國歷代職官辭典》，台北：商鼎文化出版社印行，1999 年 4 月。

參、期刊論文

1. 毛文芳撰，〈閒賞——晚明美學之風格意涵析論〉，《中正大學中文學術年刊》，第 2 期，國立中正大學中國文學系出版，民 1999 年 3 月。
2. 毛文芳撰，〈晚明美學之主體體驗的美感型態〉，《國文學誌》，第 2 期，國立彰化師範大學國文學系出版，民 1998 年 6 月。
3. 王仁祥撰，《先秦兩漢的隱逸》，台灣大學歷史學研究所碩士論文，國立台灣大學出版委員會，1995 年 5 月出版。
4. 王璟撰，〈《呂氏春秋》養生思想探究〉，《孔孟學報》，第 81 期，2003 年 9 月。
5. 王泰鴻撰，〈閒情雅致——明清間文人的生活經營與品賞文化〉，《故宮學術季刊》，第 22 卷，第 1 期，2004 年秋季。

6. 王琅撰，〈焦竑思想的特色〉，《文理通識學術論壇》，第 1 期，國立雲林科技大學文理通識學科出版，1999 年 1 月。
7. 江潤祥、關培生撰，〈論高濂《遵生八箋》之養生思想與服食修爲〉，《第二屆中國飲食文化學術研討會論文集》，中國飲食文化基金會出版。
8. 朱倩如撰，《明人的居家生活》，中國文化大學史學研究所碩士論文，2001 年 12 月。
9. 李經緯撰，〈孫思邈養性、養生與老年醫學擷要〉，《中醫藥雜誌》，第 10 卷第 1 期，1999 年 3 月。
10. 李玲珠撰，〈魏晉養生意識的文化思維〉，《哲學雜誌》，第 38 期，2002 年 5 月。
11. 吳美鳳撰，〈明清文人閒情觀——事在耳目之內,思出風雲之表〉，《歷史文物》，第 7 卷，第 9 期，1997 年 12 月。
12. 吳伯曜撰，《林兆恩《四書正義》研究》，國立彰化師範大學國文教育研究所碩士論文，2001 年 6 月。
13. 何傳馨撰，〈明末清初繪畫的仿古風〉，台北：《故宮文物月刊》，第 249 期，2003 年 12 月。
14. 孟乃昌撰，〈秋石試議〉，《自然科學史研究》，第 4 期，1982 年。
15. 林富士撰，〈略論早期道教與房中術的關係〉，《中央研究院歷史語言研究所集刊》，第 72 本，第 2 分，2001 年 6 月。
16. 林莉莉撰，〈從《周禮・天官》的執掌探究古人的養生之道〉，《航空技術學院學報》，第 1 卷，第 1 期，2002 年 8 月。
17. 胡孚琛撰，〈道家和道教形、氣、神三重結構的人體觀〉，楊儒賓主編，《中國古代思想中的氣論及身體觀》，台北：巨流圖書公司，1993 年 3 月。
18. 洪達仁撰，〈簡、厚、精、雅——明代家具概述〉，《產品設計與包裝》，第 53 期，1992 年 11 月。
19. 耿湘沅撰，〈眉公《巖棲幽事》所反映之處事態度〉，《中華學苑》，第 48 期，1996 年 7 月。
20. 徐波撰，〈從「仕」與「隱」看歷史上知識分子的價值實現與阻斷〉，《歷史月刊》，1996 年 4 月。
21. 唐代劍撰，〈王重陽三教圓融思想的理論價值與社會意義〉，《鵝湖》，第 26 卷，第 2 期，2000 年 8 月。
22. 張秉倫、孫毅霖撰，〈「秋石方」模擬實驗及其研究〉，《自然科學研史研究》，第七卷，1988 年。
23. 張應超撰，〈道教與養生〉，《道教學探索》，第 9 期，1995 年 12 月。

24. 張贛生撰，〈中國養生術縱橫談〉，《歷史月刊》，第 76 期，1994 年 5 月。
25. 張嘉昕撰，《明人的旅遊生活》，中國文化大學史學研究所碩士論文，2000 年 6 月。
26. 張璉撰，〈三教合一論與「三一教」及其流傳海外之情形——以新加坡爲例〉，《淡江史學》，第 10 期，1999 年 6 月。
27. 華慈祥撰，〈文房四寶・鼎盛明代〉，《典藏美術》，2003 年 6 月。
28. 崔中慧撰，〈玩古・賞新——明清的賞玩文化〉學術研討會紀實（一），《典藏古美術》，第 138 期，2004 年 3 月。
29. 許雅惠撰，〈晚明的古銅知識與仿古銅器〉，台北：《故宮文物月刊》，第 250 期，2004 年 1 月。
30. 陳慧霞撰，〈晚明文房與市場生活中的古色〉，台北：《故宮文物月刊》，第 250 期，2004 年 1 月。
31. 陳美惠撰，〈內經養生思想之淺釋〉，《傳統醫學雜誌》，第 13 期，2002 年 8 月。
32. 陳美惠撰，〈張仲景養生思想之發揮〉，《傳統醫學雜誌》，第 13 期，2002 年 8 月。
33. 黃強撰，〈金瓶梅與飲食養生〉，《國文天地》，第 170 期，1999 年 7 月。
34. 黃妙慈撰，《高濂遵生理念及其生活實踐——以「遵生八箋」爲主要範疇》，台灣大學中國文學研究所論文，2003 年。
35. 黃興宗撰，〈對中世紀中國藥物「秋石」特性的試驗〉，《中國圖書文史論集》，台北：正中書局，1991 年。
36. 曾錦坤撰，〈明儒高濂「遵生八箋」的養生思想〉，《中國人文社會學報》，第 2 期，中華大學人文社會學院出版，民 2005 年 3 月。
37. 覃瑞南撰，〈從「長物志」管窺明代文人的居室美學〉，台南：《台南女子技術學院學報》，第 17 期，1998 年 6 月。
38. 蒲慕州撰，〈神仙與高僧——魏晉南北朝宗教心態試探〉，《漢學研究》，第 8 卷，第 2 期。
39. 蔡輝炯撰，〈佛、儒、道三家養生哲學研究〉，《能仁學報》，第 5 期，1997 年 7 月。
40. 蔡輝炯撰，〈論中國養生之學之發展〉，《能仁學報》，第 6 期，1998 年 4 月。
41. 廖美雲撰，〈六朝練形養生觀與服食礦物藥餌研究〉，2002 年 6 月，《台中技術學院學報》，第 3 期。
42. 劉廣定撰，〈從北宋人提煉性激素說談科學對科技史研究的重要性〉，《國立台灣大學文史哲學報》第 30 期，1981 年。

43. 劉秉果撰，〈熊經鳥伸，爲壽而已——中國古代導引的發展演變〉，《歷史文物》，第 115 期，2003 年 2 月。
44. 鄭志明撰，〈道教生死觀——「不死」的養生觀〉，第 139 期，1999 年 8 月。
45. 練正平撰，〈《遵生八箋》之陶瓷藝術觀初探〉，《臺灣工藝》No‧16，國立臺灣工藝研究所出版，2003 年 7 月。
46. 歐貽宏撰，〈《遵生八箋》與《考槃餘事》〉，《圖書館論壇（漢學）》，第 1 期，圖書館論壇編輯部出版，民 1998 年 2 月。
47. 蘇恆安撰，〈中國道家的養生食治觀〉，《中國飲食文化基金會會訊》，第 9 卷，第 1 期，2003 年 1 月。
48. 蘇啓明撰，〈明清書畫——一個非風格分析的歷史論述〉，《國立歷史博物館學報》，第 18 期，2000 年 12 月。

附　錄

說明：

此部份爲《遵生八箋》一書中〈四時調攝箋〉、〈靈秘丹藥箋〉、〈飲饌服食箋〉、〈燕閒清賞箋〉、〈起居安樂箋〉等五箋的內容整理，將文本中較爲龐雜的部份以表格列出，供作備忘之用。

表1：〈四時調攝箋〉各卷類項條目整理

卷目／類項	春　卷	夏　卷	秋　卷	冬　卷
各季三個月份的調攝總論	「春三月調攝總類」	「夏三月調攝總類」、「臞仙月占主疾」。	「秋三月調攝總類」、「臞仙月占主疾」。	「冬三月調攝總類」、「臞仙月占主疾」。
經絡圖	「臟腑配經絡圖」、「經絡配四時圖」			
附圖	「春月氣數主屬之圖」、「肝神圖」、「膽神圖」。	「夏月氣數主屬之圖」、「心神圖」、「脾神圖」。	「秋月氣數主屬之圖」、「肺神圖」。	「冬月氣數主屬之圖」、「腎神圖」。
有關臟腑各式論法、臟腑病相法與功法、保養法	「肝臟春旺論」、「膽腑附肝總論」、「相肝臟病法」、「修養肝臟法」、「六氣治肝法」（以噓氣法行之）、「肝臟導引法」、（正二月三月行之）「修養膽臟法」、「相膽病法」、「膽腑導引法」、「治膽腑吐納用嘻法」。	「心臟夏旺論」、「相心臟病法」、「修養心臟法」、「六氣治心法」（以呵氣法行之）、「心臟導引法」、「脾臟四季旺論」、「修養脾臟法」、「相脾臟病法」、「六炁治脾法」、「脾臟四季食忌」、「導引法」（六月行之）。	「肺臟秋旺論」、「相肺臟病法」、「修養肺臟法」、「六炁治肺法」（以呬法行之）、「肺臟導引法」（七、八、九月行之）。	「腎臟冬旺論」、「相腎臟病法」、「修養腎臟法」、「六炁治腎法」（以吹氣法行之）、「腎臟導引法」（冬三月行之）。

黃帝奇方	「黃帝製春季所服奇方」：以茯苓、菖蒲、細辛、山藥……等十八味煉蜜爲丸，服致一月，百病消滅，體氣平復。	「黃帝製夏季所服奇方」：當季三個月，男子內虛，不能飲食，健忘……等各種疾病時，所服藥方，如茯苓（五錢，食不消加一錢）、杜仲（五錢，腰痛加一錢）……等共十三種。	「黃帝製護命茯苓丸」	「黃帝製護命茯苓丸」
當季各種養生論與合用藥方	「春季攝生消息論」、「三春合用藥方」（如菊花散、惺惺散……等共十種。）	夏季攝生消息論」、「夏三月合用藥方」（如荳蔻散、四順丸……等，共八種。）	「秋季攝生消息論」、「秋三月合用藥方」（如七寶丹、攝脾丸……等共七種。）	「秋季攝生消息論」、「秋三月合用藥方」（如陳橘丸、搜風順氣牽牛丸……等共五種。）
當季三個月的各月宜忌與修養法、坐功圖	「正月事宜」、「正月事忌」、「正月修養法」、「二月事宜」、「二月事忌」、「二月修養法」、「三月事宜」、「三月事忌」、「三月修養法」、「陳希夷季春二炁坐功圖勢」。	「夏四月事宜」、「四月事忌」、「四月修養法」、「陳希夷孟夏二炁坐功圖勢」、「五月事宜」、「五月事忌」、「夏五月修養法」、「陳希夷仲夏二炁坐功圖勢」、「六月事宜」、「六月事忌」、「六月修養法」、「陳希夷季夏二炁坐功圖勢」。	「七月事宜」、「七月事忌」、「秋七月修養法」、「陳希夷孟秋二炁坐功圖勢」、「秋八月事宜」、「八月事忌」、「秋八月修養法」、「陳希夷仲秋二炁坐功圖勢」、「九月事宜」、「九月事忌」、「九月修養法」、「陳希夷季秋二炁坐功圖勢」。	「十月事宜」、「十月事忌」、「十月修養法」、「陳希夷孟冬二炁坐功圖勢」、「十一月事宜」、「十一月事忌」、「十一月修養法」、「陳希夷仲冬二炁坐功圖勢」、「十二月事宜」、「十二月事忌」、「十二月修養法」、「陳希夷季冬二炁坐功圖勢」。
當季逸事	「春時逸事」：探春鬪花、移春檻、繫煎餅、食生菜、戴春燕、貼宜春字、五辛盤、爆竹驚鬼、飲椒栢酒、桃符畫神、畫雞貼戶、畫鍾馗、除窮鬼、造綵勝、七種菜羹、造麵蠒、天街觀燈、踏歌聲調、送灶飯、孤山看梅、斷橋踏雪、蘇隄觀柳、清明祭	「夏時逸事」：入水避暑、河朔夏飲、高臥北窗、避暑涼棚、造百索、捕蠅虎蟾蜍、九子粽、射粉團、菖蒲酒、五彩線、蒲人艾虎、鬪草浴蘭、凫車、伏閉不出、暑飲碧筩、琢冰山、分龍節　櫻筍廚、臨水宴、霹靂酒、寒荏冰、壬癸席、澄水帛、冰絲	「秋時逸事」：風起鱸肥、圍棋爭勝、綵絲續命、菊花稱壽、思蓴鱸、登南樓、懷故里、曝犢鼻褌、曬腹中書、穿針乞巧、占蛛絲、盂蘭盆供、廣陵觀濤、梯雲取月、登高避厄、佩萸食餌、孟嘉落帽、登戲馬台、摘菊盈把、賜菊延壽、尙食棗糕、滿	「冬季逸事」：臘八日粥、竈中點燈、餽歲別歲、守歲分歲、藏鉤之戲、火山香稻、研爐煖合、辟寒香、却寒簾、揑鳳炭、杜暖香、煮建茗、妓圍肉陣、煖寒會、三餘足學、書物候風、諧律度晷、愛日履霜、鑿冰纍燧、尋梅烹雪，共二十條。

	掃、拔除、曲水流觴、踏青鞋履、杏酪棗糕、青精飯、駐馬飲、取紅花、裝花獅、護花鈴、括香、呑花臥酒、紅餤雙、釀梨花、錦帶羹、憐草色望杏花、占草驗歲、占雨霧、折松索葦、登高眺遠、泛舟祠膏、花盖夜幄、花褥草裀，共四十七項。	裀、招涼辟暑、白龍皮、溜激涼風、七井生涼、按轡木陰、浮瓜沉李、蹋草競渡、厭兵續命、勞酒荐瓜、環爐交扇、嘯風嗽露、避暑感涼、寺院浴佛、開煮迎新，共三十九條。	城風雨、中元大猷、登山坐湖、月帳風幃、霜階風隙、服黃佩赤，共二十六條。	
當季幽賞	「春時幽賞」：高濂舉家鄉武林一代之觀景景點。如孤山月下看梅花、八卦田看菜花、虎跑泉試新茶、保叔塔看曉山、西溪樓啖煨笋、登東城望桑麥、三塔基看春草、初陽臺望春樹、山滿樓觀柳、蘇提看桃花、西泠橋玩落花、天然閣上看雨，共十二條。	「高子論夏時幽賞」：蘇堤看新綠、東郊玩蚕山、三生石談月、飛來洞避暑、壓堤橋夜宿、湖心亭採蓴、湖晴觀水面流虹、山晚聽輕雷斷雨、乘露剖蓮雪藕、空亭坐月鳴琴、觀湖上風雨欲來、步山徑野花幽鳥，共十二條。	「高子秋時幽賞」：西泠橋畔醉紅樹、寶石山下看燈塔、滿家衖賞桂花、三塔基聽落雁、勝果寺月岩望月、水樂洞雨後聽泉、資嚴山下看石笥、北高峰頂觀雲海、策杖林園訪菊、乘舟風雨聽蘆、保叔塔頂觀海日、六和塔夜玩風潮，共十二條。	「高子冬時幽賞」：雪霽策蹇尋梅、三茅山頂望江天雪霽、西溪道中玩雪、山頭玩賞茗花、登天目絕頂、山居聽人說書、湖凍初晴遠泛、共十二條。

表 2：〈靈秘丹藥箋〉詳細藥目與藥效

藥品種類	方藥名目與藥效舉隅
丹藥與藥酒	『秘傳龍虎石鍊小還丹』、『陰煉二法』、『河煉法』、『陽煉二法』、『乳煉秋石法』、『取秋石冰片法』、『取伏火黃芽法』、『取秋石汞花法』、『煉黃芽法』、『煉白雪法』、『取冬冰法』、『晒煉乾秋石法』、『混元毬取甜秋石法』、『煉眞土法』、『取紅鉛法』、『製紅鉛法』、『製首經至寶法』、『製靈鉛法』、『製金乳粉法』、『製乳酥法』、『煉乳膏法』、『取梅子二法』、『寶珠丹方』、『取後天月月一枝花法』、『取忝米金丹法』、『製何首烏法』、『製茯苓法』、『製蓮子粉法』、『製芡實法』、『製熟地黃法』、『製人參法』、『製川椒法』、『製小茴香法』、『河煉龍虎丸』、『陰煉龍虎五精丸』、『陽煉龍虎五精丸』、『二煉龍虎五精丸』、『陽煉龍虎小靈丹』、『陰煉龍虎小靈丹』、『先天服食陰煉大丹』、『羅浮眞人三家相見

	秋石方』、『仙傳秋石配合十精五子丸』、『益容仙丹』、『先天眞一丹』、『道藏班龍黑白二神丹』、『長生斑龍飛步丹』、『蒼术鉛汞丸』、『度世丹』、『神仙不老丸』、『松黃頤壽丹』、『大補陰膏』、『益元七寶丹』、『瑤臺雪補胃神方』、『紫霞丹』、『延齡聚寶酒』、『延壽酒藥仙方』、『羅眞人延壽丹』、『草還丹』、『草靈丹』、『固眞一枝花丹』、『壯陽無價至寶丹』、『神仙紫霞杯』、『沉香內補丸』，等六十三種。
自得秘方	『治痰症方』：青律丸（治虛實痰火，清熱化痰）、半夏麯法、清氣滌痰丸（健脾胃，化痰涎，寬胸膈，進飲食）、霞天膏（治膠結老痰）、白玉丹（專治久痰咳嗽，醒酒，清心明目，解渴）、法制青金丹（降火清氣，化痰止嗽）、造百藥煎法、神化丹、太極霜、治痰快氣消隔食方、頑痰不化方、九煉玄明粉法、治痰神水方、治痰中欲絕吹鼻散，共十四種。 『眼目症方』：女眞膏（用點遠近爛眩風翳障眼）、宣睛膏、千金秘受保精丸（能補腎治肝，去風散血，順氣除昏，升降水火，袪內外障）、明目保養四神丸、密傳煎藥加減妙方、神妙膏、用點火眼、點雲翳眼、洗眼方（在立冬日採桑葉洗之）、魏斗蓬點眼方、吹鼻六聖散（治赤眼冷淚，頭瘋，耳中疼痒，鼻塞聲重，牙疼），共十一種。 『瘋症方』：青金錠（治男女中風，痰厥牙關，緊急不得口開，難以進藥，并雙鵝喉閉，不能言者，或小兒驚風，痰迷不省）、金彈子（治諸瘋，左癱右瘓，手足頑麻，半身不遂，口眼歪斜，寒濕筋骨疼痛，偏墜疝氣）、神秘浸酒方（治左癱右瘓，半身不遂，一切諸瘋疼痛）、金刀如聖散（治破傷風，蛇犬咬傷，金瘡，濕瘡）、追瘋逐濕遇仙膏（治風濕骨節疼痛）、活絡丹（治肩臂腰膝筋骨疼痛）、定瘋丸（治半身不遂）、驪龍珠方（治瘋中百症）、妙應膏、道藏勝金丹（治一切風疾），共十種。 『癆症方』：御溝金水方（治男女燒骨癆，乾血癆，童子癆）、龍香犀角丸（治吐血癆症）、止嗽瓊珠膏、乳升丹（治女人虛癆）、蒸臍秘妙方（治五勞七傷，諸虛百損），共五種。 『寒症方』：通眞救苦丸、避瘟疫冷飲子、合掌膏，共三種。 『噎膈症方』：鸛肝丹（治番胃膈食）、回生散（治膈食膈氣）、虎肚散、再生丹（治番胃吐食，膈氣痰火），共四種。 『瀉痢症方』：閘板丹、治赤白痢仙方、治噤口痢三方、又方、又一方，共五種。 『痔漏症方』：八仙聚會丹、治漏四奇方、仙螺膏（治痔痛，臟毒）、抹藥方、少陽丸（治痔漏），共五種。 『癰疽癤毒症方』：化毒消腫方（治諸惡瘡，發背，疔腫）、牙消散、千金內托裏散、飛龍奪命丹、箍藥三方、活命飲（治一切癰疽，發背腫毒，諸惡瘡）、忍冬丸、七鼇散（治五癰）、治對口瘡神方、麥飯石圍散、神異膏方、爬口蜈蚣方，共十四種。 『烏鬚法方』：烏鬚內補人仁丸（固元保眞）、猿猴上樹方、神妙美髯方，共三種。

	『口齒症方』：定痛散（止痛）、痛牙汨口方、黑鉛丹（烏鬚髮，堅齒牙）、神仙擦牙方（黑鬚髮，去邪風）、擦牙烏金散（固齒去風）、治口瘡牙湧方（堅牙，去風，除蟲，定痛），共六種。 『時瘡症方』：擦磨膏（瘡焦隱去）、煎藥神方（瘡愈後更無後患）、治時瘡腫塊方、時瘡初發三日褪光方、時瘡結毒方（消瘡），共五種。 『下疳瘡方』：全形散（擦一、二次即愈）、紫金散、青黃散、疳瘡蛀梗方、又一方、三蟲神解散，共六種。 『瘡腫症方』：黃龍膏、白龍膏、治疔背諸毒、治乳癰方、治白火痺三方（一方取蟑螂虫，新瓦上焙乾爲末）、龍虎衛生膏、治肥瘡疳瘡方、治瘡口久不收斂方（貓頭骨，狗頭骨燒灰爲末），共九種。
客談奇方	『治血山崩漏方』、『內消累歷方』（用鼠糞、大楓子、巴豆搗細入大鯽魚肚內煆煉）、『大金丹』（治痰火，番膈，中風，濕痰虛損怯症）、『紫袍散』（治咽喉十八種病症）、『刀瘡藥』、『麻木藥』、『隔紙膏』（治濕毒頑瘡，臭爛腫瘡）、『小兒瀉痢不服藥』（外用藥，用土木鱉，母丁香，麝香共爲細末，貼臍）、『迴燕膏』、『治偏墜方』、『治傷寒神通散』、『治疔瘡方』（用黃麻梗中虫一條，焙乾爲末，酒調服下）、『回天起死丸』（治痘瘡，根窠不紅黑陷，灰白塌損，蛇皮垂死者）、『治遠年瘋癬擦藥』（外用藥，擦手足骨節）、『又內鮮煎藥方』、『治癬妙方』、『治癬七攻散』、『千里不飲水不渴方』（用白蜜，甘草，薄荷，烏梅，乾葛，鹽白梅，何首烏，白茯苓共爲末，蜜丸）、『行路不吃食自飽方』（用芝麻，紅棗，糯米共爲末，蜜丸）、『治痘疹黑陷不起』、『治痘瘡攻目壞眼』、『神驗續骨丸』、『守仙五子丸方』（治金石藥毒）、『華蓋丹』（黑鬚髮妙藥）、『辟寒丹』（用雄黃，赤石脂，丹砂，乾薑爲末，蜜丸）、『辟暑丹』、『治牙日用妙方』（擦齒方）、『大解不通方』、『治老人小解秘澀』、『三子養親湯』（用蘇子，蘿蔔子，白芥子炒香泡湯）、『開胃炒麵方』、『食栢草方』（飽肚不飢，避難絕食妙方）、『遺精白濁奇方』，共三十三種。

表 3：〈飲饌服食箋〉各類食品細目及服食方、湯品類、熟水類、粥糜類藥效舉隅

品　類	細　目
湯品類	『青脆梅湯』、『黃梅湯』、『鳳池湯』、『橘湯』、『杏湯』、『茴香湯』、『梅蘇湯』、『天香湯』、『暗香湯』、『須問湯』（紅白容顏直到老）、『杏酪湯』、『鳳髓湯』（潤肺療咳嗽）、『醍醐湯』（止渴生津）、『水芝湯』（通心氣益精髓）、『茉莉湯』、『香橙湯』（寬中快氣消酒）、『橄欖湯』（止渴生津）、『荳蔻湯』（治一切冷氣心腹脹滿、嘔吐、水穀不消、困倦少力、不思飲食）、『解醒湯』（中酒後服）、『木瓜湯』（二種）（除濕止渴快氣）、『無塵湯』、『綠雲湯』、『栢葉湯』、『三妙湯』（實氣養血）、『乾荔枝湯』、『清韻湯』、『橙湯』、『桂花湯』、『洞庭湯』、『綠豆湯』（解暑），共三十一種。

熟水類	『稻葉熟水』、『橘葉熟水』、『紫蘇熟水』(寬胸導滯)、『桂葉熟水』、『沉香熟水』、『丁香熟水』、『砂仁熟水』(消壅隔、去胸膈鬱滯)、『花香熟水』、『檀香熟水』、『荳蔻熟水』、『桂漿』(祛暑解煩、去熱生涼、百病不作)、『香櫞湯』(化食導痰開鬱),共十二種。
粥糜類	『芡實粥』(益精氣、強智力、聰耳目)、『蓮子粥』、『竹葉粥』(治隔上、風熱、頭目赤)、『蔓菁粥』(治小便不利)、『牛乳粥』、『甘蔗粥』(治咳嗽、虛熱、口燥、涕濃)、『山藥粥』(二種)(治虛勞骨蒸)、『枸杞粥』、『紫蘇粥』(治老人腳氣)、『地黃粥』(滋般潤肺)、『胡麻粥』、『山栗粥』、『菊苗粥』(清心寧目)、『杞葉粥』、『薏苡粥』、『沙谷米粥』(治下痢)、『蕪蔓粥』、『梅粥』、『荼蘼粥』、『河祇粥』、『羊腎粥』(治腰腳疼痛)、『麋角粥』(治下元虛弱)、『鹿腎粥』、『豬腎粥』(治耳聾)、『羊肉粥』(治羸弱壯陽)、『扁豆粥』(治欲睡不得睡)、『茯苓粥』、『蘇麻粥』(治老人諸虛結、腹脹噁心)、『竹瀝粥』(治痰火)、『門冬粥』、『蘿蔔粥』、『百合粥』、『仙人粥』、『山茱萸粥』、『乳粥』(大補元氣)、『枸杞子粥』、『肉米粥』、『綠豆粥』、『口數粥』(除瘟疫、辟惡鬼),共四十種。
果實粉麵類	『藕粉』、『雞頭粉』、『栗子粉』、『菱角粉』、『薑粉』、『葛粉』、『茯苓粉』、『松栢粉』、『百合粉』、『山藥粉』、『蕨粉』、『蓮子粉』、『芋粉』、『蒺藜粉』、『括蔞粉』、『茱萸麵』(粉麵乃用雜糧製成,採用複合、粗製澱粉,並雜入雜糧)、『山藥撥魚』(山藥麵加肉汁)、『百合麵』,共十八種。
脯鮓類	『千里脯』、『肉鮓』(柳葉鮓)、『搥脯』、『火肉』、『臘肉』、『炙魚』、『水醃魚』、『蟹生』、『魚鮓』、『肉鮓』、『大熝肉』、『帶凍鹽醋魚』、『瓜虀』、『水雞乾』、『算條巴子』、『臊子蛤蜊』、『爐焙雞』、『蒸鰣魚』、『酥骨魚』、『川豬頭』、『釀肚子』、『夏月醃肉法』、『醃豬舌牛舌法』、『風魚法』、『肉生法』、『魚醬法』、『糟豬頭蹄爪法』、『酒發魚法』、『酒醃蝦法』、『湖廣鮓法』、『水炸肉』、『清蒸肉』、『炒羊肚子』、『炒腰子』、『蟶鮓』、『又風魚法』、『糖炙肉』、『醬蟹、糟蟹、醉蟹法』、『晒蝦不退紅色法』、『煮魚法』、『煮蟹青色、蛤蜊脫丁法』、『造肉醬法』、『黃雀鮓』,共五十餘種。
家蔬類	『鹽配瓜菽』、『糖蒸茄』、『蒜梅』、『釀瓜』、『蒜瓜』、『三煮瓜』、『蒜苗乾』、『藏芥』、『綠豆芽』、『芥辣』、『醬佛子香櫞梨子』、『糟茄子法』、『糟薑方』、『糖醋瓜』、『素筍鮓』、『又筍鮓方』、『糟蘿蔔方』、『做蒜苗方』、『三和菜』、『暴虀』、『胡蘿蔔菜』、『胡蘿蔔鮓』、『又方』、『曬淡筍乾』、『蒜菜』、『做瓜法』、『淡茄乾法』、『十香鹹豉方』、『又造芥辣法』、『芝麻醬方』、『盤醬瓜茄法』、『乾閉甕菜』、『撤拌和菜』、『水豆豉方』、『倒纛菜』、『辣芥菜清燒』、『蒸乾菜』、『鵪鶉茄』、『食香瓜茄』、『糟瓜茄』、『茭白鮓』、『糖醋茄』、『糟薑』、『醃鹽菜』、『蒜冬瓜』、『醃鹽韭』、『造穀菜法』、『酒豆豉方』、『紅鹽豆』、『五美薑』、『醃芥菜』、『食香蘿蔔』、『糟蘿蔔、茭白、筍菜、瓜茄等物』、『五辣醋方』,共五十五種。

野蔌類	『黃香萱』、『甘菊苗』、『枸杞頭』、『菱科』、『蓴菜』、『野莧菜』、『野白薺』、『野蘿蔔』、『蔞蒿』、『黃連頭』、『水芹菜』、『茉莉葉』、『鵞腳花』、『梔子花』（一名薝蔔）、『金荳兒』（即決明子）、『金雀花』、『紫花兒』、『香春芽』、『蓬蒿』、『灰莧菜』、『桑菌、柳菌』、『鵞腸草』、『雞腸草』、『棉絮頭』、『蕎麥葉』、『西洋太紫』、『蘑菇』、『竹菇』、『金蓮花』、『水菜』、『看麥娘』、『狗腳跡』、『斜蒿』、『眼子菜』、『地踏菜』、『窩螺薺』、『馬齒莧』、『馬蘭頭』、『茵陳蒿』（即青蒿兒）、『雁兒腸』、『野茭白菜』、『倒灌薺』、『苦麻薹』、『黃花兒』、『野荸薺』、『野菉荳』、『油灼灼』、『板蕎蕎』、『碎米薺』、『天藕兒』、『蚕豆苗』、『蒼耳菜』、『芙蓉花』、『葵菜』、『丹桂花』、『萵苣菜』、『牛蒡子』、『槐角葉』、『椿樹根』、『百合根』、『括蔞根』、『凋菰米』、『錦帶花』、『菖蒲』、『李子』、『山芋頭』、『東風薺』（薺菜）、『玉簪花』、『梔子花』（又一法）、『木菌』、『藤花』、『牛蒡葅』、『商陸』、『牛膝』、『湖藕』、『防風』、『芭蕉』、『牛蒡脯』、『蓮房』、『苦益菜』（即胡麻）、『松花芷』、『白芷』、『防風芽』、『天門冬芽』、『水苔』、『蒲蘆芽』、『鳳仙花梗』、『紅花子』、『金雀花』、『寒豆芽』、『黃豆芽』，共九十種。
醞造類	『桃源酒』、『香雪酒』、『碧香酒』、『臘酒』、『建昌紅酒』、『五香燒酒』、『山芋酒』、『葡萄酒』、『黃精酒』、『白朮酒』、『地黃酒』、『菖蒲酒』、『羊羔酒』『天門冬酒』、『松花酒』、『菊花酒』、『五家皮三骰酒』，共十七種。
麯類	『白麯』、『內府秘傳麯方』、『蓮花麯』、『金莖露麯』、『襄陵麯』、『紅白酒藥』、『東陽酒麯』、『蓼麯』，共八種。
甜食類	『炒麵方』、『松子餅方』、『麵和油法』、『松子海囉𢳆方』、『白閏方』『雪花酥方』、『芰什麻方』、『黃閏方』、『薄荷切方』、『一窩絲方』、『酥兒印方』、『蕎麥花方』、『羊髓方』、『黑閏方』、『洒孛你方』、『椒鹽餅方』、『酥餅方』、『風消餅方』、『肉油餅方』、『素油餅方』、『雪花餅方』、『芋餅方』、『韭餅方』、『白酥燒餅方』、『黃精餅方』、『捲煎餅方』、『糖榧方』、『肉餅方』、『油夾兒方』、『麻膩餅子方』、『五香糕方』、『鬆糕方』、『裹蒸方』、『几用香頭法』、『煮砂團方』、『粽子法』、『玉灌肺方』、『燥子肉麵法』、『餛飩方』、『水滑麵法』、『到口酥方』、『柿霜清膈餅方』、『雞酥餅方』、『梅蘇丸方』、『水明角兒法』、『造粟腐法』、『麩鮓』、『煎麩』、『神仙富貴餅』、『造酥油法』、『光燒餅法』、『復爐燒餅法』、『糖薄脆法』、『蘇黃獨方』、『高麗栗糕方』、『荊芥糖方』、『花紅餅方』、『豆糕餅方』，共五十八種。
法製藥品類	『法製半夏』、『法製橘皮』、『法製杏仁』、『酥杏仁法』、『醉鄉寶屑』、『法製縮砂』、『木香煎』、『法製木瓜』、『法製鰕米』、『香茶餅子』、『法製芽茶』、『透頂香丸』、『硼砂丸』、『山查糕』、『甘露丸』、『鹹杏仁法』、『香橙餅子』、『蓮子纏』、『法製榧子』、『法製瓜子』、『橄欖丸』、『法製荳蔻』、『又製橘皮』、『煎甘草膏子法』、『生煉玉露霜方』，共二十四種。

服食方類	單方類	服松脂法（不饑，夜視目明）、又一法（久當絕穀，自不欲飲食矣）、又一蒸法（不饑延年，不老，顏色瑩潤）、服雄黃法（久活延年，髮白再黑，齒落更生，百病不生）、又製雄法（用以治心疾、風甚，并膈氣咳嗽）、服椒法（延年）、服豨薟法（益元氣，眼目輕明，鬢髮烏黑，筋力強健）、服桑椹法（桑椹利五臟關節，通血氣，久服不饑）、雞子丹法（長年）、太清經說神仙靈草菖蒲服食法（百疾消滅，鎮心益氣，強志壯神，填精補髓）、枸杞茶（明目）、益氣牛乳方（老人最宜，補血脈，益心氣，長肌肉）、金水煎（延年益壽）、天門冬膏（去積聚風痰，不饑，輕身益氣）、服五加皮說（延年）、服松子法（不饑渴，身輕體健）、服槐實法（身輕，白髮變黑）、服蓮花法（不老）、服食松根法（飽食可絕穀）、服食茯苓法（不饑渴，除病延年）、服食术法（耐風寒，延壽無病）、服食黃精法（不老）、服食萎甤法（延年）、服食巨勝法（服一年後，身面滑澤，水洗不著肉，服食五年，水火不害，行及奔馬）、神仙餌蒺藜方（身輕延壽）、神仙服槐子延年不老方（夜看細書，氣力百倍）、服藕實莖法（輕身延年）、服栢實方、輕身延年仙术丸方、枸杞煎方（駐顏，潤肌膚）。
	複方類	蒼龍養珠萬壽紫靈丹（服此再行陰功積德，地仙可位）、九轉長生神鼎玉液膏（每轉更加入不同藥材熬煮，名稱也不同，可延年）、玄元護命紫芝杯（治五勞七傷，諸虛百損，左攤右瘓，各色瘋疾）、神仙上乘黃龍丹方（長生）、鐵甕先生瓊玉膏（返老還童，可成地仙）、地仙煎（治腰膝疼痛，一切腹內冷病）、不畏寒方（大寒可著單衣，忘冷）、紫霞杯方（延年卻老，脫胎換骨）、昇玄明粉法（解暑熱，化頑結老痰）、河上公服芡實散方（益壽延年）、服天門冬法（強骨髓）硃砂雄黃杯法（解毒，辟百虫）、神仙巨勝丸方（身輕體健，萬病不侵）、服食大茯苓丸方（長生不老）、李八伯杏金丹方（保氣延年，除萬病）、保鎮丹田二精丸方（鎮丹田，活血駐顏，長生不老）、萬病黃精丸方（久服可希仙位）、卻老七精散方（固精延年）、去三尸滅百虫美顏色明耳目雄黃丸。
	辟穀食方	辟穀住食方、辟穀方（不饑）。

表 4：〈燕閒清賞箋〉中所載茶具各項功能

茶具名稱	功　　能	茶具名稱	功　　能
商象	古石鼎，用以煎茶。	歸潔	竹筅帚也，用以滌壺。
分盈	杓也，用以量水斤兩。	遞火	銅火斗也，用以搬火。
降紅	銅火筋也，用以簇火。	執	準茶秤也。
團風	素竹扇也，用以發火。	漉塵	茶洗也，用以洗茶。

靜沸	竹架，即茶經支腹也。	注春	磁瓦壺也，用以注茶。
運鋒	劖果刀也，用以切果。	甘鈍	木碪墩也。
啜香	磁瓦甌也，用以啜茶。	撩雲	竹茶匙，用以取果。
納敬	竹茶橐也，用以放盞。	受污	拭抹布也，用以潔甌。
苦節君	煮茶竹炉也，用以煎茶。	建城	以箬爲籠，封茶以貯高閣。
雲屯	磁瓶，用以杓泉以供煮水。	鳥府	以竹爲藍用以盛炭。
水冑	即磁缸瓦缶，用以貯泉。	器局	竹編爲方箱，用以收茶具者。
外有品司	竹編圓撞提合，用以收貯各品茶葉以待烹品者也。		

表 5：〈起居安樂箋〉中居室頤養與旅遊用具詳細類項與功能

怡養動用事具	『二宜床』（冬夏兩用之涼床）、『無漏帳』（蚊帳，夏防蚊，冬禦寒）、『竹榻』（置之高齋，可足午睡倦息）、『石枕』（明目益睛，至老可讀細書）、『藥枕』（枕過百日，面有光澤，一年體中風疾一切皆愈，而且身香。四年髮白變黑，齒落更生，耳目聰明）、『蒲花褥』（爲臥褥或坐褥，虛軟溫燠，他物無比）、『隱囊』（榻上睡起，以兩肘倚墩小坐，甚覺安逸）、『靠背』（置之榻上，坐起靠背）、『靠几』（置之榻上，側坐靠肘，或置薰爐，香合書卷最便）、『蘆花被』（八九月初寒覆之，不甚傷煖，取其清耳）、『紙帳』（取其透氣與清致）、『欹床』（醉臥偃仰觀書，併花下臥賞俱妙）、『短榻』（傍置之佛堂書齋閑處，可以坐禪習靜，共僧道談玄甚便）、『籐墩』、『書枕』（用紙束縛成枕頭，枕於書窗之下，便作一夢清雅）、『袖爐』（便清齋焚香，炙手薰衣，作烹茶，對客常談之具）、『蒲石盆』（書齋蒲石之供）、『仙椅』（坐椅寬舒，可以盤足後靠，以供默坐凝神之用）、『隱几』（榻上倚手頓顙可臥）、『梅花紙帳』、『滾凳』（此凳有滾軸，往來腳底，按摩湧泉穴，有養生的功能）、『蒲墩』（席地久坐之用）、『如意』、『竹鉢』（持以飲食）、『禪椅』、『禪衣』（坐以圍身，甚溫煖）、『佛堂』、『禪燈』（照明）、『鐘磬』（懸之佛堂，焚香敲擊，以清俗耳）、『念珠』、『聖蠟燭方』、『聖燈方』、『臞仙異香』、『難消炭』、『獸炭』、『香櫞盤橐』。
遊具	『竹冠』、『披雲巾』（避風寒）、『道服』（坐禪、策蹇、披雪、避寒）、『文履』、『道扇』、『拂塵』、『雲舄』（山人濟勝之鞋）、『竹杖』（行具）、『瘦杯』、『瘦瓢』（用以飲泉）、『葫蘆』（裝飾或乘藥）、『藥籃』（內實應驗方藥、膏藥，以便隨處濟人）、『棋籃』（圍棋罐子）、『詩筒葵牋』、『韻牌』（刻詩韻上下二平聲爲紙牌）、『斗笠』（遮風日）、『葉牋』、『坐氈』（臨水傍花處，展地共坐）、『衣匣』（裝衣服）、『便轎』（入山用之）、『輕舟』（用以泛湖棹溪）、『疊卓』（席地用之）、『提盒』（放食物）、『提爐』（燒茶水）、『備具匣』（放山遊用具）、『酒尊』（注酒）。

表 6：〈燕閒清賞箋〉清賞諸物整理

古董、名物	『論古銅色』、『新舊銅器辨正』、『新鑄僞造』、『論宣銅倭銅爐瓶器皿』、『論古銅器取用』、『論漢唐銅章』、『刻玉章法』、『論官哥窯器』、『論定窯』、『論諸品窯器』、『論饒器新窯古窯』、『論藏書]、『論歷代碑帖』（二十五種）、『周秦漢碑帖』（二十種）『魏碑帖』（六種）、『吳碑帖』（二種）、『晉碑帖』（二十七種）、『宋齊梁陳碑帖』（六種）、『魏齊周碑帖』（五種）、『隋碑帖』（六種）、『唐碑帖』（九十餘種）、『宋碑帖』（三十餘種）、『元碑帖』（三十八種）、『論帖眞僞紙墨辨正』、『蘭亭邊傍考異』、『論古玉器』、『論剔紅倭漆雕刻鑲嵌器皿』、『論畫』、『畫家鑒賞眞僞雜說』、『賞鑒收藏畫幅』、『論琴』、『臞仙琹壇十友』、『五音十二律應絃合調立成』、『古琴新琴之辯』、『琴譜取正』、『琴窻襍紀』（十五條）、『論研』、『滌藏研法』（後附高濂自彙研圖，共二十幅）、『高似孫硯箋諸式』（三十八種）、『續研式』（十種）、『論墨』、『付硃墨法』、『論紙』、『造葵箋法』、『染宋箋色法』、『染紙作畫不用膠法』、『造搥白紙法』、『造金銀印花箋法』、『造松花箋法』、『論筆』。
文房器具	『文具匣』、『研匣』、『筆格』、『筆牀』、『筆屏』、『水注』、『筆洗』、『水中丞』、『研山』、『靈壁石研山圖』（二幅）、『印色池』、『印色方』、『雅尙齋印色方』、『糊斗』、『法糊方』、『鎮紙』、『壓尺』、『圖書匣』、『秘閣』、『貝光』、『裁刀』、『書灯』、『笔覘』、『墨匣』、『臘斗』、『筆船』、『琴劒』、『香几』、『書齋清供六種花草入格』。
香品	『論香』（六十一種）、『焚香七要』、『香方』（十一種）、『日用諸品香目』（二十二種）、『香都總匣』。
動、植物	『養鶴要略』、『瓶花三說』（瓶花之宜、瓶花之忌、瓶花之法）、『四時花紀』（二百二十九種花）

表 7：〈燕閒清賞箋〉唐宋兩代，人物、花鳥、山水畫名家整理

種　類	朝代	畫　　家
人物畫	唐	丘文播、楊寧、韋道丰、僧人貫休、閻立德（兄）、閻立本（弟）、周昉、吳道子、韓求、李祝、朱瑤。
	宋	孫知微、僧人月蓬、周文矩、李遵、梁楷、馬和之、僧人梵隆、蘇漢臣、顏次平、徐世榮、盛師顏、李早、李伯時、顧閎中。
山水畫	唐	李思訓（父）、李昭道（子）、盧鴻、王維、荊浩、胡翼、張僧繇、關同。
	宋	郭忠恕、許道寧、米友仁、趙千里、郭熙、李唐、高克明、孫可元、劉松年、李嵩、馬遠、馬逵、夏珪、樓觀、胡瓘、朱懷瑾、范寬、董源、王晉卿、陳珏、朱銳、王廷筠、李成、張舜民。宋高宗（山林竹石）、文胡州（竹石枯木）、蘇長公（竹石枯木）、毛信卿（竹石枯木）、吳心玉（竹石枯木）、閻士安（野景樹石）、張浮休（煙景）。

花鳥畫	唐	鍾隱、郭權輝、施磷、邊鸞、杜霄、李逖、黃筌子、居審。
	宋	楊補之、丁野堂、李迪、李安忠、吳炳、毛松、毛益、李永年、崔白、馬永忠、單邦顯、馬麟。
動物畫	唐	韓幹（馬）、戴嵩（牛）、張符（牛）、僧人傳古（龍）、韓太尉（虎）、袁義（魚）。

表 8：〈燕閒清賞箋〉「論畫」畫家風格整理

風 格	畫 家
士氣	王叔明、黃大痴、趙子昂、趙仲穆、倪瓚。
雅致	陳仲仁、曹知白、王若水、高克恭、顧正之、柯九思、錢逸、吳仲圭、李息齋、僧人雪窗、王元章、肖月潭、高士安、張叔厚、丁野夫。
精工	王振明、陳仲美、顏秋月、沈秋澗、劉耀卿、孫君澤、胡延輝、臧祥卿、邊魯生、張可觀。
閑逸	張子政、蘇大年、顧定之、姚雪心。

表 9：〈燕閒清賞箋〉官哥窯器上、中、下三品整理

等 級	官 哥 窯 器 品 類
上品	蔥管腳鼎爐、環耳汝爐、小竹節雲板腳爐、沖耳牛奶足小爐、戟耳彝爐、盤口束腰桶肚大瓶、子一觚、立戈觚、周之小環觚、素觚、紙槌瓶、膽瓶、雙耳匙箸瓶、筆筒、筆格、元葵筆洗、桶樣大洗、甕肚盂缽、二種水中丞、二色雙挑水注、立瓜、臥瓜、臥茄水注、扁淺磬口橐盤、方印色池、四入角、印色池、委角印色池、有紋圖書戟耳彝爐、小方蓍草瓶、小制漢壺、竹節斷壁瓶。
中品	桶爐、六稜瓶、盤口紙槌瓶、大蓍草瓶、鼓爐、菱花壁瓶、多嘴花罐、肥腹漢壺、大碗、中碗、茶盞、茶托、茶洗、提包茶壺、六稜酒壺、瓜壺、蓮子壺、方圓八角酒甇、酒杯、各制勸杯、大小圓碟、河西碟、荷葉盤淺碟、桶子箍碟、絛環小池、中酒海、大酒海、方圓花盆、菖蒲盆底、龜背絛環、六角長盆、觀音、彌勒、洞賓神像、雞頭罐、楂斗、圓硯、箸搠、二色文篆、隸書象棋子、齊箸小碟、螭虎鎮紙。
下品	大雙耳高瓶、徑尺大盤、夾底骰盆、大撞梅花瓣春勝盒、棋子罐、大扁獸耳彝敦、鳥食罐、編籠小花瓶、大小平口葯罐、眼葯各制小罐、肥皂罐、中果盒子、蟋蟀盒、佛前供水碗、束腰六腳小架、各色酒案盤碟。

表10:〈燕閒清賞箋〉各種文房器物的材質、式樣、色澤、功能整理與介紹

文房器物	材質	樣式	實用性或古物新用
文具匣	不必鑲嵌雕刻求奇,用花梨木作材料即可。	有三格,也有四格的。	用來提架收藏各類器具。
硯匣	豆瓣楠、紫檀、花梨木。		收藏古硯。
筆格	玉、珊瑚、瑪瑙、水晶、刻犀。(新材質)	山形、臥仙形狀。	架筆
	瓷器、古銅。(舊材質)	宣銅鏒金雙螭挽格,五山、三山筆格,白定臥花娃娃筆格,玉子母六貓筆格,以古銅十二鋒頭爲筆格,以銅螭起伏爲筆格。	
	木頭、石頭。(天然材質)	老樹根曲折迂迴,起伏跌宕,狀如行龍。 石塊蟠曲狀龍。	
筆床	紫檀、烏木皆可。	筆床式樣,流傳於世間者很少。高濂曾得到一古鎏金筆床,長六寸,寬二寸多,像一個架子一樣。	臥筆。
筆屏	方玉、圓玉、花板。	動物、山樹、禽鳥、人物形象。	插筆(這些都是以古人遺留下來的帶板、燈板之類作成。)
	大理舊石。(天然材質)	狀如山高月小,有的如東山月上,有的如萬山春藹。	
水注	玉、古銅、瓷器。	圓壺、方壺、玉蟾蜍、青綠天雞壺、半身鸕鶿勺、鏒金雁壺、官哥窯的方、圓水壺、立瓜、臥瓜壺、雙桃注、雙蓮房注、筆格內貯水兩用水注、牧童臥牛水注、方水注、定窯有枝葉纏繞瓜壺、蒂葉茄壺、駝壺、蟾注、青東瓷天雞壺、宣窯五彩桃注、石榴注、雙瓜注、雙鴛注、鵝注。	注水
筆洗	銅製、玉製、瓷器	古鏒金小洗、青綠小盂、古小釜、小卮、小匜。(銅製)缽、盂洗、	

		長方洗、玉環洗。（玉製）官哥圓洗、葵花洗、盤口圓肚洗、四卷荷葉洗、卷口蔗段洗、條環洗、方池洗、粉青色紋片清朗水洗。（瓷器）菊瓣洗、缽盂洗、百折洗。（古龍泉）三箍圓桶洗、梅花洗、條環洗、方池洗、抑斗圓洗、圓口爪棱洗、菊瓣洗。（定窯）魚藻洗、葵瓣洗、磬口洗、古樣清剔白螭洗。（宣窯）	
水中丞	古銅、陸琢玉、瓷器。	古玉中丞、圓腹中丞、缽、盂小口式中丞、爪棱肚中丞。（官哥窯）菊瓣凸肚圓足中丞（青東磁）圓肚束口三足中丞（定磁）甕肚周身細花紋中丞、雨雪沙金宣銅中丞（古龍泉磁）均窯磁中丞（新燒）	古銅器中有一種小尊酒器，式樣有敞口的、圓腹的、細腳的，高約三寸，乃墓中出土之古物，被用來當作水中丞。
硯山	靈璧應石、將樂石、黑石、新應石、肇慶石、燕石	峰頭片段，如繪畫皴法，硯山中有水池，山腳有水，水波一色。（靈璧應石）天生四面，不加斧鑿，透漏花皴皆佳。（將樂石）崒屼巉岩，紋片皴裂多。（黑石）	
硯色池	磁製、玉製	方形、四八角形、委角形、玉製方池、定窯方磁（外有印花紋）、周身連蓋滾螭白玉印池（陸子岡製）蓋白定長方印池、青花白地純白印池。（新燒製）	高濂書齋有一方三代玉製方池，內外都有土銹，四周都被血浸過，不知古人作何用？現在拿來當印花池。
糊斗	銅製、磁器	古銅小提卣、（如一拳大小，上有提樑索股，有蓋）、古銅圓甕（肚如酒杯式）、外黑內白長罐（建窯）、圓肚並蒜蒲長罐（定窯）、方斗如觚，中間安置一樑柱（哥窯）、古銅三箍長桶。	古銅小提卣（盛糊可防老鼠偷吃）、古銅圓甕（不知古人何用？今作糊斗）、古銅三箍長桶（特別適合裝糊）。
鎮紙	古銅、磁器、瑪瑙、白玉	古銅青綠蛤蟆、虎蹲銅座、古銅蹲螭、眠龍、鎏金辟邪、臥馬、大銅虎、古彘、白玉豬狗、臥螭、臥娃娃、玉兔、玉牛、玉馬、玉鹿、玉羊、蟾蜍、日月瑪瑙石鼓、柏枝瑪瑙蹲虎、水晶石鼓、酒黃水晶眠牛、捧瓶玻斯、哥窯蟠螭、青東磁獅鼓、白定娃娃、狻猊、白玉瑪瑙辟邪。	壓紙

壓尺	玉、紫檀烏木	玉尺（長約二、三尺）、玉如意（二尺長）、玉劍（三尺六寸長）、玉碾雙螭尺、紫檀烏木尺（上用蹲螭玉帶，抱月玉走獸爲鈕）、糝金銀壓尺（上用金糝雙桃銀葉作鈕，尺面用金銀糝花）。	倭人製的糝金銀壓尺，精巧且具實用性，有一個孔透開，裡面藏有抽斗，抽斗中又有刀錐、鑷刀、刮齒……等，收起來爲一玉尺，打開則成剪刀狀。
圖書匣	剔紅、剔黑、填漆、紫檀雕鏤鑲嵌玉石、豆瓣楠	剔紅三擡、二擡書匣，方匣，古人玉帶、玉板、燈板鑲匣面書匣，倭匣，堆漆描花螺嵌圖匣（新安製造），黑漆描花方匣。	倭匣內有四子、六子、九子匣，每一子匣內，都藏入漢人玉章一方，或藏銀章。
私閣	古玉、竹雕、黑漆	長樣古玉彘、雕花紫檀、玉（上雕飾螭紋、臥蠶、梅花等樣）、竹雕花巧人物、黑漆秘閣（如圭，上方下圓，長七寸，寬二寸多，肚稍凸起，上描金泥花樣）。	
貝光	貝螺、古玉、紅瑪瑙、水晶玉石	紅瑪瑙製桃子（稍扁，下面光滑如研紙，上面有桃葉枝梗）。	古玉物（中間如大錢，圓周高起約半寸，旁邊有三耳可以連綴，不知何物？用作貝光）
裁刀		除姚刀外，其他皆不入格。高濂有刀筆一把，青綠裹身，長僅一尺多一點。	古人用裁刀削竹爲書，今入文具之列。
書燈	古銅、磁器	古銅駝燈、羊燈、龜燈、諸葛軍中行燈、鳳龜燈、圓燈盤、三台燈檠（定窯）、兩台燈檠（宣窯）、青綠銅荷一片燈檠（架花朵坐其上）。	用於書室。
筆覘	玉、瓷器	玉碾成片、葉，扁坦小碟（定窯）。	古有水晶淺盤，可作筆覘。
墨匣	紫檀、烏木、豆瓣楠	多用古人玉帶花板鑲嵌匣面，舊製有嵌長玉螭、虎、人物墨匣，雕紅墨漆匣。	
蠟斗	銅製	銅製蠟斗	用蠟斗來炙蠟，以封啓信函
筆船	紫檀、烏木、牙、玉	烏木細鑲竹蔑。	筆船可與直方並用。

琴、劍			琴懸壁間裝飾；劍用以壯志
香几	几面有大理石、岐陽瑪瑙石、豆瓣楠	高几：几面或鑲心、或四入角、或方、或圓、或梅花、或葵花、或慈菰。 小几：倭製（一板爲面，長二尺，寬一尺二寸，高三寸多，上嵌金銀片子花鳥，四周簇擁樹石。几面二橫，設小檔二條，塗以金泥。下面用四牙、四足，牙口瓊金、銅滾陽線嵌鈐。）吳中製朱色小几（與倭几大小相近，式如香案，有紫檀花嵌、有仿倭製的、有鑲石的。）	高几用來擱放蒲石，有的單獨賞玩奇石，有的置香櫞盤，置花尊，用來插花，有的單置一爐於香几上用來焚香。小几放書案頭，用來陳列香爐、匙、瓶、香盒、或放置一、二卷書冊，或置清雅玩具。朱色小几用來供烏絲藏鏒金佛像、佛龕之類，或陳精妙古銅、官、哥窯燒製的絕小爐瓶，焚香插花，或放置三、四寸高的天生秀巧山石小盆。

表 11：〈起居安樂箋〉三品草花適宜之擺設與種植地點整理

等級	適宜之擺設與種植地點	花　　名
上乘高品	插於盆架，供於高齋。	幽蘭、建蘭、蕙蘭、朱蘭、白山丹、黃山丹、剪秋羅、二色雞冠、黃蓮、千瓣茉莉、紅芍、千瓣白芍、玫瑰、秋海棠、白色月季花、大紅佛桑、台蓮、夾竹桃花、單瓣水仙花、黃萱花、黃薔薇、菊之紫牡丹、白牡丹、紫芍藥、銀芍藥、金芍藥、蜜芍藥、金寶相、魚子蘭、菖蒲花、夜合花。
中乘妙品	欄檻春風，共逞四季妝點。	百合花、五色戎葵、白雞冠、酒金鳳仙花、四面蓮、迎春花、金雀、素馨、山礬、紅山丹、白花蘇、紫花蘇、吉祥草花、福建小梔子花、黃蝴蝶、鹿蔥、剪春羅、夏羅、番山丹、水木樨、鬧羊花、石竹、五色罌粟、黃白杜鵑、黃玫瑰、黃白紫三色佛桑、金沙羅、金寶相、麗春木香、紫心白木香、黃木香、荼蘼、間間紅、十姊妹、鈴兒花、凌霄、虞美人、蝴蝶滿園春、含笑花、紫花兒、紫白玉簪、錦被堆、雙鴛菊、老少年、雁來紅、十樣錦、秋葵、醉芙蓉、大紅芙蓉、玉芙蓉、各種菊花、甘菊花、金邊丁香、紫白丁香、萱花、千瓣水仙、紫白大紅各種鳳仙、金缽盂、錦帶花、錦茄花、拒霜花、金莖花、紅豆花、火石榴、指甲花、石崖花、牽牛花、淡竹花、蓂莢花、木清花、眞珠花、木瓜花、滴露花、紫羅蘭、綠豆花、紅麥、番椒。

下乘具品	種於籬落、池頭，以塡補花林之疏缺。	金絲桃、鼓于花、秋牡丹、纏枝牡丹、四季小白花（又名接骨草）、史君子花、金豆花、金錢花、紅白郁李花、緤絲花、萵苣花、掃帚雞冠花、菊之滿天星、枸杞花、虎茨花、茨菇花、金燈、銀燈、羊躑躅、金蓮、千瓣銀蓮、金燈籠、各種葯花、黃花兒、散水仙、槿樹花、白豆花、萬年青花、孩兒菊花、石蟬花。